第3版 イラストでわかる歯科医学の基礎

監修　渕端　孟／祖父江鎭雄／西村　康／村上秀明

執筆者一覧

◆監修

渕端　孟	大阪大学 名誉教授、なにわ歯科衛生専門学校 名誉校長
祖父江鎭雄	関西女子短期大学 学長、大阪大学 名誉教授
西村　康	神奈川歯科大学短期大学部 歯科衛生学科 教授
村上秀明	大阪大学大学院歯学研究科口腔科学専攻 口腔分化発育情報学講座（歯科放射線学）准教授

◆執筆（五十音順）

池尾　隆	大阪歯科大学 生化学講座 教授
石原和幸	東京歯科大学 微生物学講座 教授
鎌田愛子	大阪歯科大学 生化学講座 准教授
岸野万伸	大阪大学大学院歯学研究科口腔科学専攻 顎口腔病因病態制御学講座（口腔病理学）助教
城戸瑞穂	佐賀大学医学部生体構造機能学講座 組織・神経解剖学分野 教授
塩澤光一	鶴見大学歯学部 口腔生理学講座 講師
田中昭男	大阪歯科大学 口腔病理学講座 教授
田中輝男	学校法人滋慶文化学園 福岡医健専門学校 学校長、九州大学 名誉教授
田畑　純	東京医科歯科大学大学院医歯学総合研究科 硬組織構造生物学分野 准教授
長　環	福岡歯科大学基礎医歯学部門機能生物化学講座 感染生物学分野 准教授
塗々木和男	神奈川歯科大学短期大学部 看護学科 教授
仲西　修	特定非営利活動法人 歯科支援センター 代表、九州歯科大学 名誉教授
長谷則子	神奈川歯科大学歯学部 助教
西村　康	神奈川歯科大学短期大学部 歯科衛生学科 教授
升井一朗	福岡医療短期大学 教授
松尾龍二	岡山大学大学院医歯薬学総合研究科 口腔生理学分野 教授
吉田　篤	大阪大学大学院歯学研究科口腔科学専攻 高次脳口腔機能学講座（口腔解剖学第二）教授

永末書店

序文－第3版

　"人"が人らしく生き抜いていくには、食物を摂取し、"命"を育み、しかも言葉を通して人と"交流"することが人間の根本である。この大きな2つの役割を果たすのが"口"という器官である。この器官の健康を保持、回復、維持する役割を担うのが歯科医師、歯科衛生士などの歯科医療従事者である。歯科医療従事者を目指す皆様には、このことを認識し、行動するという重い責任があり、同時に自尊心を強く持っていただきたい。また、医療というものは、医療行為を受ける者の医療に対する願望、希望と、一方で医療を施す者の能力と意志とが合致することにより初めて成立するものである。成熟社会へと進展した日本では歯科医療に対するニーズも高度化し、多様となってきた。今後、歯科衛生士に求められる知識も益々膨大なものとなってくるものと確信している。なかでも基礎医学、歯科基礎医学に関する知識は、他医療分野とのチームアプローチの必要性の増大とあいまって、より一層必要となってくる。

　基礎分野におけるそうした幅広い教育範囲の学習の助けとして、難解な内容もわかりやすく、イラストで理解しやすい手引きを作成し、日々の学習の一助としてほしいというのが本書の企画の始まりであった。時代とともに、新たな知識が加えられ、更新され、変化を続けている。そうした教育現場のニーズに応えながら、引き続き、イラストによるわかりやすく、理解しやすい学習書を目指し、編集作業を行った。

　第3版の改訂に際しては特に、歯科衛生士教育のためにより使いやすく、また、学習しやすい書籍を目指し、編集作業を行った。

　全体的な変更点としては、各用語の定義を明解に記載したこと、索引から重要な単語を調べて学習しやすいよう、再構成を行ったこと、歯科衛生士教育での基礎科目の学習範囲やレベルを精査し、より、それに沿った内容に範囲を定めたこと、細菌や頭蓋骨などの写真が新たに加わり、国家試験対策としても有用な書籍となるよう編集されたことなどがあげられる。また、読者からこれまで寄せられた要望を検討し、持ち運びのしやすいB5判を採用することとした。いずれの点も本書を手に取り、日々の学習のなかで、使いやすさを実感していただけるものと思う。

　専門的知識を身につけるために最初に手にした書籍は生涯ともその人の知識の故郷であり、本書が生涯ともにしていただける愛用の本として活用されることを願っている。

平成28年2月

監修者一同

序文－第2版

　平成17年4月1日、歯科衛生士学校養成所指定規則の一部改正が施行され、5年間の移行期間の終了にともない、平成22年度、すべての歯科衛生士養成機関の修業年限が3年以上となった。この改正にともない、教育課程は大綱化がなされた。つまり、長い歴史の中で培われてきた歯科医学分野に立脚した授業科目が、例えば解剖学、生理学、生化学などのように分化された形で、講義されていたが、この大綱化にともない、分化された授業科目にとらわれることなく、人体の構造と機能というように大きな分野に分類され、分野ごとに授業を展開し、単位認定することが可能となった。つまり大きな分野別に必要な単位数は指定するが、その内容を詳細化した授業科目と単位は規定しないこととなった。このことにより各養成機関の独自の判断と力量の範囲内で、教育課程に独自性を発揮することが可能になった。

　一方、国家試験の出題範囲を規定する出題基準の大幅改正が、3年制移行の完了後、その卒業生が国家試験の受験生となる年度を目途に計画され、ただ今その準備中である。

　さて、社会構造の変化にともなう歯科医療に対するニーズの拡大、また、生命科学、健康科学などの著しい進歩により、歯科医師・歯科衛生士に求められる知識は膨大かつ多様化している。そうした幅広い教育内容を重層的に理解するため、視覚的で系統だった教材が今日の学生諸君に求められている有用なテキストであると考える。

　このような視点に立って、平成19年春、「イラストでわかる歯科医学の基礎」を編集・出版し、世に輩出したところ、幸いにも好評価を得た。そこで、この度の改訂に際しては、改めて図の改修と新しいデータに基づく表の作成、さらに多数の読者から要望のあった索引を追加し、より一層学習しやすい指導書となることを目指した。

　本書は、歯科医師・歯科衛生士国家資格取得を目指す学生に日常的に用いられ、総合的な理解と基礎学力習得のための学習書として、また国家試験受験を前にした学生諸氏の知識の整理に大いに活用されることを願っている。

平成22年9月
監修者一同

序文－初版

　世界に類をみない程の速度で進展する少子高齢化にともなう人口構造の変化、口腔疾患構造の変化、ならびに口腔の健康感の変遷などとともに、歯科領域に対する社会の要求も、治療から健康の維持、疾患の予防つまり保健へと変化してきている。

　口腔保健の進化とともに、これらの担い手となる歯科医師および歯科衛生士の役割がますます重要性を増してきており、ますます専門的かつ多様な対応が求められているのは周知のことである。

　従来、歯科および歯科衛生士の学生は授業科目ごとに知識と技術の修得に努め、自らの力量の範囲内で各授業科目との関連性を想定し、歯科医師、歯科衛生士としての能力を自らの手で構築し、臨地・臨床実習の場に対応していた。しかしながら各学生の力量には大きな落差があり、この関連性の想定と構築に大きな限界を有する学生が多量に存在し、各養成機関は苦慮しているのが現況である。特にこのような場面に遭遇することが多いのは、基礎医学、基礎歯科学領域である。

　さらに多量の情報にあふれた社会にあって、何が重要な情報なのかの判断力が身につかず、しかもIT化された社会の中で、文章による理解よりも、絵・図・イラストなどの視覚による理解を得意とする学生が多数を占めている。現実には、文章による内容理解を不得意とする学生が多い。

　歯科医師、歯科衛生士をめざす学生諸君にとって、最大の教育効果の判定は、唯一、歯科医師、歯科衛生士試験に合格し、国家資格を取得することである。

　このような現況を鑑み、従来の授業科目にとらわれることなく、新しい教育内容に合致させ、しかも国家試験出題基準を満足させる、新しい指導書を専門基礎分野において企画、作成した。

　本指導書のスタイルとしては、最近の学生の資質をも視野に入れ、可能な限り、視覚的にとらえられるイラスト、図表を多用し、概要の理解から細部の理解へが結びつきやすい成書とした。

　このような主旨で企画した本書は、通常の授業展開に有用であるのみならず、国家試験の受験を前にした学生対象にもっとも愛用される指導書となることを期待する。

平成19年2月
監修者一同

目　次

第1章　人体の構造と機能

1. 人体の概要　　　　　　　　　　　　　　　　　　　（解剖学分野）
- 1）人体の発生と成長　　2
- 2）人体の構成　　5
- 3）からだの各部、方向と体位　　6

2. 細胞　　　　　　　　　　　　　　　　　　　　（解剖学・生理学分野）
- 1）細胞の構造　　9
- 2）細胞膜　　10
- 3）細胞分裂　　12
- 4）細胞の働き　　13

3. 遺伝　　　　　　　　　　　　　　　　　　　　（解剖学・生理学分野）
- 1）染色体と遺伝子　　14
- 2）DNAの複製　　15
- 3）遺伝情報の伝達とタンパク合成　　16

4. 身体の組織　　　　　　　　　　　　　　　　　　（解剖学・生理学分野）
- 1）上皮組織　　17
- 2）支持組織　　20
- 3）筋組織　　25
- 4）神経組織　　27

5. 筋肉・骨・関節と運動　　　　　　　　　　　　　（解剖学・生理学分野）
- 1）骨　　29
- 2）筋　　33

6. 神経系　　　　　　　　　　　　　　　　　　　（解剖学・生理学分野）
- 1）中枢神経　　38
- 2）末梢神経　　42
- 3）自律神経　　43

7. 感覚器系　　　　　　　　　　　　　　　　　　（解剖学・生理学分野）
- 1）感覚の種類と性質　　45
- 2）視覚器と視覚　　46
- 3）聴覚器と聴覚　　47
- 4）平衡器と平衡　　47
- 5）味覚器と味覚　　48
- 6）嗅覚器と嗅覚　　48
- 7）外皮と表面感覚、皮膚感覚の感受性　　49

8. 内分泌系　　　　　　　　　　　　　　　　　　（解剖学・生理学分野）
- 1）内分泌のしくみ　　50

9. 循環器系	（解剖学・生理学分野）	
1）心臓		56
2）血液		60
3）リンパ		64

10. 呼吸器系	（解剖学・生理学分野）	
1）呼吸		65
2）呼吸器		65
3）呼吸運動		68
4）肺容量		68
5）呼吸の調節		68

11. 消化器系	（解剖学・生理学分野）	
1）消化器		70
2）胃液と消化		72
3）腸の運動		73
4）胆汁		74
5）膵液		74
6）排便		74

12. 生命活動の概要	（生化学分野）	
1）生体構成成分		75
2）生体におけるエネルギー代謝		76
3）酵素の種類と作用		78

13. 栄養素と代謝	（生化学分野）	
1）栄養の基礎知識		80
2）基礎代謝		82
3）日本人の食事摂取基準（2015）		83
4）糖質		88
5）アミノ酸		92
6）タンパク質		95
7）核酸・ヌクレオチド		99
8）脂質		100
9）ビタミン		102
10）無機質（ミネラル）		104
11）食物繊維（ダイエタリーファイバー）		108

14. 泌尿器系	（解剖学・生理学分野）	
1）腎臓		109

15. 生殖器系	（解剖学・生理学分野）	
1）生殖器		111
2）生殖		112

16. 免疫系と免疫　　　　　　　　　　　　　（解剖学・生理学分野）
- 1）免疫と免疫担当細胞　　　　　　　　　　　　　　　113
- 2）免疫のメカニズム　　　　　　　　　　　　　　　　114
- 3）抗体の構造　　　　　　　　　　　　　　　　　　　116
- 4）免疫と疾患　　　　　　　　　　　　　　　　　　　118
- 5）抗原抗体反応　　　　　　　　　　　　　　　　　　120

17. 水と電解質の調節　　　　　　　　　　　　　（生理学分野）
- 1）体液の移動　　　　　　　　　　　　　　　　　　　121
- 2）水分および電解質調節　　　　　　　　　　　　　　121

18. 体温とその調節　　　　　　　　　　　　　　（生理学分野）
- 1）体温─身体内部の温度（核心温度）　　　　　　　　122
- 2）体温調節　　　　　　　　　　　　　　　　　　　　122
- 3）高体温　　　　　　　　　　　　　　　　　　　　　123

第2章　歯・口腔の構造と機能

1. 口腔の概要　　　　　　　　　　　　　（口腔解剖学・口腔生理学分野）
- 1）口腔前庭・固有口腔　　　　　　　　　　　　　　　126
- 2）口蓋　　　　　　　　　　　　　　　　　　　　　　126
- 3）舌　　　　　　　　　　　　　　　　　　　　　　　127
- 4）唾液腺　　　　　　　　　　　　　　　　　　　　　128

2. 頭、顔面、頸部の骨・筋肉・関節の構造　　（口腔解剖学・口腔生理学分野）
- 1）頭、顔面、頸部の骨　　　　　　　　　　　　　　　129
- 2）顔面の筋　　　　　　　　　　　　　　　　　　　　133

3. 歯と歯周組織の構造　　　　　　　　　（口腔解剖学・口腔生理学分野）
- 1）歯の種類と歯式　　　　　　　　　　　　　　　　　137
- 2）歯の形態　　　　　　　　　　　　　　　　　　　　138
- 3）咬合　　　　　　　　　　　　　　　　　　　　　　143
- 4）歯を構成する組織と歯周組織　　　　　　　　　　　144
- 5）エナメル質　　　　　　　　　　　　　　　　　　　144
- 6）象牙質　　　　　　　　　　　　　　　　　　　　　146
- 7）セメント質　　　　　　　　　　　　　　　　　　　148
- 8）歯髄　　　　　　　　　　　　　　　　　　　　　　149
- 9）歯根膜　　　　　　　　　　　　　　　　　　　　　149
- 10）歯槽骨　　　　　　　　　　　　　　　　　　　　　150
- 11）歯肉　　　　　　　　　　　　　　　　　　　　　　150

4. 口腔組織の組成と機能　　　　（口腔解剖学・口腔生理学・口腔生化学分野）
- 1）歯の組成　　　　　　　　　　　　　　　　　　　　151
- 2）硬組織と石灰化　　　　　　　　　　　　　　　　　151
- 3）歯の脱灰と再石灰化　　　　　　　　　　　　　　　151

- 4) 歯髄の機能 　153
- 5) 歯周組織の組成と機能 　153
- 6) 唾液 　154

5. 口腔の神経系　　　　　　　　　　　　　　　（口腔解剖学・口腔生理学分野）
- 1) 三叉神経 　155
- 2) 顔面神経 　156
- 3) 舌咽神経 　156
- 4) 迷走神経 　157
- 5) 舌下神経 　157

6. 口腔の血管系　　　　　　　　　　　　　　　　　　　　　　（口腔解剖学分野）
- 1) 血管 　158
- 2) リンパ、リンパ節 　159

7. 口腔の機能　　　　　　　　　　　　　　　　　　　　　　　（口腔生理学分野）
- 1) 歯と口腔の感覚 　161
- 2) 咬合と咀嚼 　163
- 3) 嚥下、吸啜、構音、顎反射、嘔吐 　164
- 4) 発声 　168

8. 口腔と歯の発生　　　　　　　　　　　　　　（口腔解剖学・口腔生理学分野）
- 1) 鰓弓の発生 　169
- 2) 口腔の発生 　170
- 3) 顎顔面の発生 　171
- 4) 二次口蓋の発生 　172
- 5) 歯堤と歯胚の出現 　173
- 6) 歯冠形成期 　174
- 7) 歯根形成期（歯の萌出） 　175
- 8) 歯の交換 　176
- 9) 歯の加齢変化 　177

第3章　疾患の成りたちと回復の促進

1. 病気の原因（病因）　　　　　　　　　　　　　　　　　　　　（病理学分野）
- 1) 内因 　180
- 2) 外因 　102

2. 疾患の病理と病態　　　　　　　　　　　　　　　　　　　　　（病理学分野）
- 1) 先天異常 　184
- 2) 退行性病変（代謝障害） 　185
- 3) 循環障害 　190
- 4) 進行性病変 　196
- 5) 炎症 　201
- 6) 腫瘍 　207

  7）免疫異常と移植免疫　212

3. 感染と感染症　　　　　　　　　　　　　　　　（微生物学分野）
  1）感染（定義、種類、経路）　215
  2）微生物の一般性状と観察方法　217
  3）微生物の病原性　221
  4）宿主の抵抗性　224
  5）おもな病原微生物と感染症　227
  6）感染への対応：化学療法、滅菌と消毒　231

4. 人体と薬物　　　　　　　　　　　　　　　　　（薬理学分野）
  1）薬物療法　236
  2）薬理作用　237
  3）投与　244
  4）医薬品　252
  5）調剤　253

5. 薬物と薬理作用　　　　　　　　　　　　　　　（薬理学分野）
  1）神経系に作用する薬物・中枢神経系作用薬物　256
  2）神経系に作用する薬物・末梢神経系作用薬物　261
  3）循環器系に作用する薬物　268
  4）水・電解質と利尿薬　270
  5）呼吸器系に作用する薬物　270
  6）血液および造血器作用薬・止血薬　271
  7）抗炎症薬　273
  8）病原微生物に作用する薬物　277

6. 口腔感染症　　　　　　　　　　　　　　　　（口腔微生物学分野）
  1）口腔内常在微生物叢　282
  2）プラーク微生物叢　283
  3）ミュータンスレンサ球菌のう蝕病原性とう蝕部位　285
  4）おもな歯周病とおもな原因菌　287

7. 口腔疾患の病理と病態　　　　　　　　　　　（口腔病理学分野）
  1）歯の発育異常　289
  2）う蝕と継発症　293
  3）歯髄の病変　297
  4）歯周疾患　300
  5）口腔領域の囊胞　304
  6）口腔領域の腫瘍　306
  7）歯の付着物、沈着物と着色　310
  8）口腔創傷の治癒　312

  索引　314

第1章
人体の構造と機能

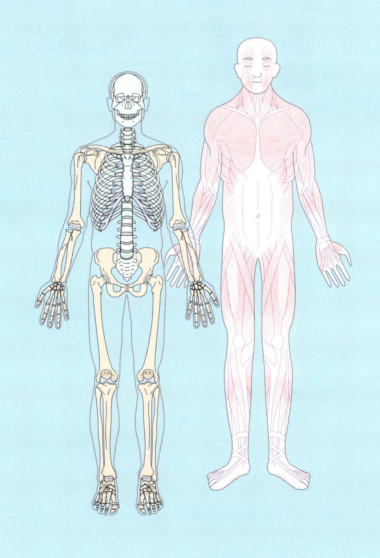

第1章 人体の構造と機能

1．人体の概要

1）人体の発生と成長

図 1-1-1　排卵・受精・着床

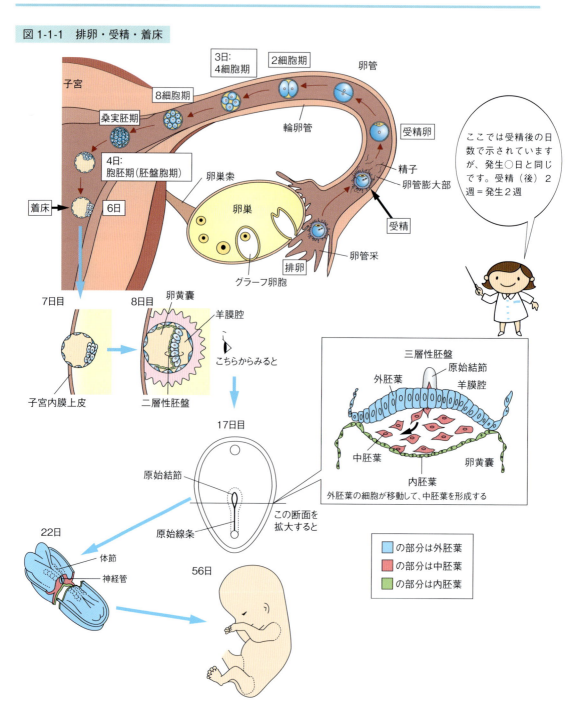

松村讓兒：イラスト解剖学［第4版］．中外医学社，東京，2004年より一部引用改変

●受精

- 精子と卵子が融合することによって受精卵が生じる。受精卵は分裂を繰り返し、多細胞で構成されるヒトになる（図1-1-1）。
- 受精から出生までの時期を胎生期という。胎生期のうち受精9〜38週を胎児期といい、出生前後（受精27週）から生後7日を周産期という（図1-1-2）。
- 卵は排卵後12〜24時間に卵管膨大部で受精し、2細胞、4細胞と卵割を繰り返し桑実胚となりながら移動する。受精後約4.5日で初期胚盤胞となり、5〜6日までに子宮粘膜に着床する。
- 受精後から9週までを胚子期という。この時期の赤ちゃんは胎児ではなく胚と呼ばれる。この時期の胚は急速に発達し、外胚葉、中胚葉、内胚葉を区別する三層性胚盤となる
- この時期に多くの器官が形成される（表1-1-1）。
- 産科臨床では、月経後胎齢で数える。最終月経を0週としているが、受精は排卵後なのでおよそ2週。

図1-1-2 受精から出生まで

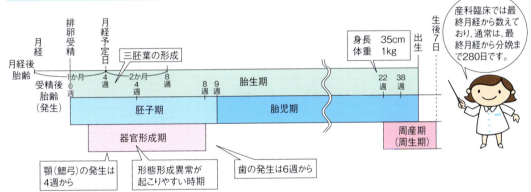

●細胞の分化と成長

・分化

はじめは何になるのか決まっていなかった卵細胞が、増殖し、発生が進んでいくにしたがって、外胚葉、中胚葉、あるものは内胚葉といくべき方向が決まり、さらに神経、血球などになっていく。このように細胞が特有の特徴を示すようになることを分化という。

まだ何になるのか決まっていない状態を未分化ということもある。

・成長

細胞の質的な変化（以前と違う性格を示すこと）を分化というのに対して、細胞の量が増えることを成長という。成長していくためには、細胞が増えなければならない。この細胞が増えることを増殖という。増殖をするために、細胞は細胞分裂をするのである（図1-2-4）。

表1-1-1 胚葉と器官・組織

外胚葉	表層外胚葉	表皮・爪・毛・皮膚腺・内耳・脳下垂体・乳腺・水晶体・歯のエナメル質・口腔粘膜
	神経外胚葉	中枢神経(脳・脊髄)・網膜・松果体・末梢神経・神経節・副腎髄質・色素細胞・頭蓋骨・歯の象牙質・歯周組織・歯髄
中胚葉		骨・筋・結合組織・心膜・胸膜・腹膜・脾臓・副腎皮質・心臓・血管・リンパ球・血球・泌尿生殖器系の性腺および付属腺と導管・腎臓
内胚葉		消化管・呼吸器の粘膜上皮 肝臓・膵臓・胆嚢・膀胱の粘膜上皮 咽頭・鼓室(中耳)・耳管・扁桃・上皮小体・甲状腺の濾胞上皮

生物はほとんどが単細胞からなる。生物の個体は1個の細胞に始まり、その分裂により多細胞生物ができる。

2）人体の構成

図 1-1-3　個体のなりたち

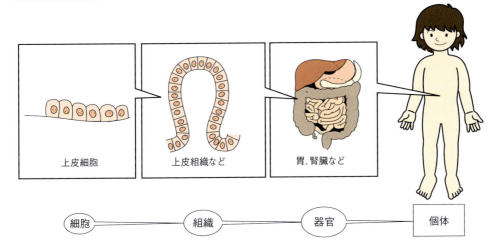

細胞 ─ 組織 ─ 器官 ─ 個体

- 生物は細胞からなっている。ヒトは多数の細胞からなる多細胞生物である。
- 発達した多細胞生物では、同じような形や働きを持った細胞が集まって組織を形成し、いくつかの組織が集まって器官をつくっている。多数の器官が集まって一連の働きをするものを器官系という。このような組織や器官が集まって、個体（生物）のからだができている。
- 生物の組織　表 1-1-2

表 1-1-2　生物の組織

組織	構造と働き
上皮組織	身体の表面、体腔の内壁（消化管や血管の）内面を覆う。細胞は密着して一層または多層になっており、保護や刺激の受容、物質交換などに携わっている。
支持組織 （結合組織、軟骨組織、骨組織、血液、リンパ）	組織や器官のあいだをつなぎとめ、支持している。
筋組織	筋細胞からなり、運動を行う。
神経組織	神経細胞からなり、刺激による興奮を伝える。

- 器官系：共同の働きをするいくつかの器官をまとめて器官系という（表 1-1-3）。

表 1-1-3　器官系

器官系	構造と働き
骨格系	骨と軟骨でできた身体の支柱。協調して運動を可能にしている。
筋系	からだのさまざまな筋肉からなる。協調して運動を可能にしている。
消化器系	口腔（歯、舌も）、咽頭、食道、胃、小腸、大腸、肛門の消化管と付属する消化腺（唾液腺、肝臓、膵臓など）。飲食物の消化にかかわる。
呼吸器系	鼻腔、咽頭、喉頭、気管、気管支、肺。呼吸にかかわる。
泌尿器系	腎臓、尿管、膀胱、尿道。体内の有害および不要物質を尿として排泄することにかかわる。
生殖器系	精巣、精管、卵巣、卵管、子宮、腟など子どもをつくることにかかわる。
内分泌系	下垂体、甲状腺、上皮小体、副腎など。ホルモンを分泌し、身体の中の状態を調節する。
脈管系または循環系	心臓、血管、リンパ管。体内の血液やリンパの循環にかかわる。
神経系	中枢神経（脳、脊髄）、末梢神経。情報の伝達、処理、統合。
感覚器系	皮膚、眼、耳（平衡聴覚器）、鼻（嗅覚器）、舌（味覚）。内外の環境変化を感知する。

3）からだの各部、方向と体位

図 1-1-4　器官系

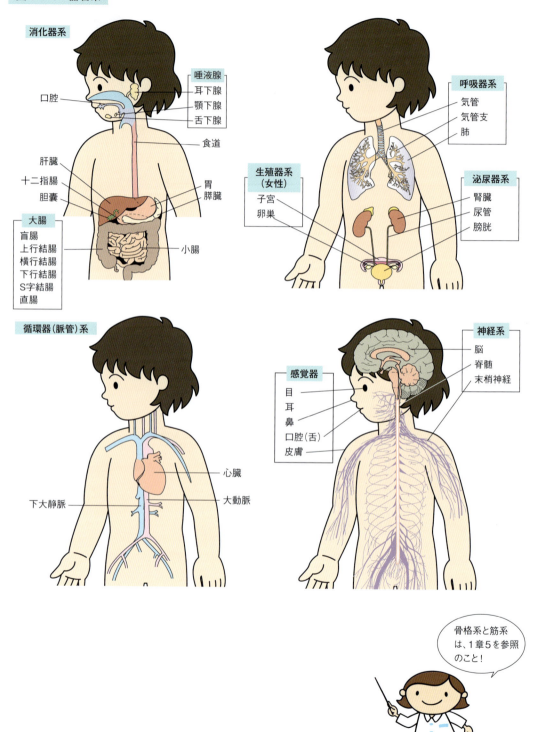

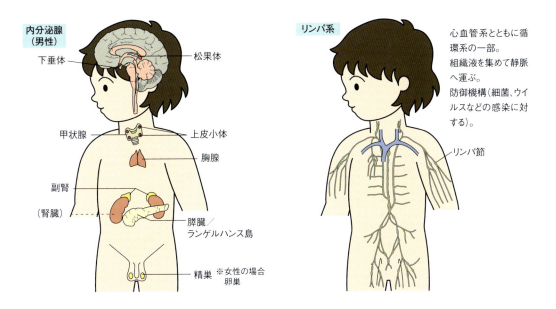

図1-1-5　からだの部位

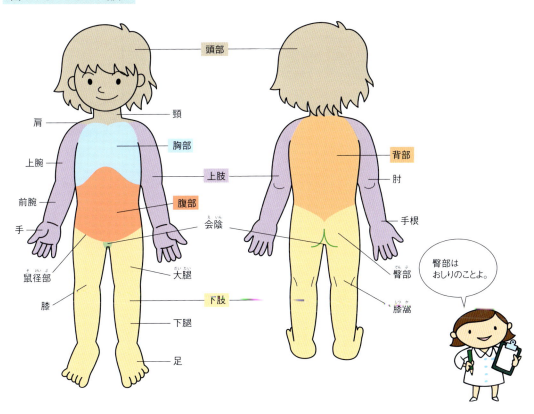

臀部はおしりのことよ。

図 1-1-6　頭と顔の区分

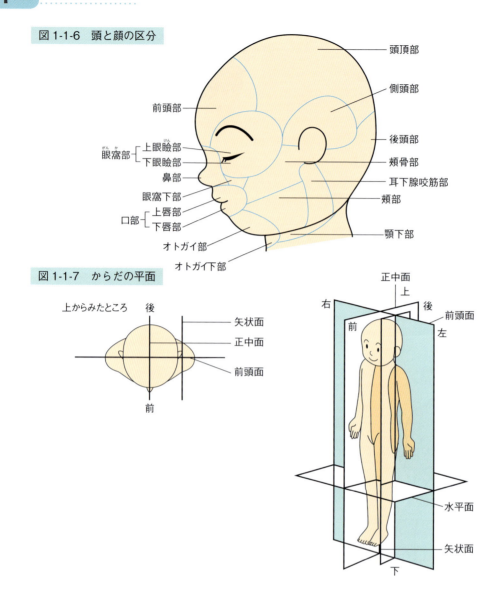

図 1-1-7　からだの平面

- からだの位置を知るために平面や方向にきまりがある。
  正中面（正中矢状面）：垂直で身体の中心を縦切りし、左右半分に分ける面。
  矢状面：正中面に平行に身体を通る垂直面。
  前頭面：正中面と直角で身体を前後に分ける面。
  水平面：正中面と前頭面に直角で、身体を上下に分ける面。
- 解剖学の記述は4つの平面に基づいている。
  エックス線写真を撮るときにも、この平面の考え方が重要である。

（城戸瑞穂・田中輝男）

2．細胞

1）細胞の構造

- 細胞は私たちの身体の中で生命現象を営む最小の基本単位である。
- 動物の細胞は細胞膜という薄い膜に包まれており、膜の中は原形質というコロイド物質が満たしている（図 1-2-1）。
- 細胞は核とその周りの細胞質とでなっている。細胞質にはある一定の形や機能を持った細胞内小器官がある。

図 1-2-1　細胞の構造

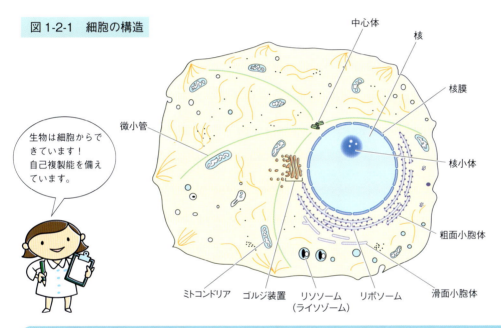

（1）核と細胞内小器官

- 核：普通1つの細胞に1個含まれる。
  - 染色体：タンパク質と遺伝子の本体である DNA からなる。
  - 核小体：1個の核に1〜数個みられる。リボソーム RNA 合成の場。
  - 核膜：2枚の膜からなり、物質が出入りする多数の核膜孔がある。
- ミトコンドリア：細胞内のエネルギー産生工場。糸状あるいは顆粒状の二重膜の小体。好気呼吸により発生するエネルギーにより ATP をつくり出す。ミトコンドリアは独自の DNA を持ち、細胞内で分裂し数を増やすことができる。
- 小胞体：扁平な袋状の膜。
  - 粗面小胞体：表面にリボソームが付着している。タンパク合成が盛んな細胞で発達している。
  - 滑面小胞体：リボソームの付着がない。脂質合成などの代謝に関与する。
- リボソーム（リボゾーム）：だるま形の小粒子。細胞内のタンパク質合成工場である。
- リソソーム（ライゾソーム）：1枚の膜で囲まれた球状の袋である。中には加水分解酵素

が含まれており、細胞の外から取り入れた異物や不要になったものを消化する。マクロファージや好中球のような食べることが盛んな細胞で発達している。
- ●中心体：核の近くに存在し、2個1対の中心小体からなる。細胞の分裂時に大切な役割をしている。
- ●微小管：細胞の骨格を形づくる。べん毛や線毛、中心小体などを構成している。細胞内の物質輸送や染色体の移動にもかかわっている。
- ●ゴルジ装置（ゴルジ体）：粗面小胞体で合成されたタンパク質を加工して使えるようにする。

STEP UP 真核生物と原核生物

生物は内部がどのように分けられているかで2つに分類される。我々の細胞は、外側を包む細胞膜の中に核膜に囲まれた核が存在することから真核細胞と呼ばれる。一方、細菌などのように細胞が細胞壁や細胞膜といった1つの区画でできているものを原核細胞と呼ぶ。

2）細胞膜

（1）リン脂質二重膜

- ●細胞膜とは、細胞の内と外を仕切る厚さ7.5〜10nmほどの半透性の薄い膜である。ミトコンドリアや小胞体などの細胞内小器官をつくる膜とも共通した構造である。
- ●細胞膜は、リン脂質分子の疎水性部分を向かい合わせた脂質二重膜と呼ばれる構造をつくっている。

図1-2-2 細胞膜の構造

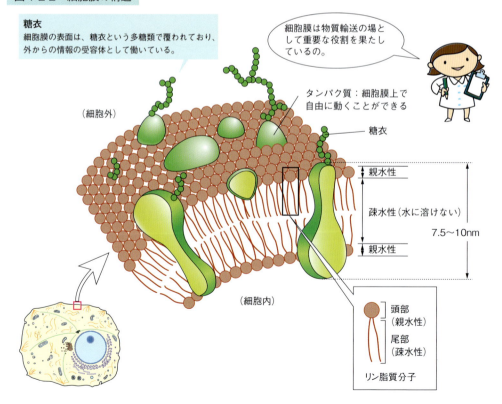

- 細胞膜は、リン脂質分子と呼ばれる。頭部は親水性、尾部は疎水性の図のような物質でできている。つまり細胞の外側から親水性、疎水性、親水性となっている。
- 細胞膜は流動性があり、構成する分子は膜上を移動できる。
- リン脂質二重膜の中にタンパク質がモザイク状にはまり込んでいて、これらの分子が比較的自由に動き回ることができると考えられている。細胞膜の表面は、糖衣という多糖類で覆われており、外からの情報の受容体として働いている。

(2) 選択的透過性

- 細胞が生きていくためには、栄養分など必要な物質を外から取り入れ、不要な物質を外に出す必要がある。細胞膜は糖、イオンなどの物質によって透過を促したり、止めたりする。透過速度を変えることもある。これを選択的透過性という（図1-2-3）。
  つまり、細胞膜は物質輸送の場として重要な役割を果たしているのである。
- 物質は、通常は濃度が高い方から低い方へと拡散する（受動輸送）。
  ①水などの小さな分子はこの拡散のしくみによって細胞内へと取り込まれる。
  ②アルコールなどの脂質に溶けやすい物質は細胞膜を透過しやすい。
  ③ナトリウムやカリウムなどのイオンはタンパク質でできた特定のチャネルを通って細胞内へと入る。
- 例えば赤血球、神経細胞などでは、細胞外にはナトリウムが多く、細胞内にはカリウムが多く分布する。これは細胞膜がATPのエネルギーを使って濃度勾配に逆らって積極的な物質の輸送を行っているのである（能動輸送）。

図1-2-3 選択的透過性

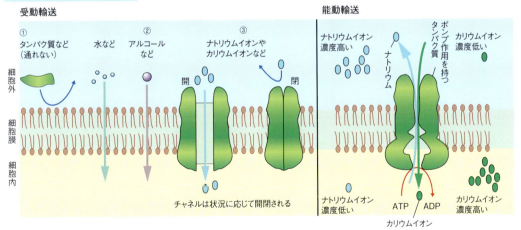

鈴木孝仁監修：視覚でとらえるフォトサイエンス　生物図録［第16版］．数研出版，東京，2006年より引用改変

3）細胞分裂

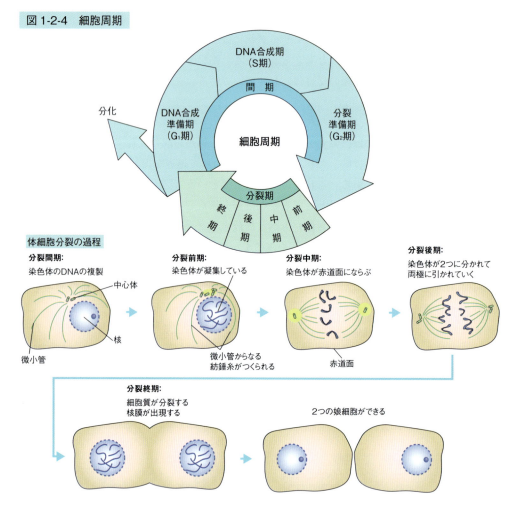

図1-2-4　細胞周期

- 細胞は分裂することによって増える。体の中では細胞の死と細胞の分裂が常に繰り返して起こっている。そのおかげで、背も伸びるし、けがをしても治るのである。
- 分裂を繰り返す細胞の場合、分裂開始から次の分裂までを細胞周期という。
- ヒトの細胞で起こっている分裂には、体細胞分裂と生殖細胞の分裂（減数分裂）がある。からだをつくっている体細胞は分裂により、1個の母細胞から、母細胞と同じ染色体数を持つ2個の娘細胞ができる（表1-2-1）。
- 体細胞の分裂の過程は、核分裂と細胞質分裂の2つの過程からなる。
  分裂期は染色体の形や動きによって、前期・中期・後期・終期に分けられる。
- 細胞には寿命がある。寿命は細胞の種類によって異なっている。赤血球は成熟して120日で破壊されるが、皮膚の表皮細胞は10日前後で新しい細胞と入れ換わる。神経細胞は永い寿命を持っている。
- ヒトは卵と精子が合体した受精卵から発生する。受精により、精子の染色体が卵の中へ入ることから、あらかじめ卵と精子の染色体数を半減しておかないと、染色体の数が増えてしまう。卵と精子の2本1対の相同染色体を1本ずつに分けて、染色体数を半減させる分

裂を減数分裂という（表1-2-1）。
- 相同染色体は、減数分裂の過程で、染色体が乗り換えを起こす。その結果として、遺伝子の組み換えが起こり、遺伝情報が混ぜ合わされるので、遺伝的な多様性が生まれるのである。
- 減数分裂は、連続した2回の核および細胞質の分裂が起こり、4つの細胞ができてくる。

表 1-2-1 体細胞分裂と減数分裂

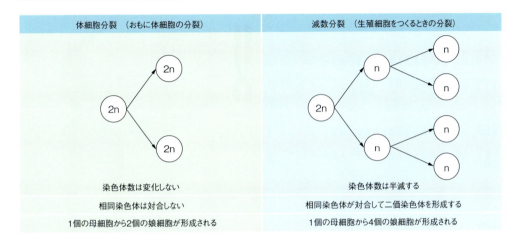

4) 細胞の働き

図 1-2-5 エネルギー代謝

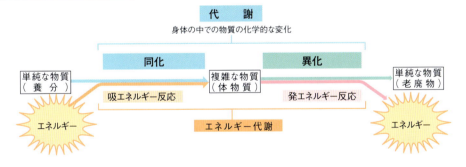

鈴木孝仁監修：視覚でとらえるフォトサイエンス　生物図録［第16版］．数研出版，東京，2006年より引用改変

- 体の中での物質の化学的な変化を代謝という。
- 代謝は、同化と異化という2つの過程からなる。代謝に伴って起こるエネルギーの移動をエネルギー代謝という（「同化と異化」76ページ参照）。
  - ・同化：外界から取り入れた単純な物質から、身体を構成する複雑な物質を合成する過程。エネルギーを必要とする。
  - ・異化：身体を構成する複雑な物質（有機物）を単純な物質に分解する過程。エネルギーが放出される。

（城戸瑞穂・田中輝男）

3. 遺伝

1）染色体と遺伝子

図 1-3-1　染色体と遺伝子

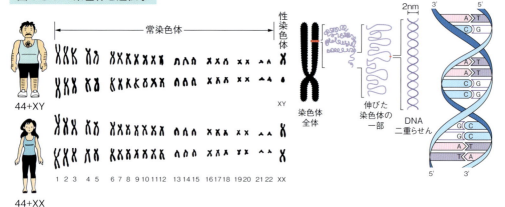

- 遺伝子は親から子へと伝えられ、生物の外形や性質（形質）を支配するものである（図1-3-1）。
- 遺伝子の本体は染色体上にある。
- ヒトの体細胞1個に含まれる染色体の数は46本であり、22対の常染色体と1対の性染色体からなる。ヒトの男性の性染色体はXY、女性の性染色体はXXである。2本ずつ大きさや形の等しい染色体が対になっており、相同染色体と呼ばれる。
- 常染色体は、性別による違いはない。
- 遺伝子の本体は、DNA（デオキシリボ核酸）である。
- 核の中でDNAは2本鎖がからまったDNA二重らせんと呼ばれる構造をしている。
- DNAを構成する4種類の塩基の配列の状態が、遺伝情報を担っている。
- 核酸はヌクレオチドの集まりであり、ヌクレオチドはリン酸、糖、有機塩基からできている。DNAとRNA（リボ核酸）の2種類がある（表1-3-1）。

表 1-3-1　DNA と RNA の比較

	DNA デオキシリボ核酸	RNA リボ核酸		
		伝令RNA (mRNA)	運搬RNA (tRNA)	リボゾームRNA (rRNA)
所在	核、ミトコンドリア	核内で合成されて、細胞質へと移動する。	核内で合成され、細胞質へと移動。	リボゾームの構成成分となる。
構造	二重らせん	1本鎖	1本鎖	1本鎖
働き	遺伝子の本体。遺伝情報を持ちタンパク合成のための伝令RNAの鋳型となる。自己複製を行う。	DNAの遺伝情報を転写し、その情報をタンパク合成の場であるリボゾームに運ぶ。	伝令RNAの塩基配列に対応したアミノ酸をリボゾームの伝令RNAのところへ運ぶ。	核小体で合成されタンパク質と結合してリボゾームを形成。タンパク合成の場となる。
塩基	アデニン (A)、グアニン (G)、シトシン (C)、チミン (T)	アデニン (A)、グアニン (G)、ウラシル (U)、シトシン (C)		

2）DNAの複製

図 1-3-2　DNAの複製

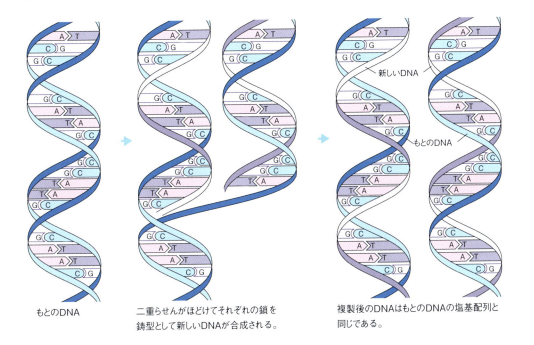

もとのDNA　　二重らせんがほどけてそれぞれの鎖を　　複製後のDNAはもとのDNAの塩基配列と
　　　　　　　鋳型として新しいDNAが合成される。　　同じである。

- DNAは塩基配列を複製し、変えることなく子孫へ伝える。
- 遺伝子であるDNAは、自分と同じものを正確に複製する。もとの2本の鎖がほどけそれぞれを鋳型として新しいDNAがつくられる（半保存的複製）。

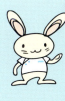

POINT

トリソミー

染色体の数の異常により、先天異常が起こる。減数分裂の際に染色体が分離せず、23本の染色体の代わりに、24本の染色体を持った精子または卵子が生じる。23本の染色体を持った精子と24本の染色体を持った卵子が受精すると、47本の染色体を持った細胞がつくられる。常染色体の21番目が3本ある21トリソミー（ダウン症候群）がよく知られている。ダウン症候群は、知的障害、短頭症、巨大舌、目尻の上がった眼瞼裂、歯の萌出遅延や先天性奇形などがみられる（184ページ参照）。

3. 遺伝

3）遺伝情報の伝達とタンパク合成

- DNAの遺伝情報をもとに、酵素などのタンパク質がつくられる。
- タンパク質合成は核内で起こる転写と、細胞質で起こる翻訳の2つの段階に分けられる。
- 転写とは、DNAの一方の鎖に相補的な伝令RNA（mRNA、メッセンジャーRNA）がつくられる過程である。
- その後つくられた伝令RNAの塩基配列を運搬RNA（tRNA、トランスファーRNA）が読み取りアミノ酸を結びつけていく。これを翻訳という。

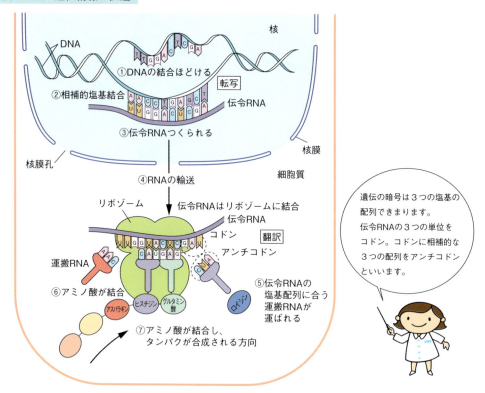

図 1-3-3　遺伝情報の伝達

①核内のDNAの2本鎖の必要な部分だけがほどける。
②ほどけたDNAの塩基に相補的な新しいヌクレオチドの塩基が結合する。
③隣同士のヌクレオチドが結合して、新しい伝令RNAの鎖がつくられる。
④伝令RNAは核から出て細胞質へと移動し、リボゾームに付着する。
⑤細胞質にある運搬RNAは特定のアミノ酸に結合する。その一方で運搬RNAは、伝令RNAの塩基配列に相補的な配列部分に結合する。
⑥運搬RNAが運んできたアミノ酸が、合成されたタンパク質のアミノ酸の末端に結合すると、運搬RNAは伝令RNAから離れる。
⑦伝令RNAの塩基配列がアミノ酸の配列に翻訳され、アミノ酸の鎖が次々と伸びて目的のタンパク質が合成される。

（城戸瑞穂・田中輝男）

4. 身体の組織

1）上皮組織

●上皮組織は身体の表面、体腔の内壁、消化管や血管の内面を覆っている。細胞同士は密着しており一層または多層になっている。

図1-4-1 上皮組織の種類

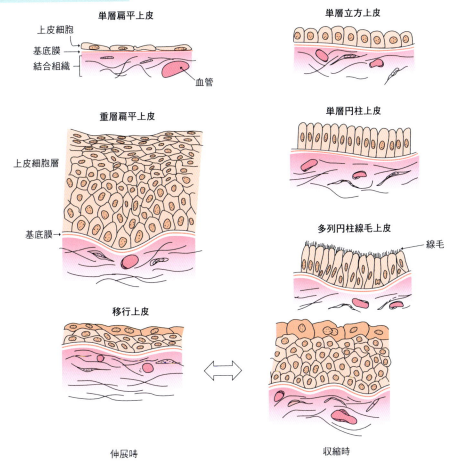

①扁平上皮
- 単層扁平上皮：扁平な細胞が一層にならぶ（漿膜中皮や血管内皮）。
- 重層扁平上皮：数層の細胞が集まってできた上皮。表層は扁平であるが、深層に向かうにしたがって立方上皮となり、最下層は円柱形や多形状などをなす（口腔や食道、肛門上皮など機械的な刺激を強く受ける場所にみられる）。

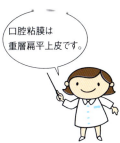

口腔粘膜は重層扁平上皮です。

②立方上皮：立方形の細胞がならんでできた上皮（腎臓の尿細管の一部、甲状腺濾胞上皮）。
③円柱上皮：円柱状の丈の高い細胞が1層にならんだ上皮である。
- 単層円柱上皮：円柱上皮が1層にならんでいて、核が同じ高さにそろっているもの（胃、腸、胆囊、子宮の粘膜上皮など）。
- 単層円柱線毛上皮：円柱上皮で表面に線毛を持つもの（卵管粘膜上皮など）。
- 多列円柱線毛上皮：基底膜上にならんだ細胞は1層であるが、細胞の高さが高いものと低いものがあり、また核の高さもまちまちなので、細胞が数層にみえる。線毛を持つ。線毛が一定の方向へ運動することで、分泌物や異物を運ぶ（鼻腔粘膜上皮、気管粘膜上皮など）。

④移行上皮：機能に応じて上皮の形が変化するもの（腎盂、尿管、膀胱、尿道上皮）。通常は十数層に重なった細胞の厚い層であるが、内腔が尿で充満するとそれぞれの細胞は扁平になり横へずれて細胞が2、3層の薄い層になる。最表層の細胞は被蓋細胞と呼ばれ、大型で尿から粘膜を保護する役目もしている。

● 腺は、上皮から構成される特殊な構造である。分泌（細胞の外へ特定の物質を排出すること）を専門に行う。脂腺、汗腺、乳腺、肝臓など。

● 身体の外あるいは消化管や気管など、体内あるいは体外の表面に分泌するものを外分泌腺といい、ホルモンを血管中に分泌し、遠くの器官にも作用させるものを内分泌腺という（図1-4-2）。
- 外分泌腺：腺房（終末部）と導管からなる。
- 腺房（終末部）：腺細胞が固まりになって、分泌物を産生する部分である。漿液（さらさらしたタンパク性の分泌物）をつくる漿液細胞と粘液性の分泌物（ねばねばしたムチンという糖タンパクが主成分）をつくる粘液細胞がある。
- 導管：分泌物を運ぶ部分。

図1-4-2　外分泌腺と内分泌腺

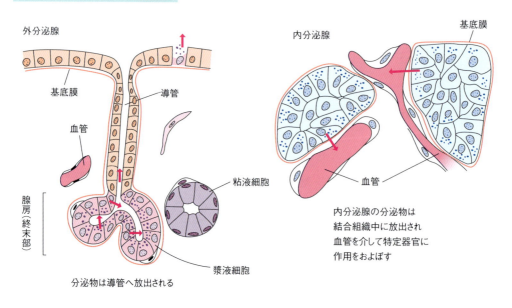

- からだの外に面する部分は、皮膚と粘膜で覆われている。
- 粘膜：消化管（口腔から肛門に至るまで）、呼吸器（鼻腔、喉頭、気管、気管支）、泌尿器（尿管、膀胱、尿道）、生殖器（子宮、腟、精管などの管腔臓器〔中空の管になっている臓器〕）の内腔（外から触れる）面は粘膜で覆われている。粘膜とは、粘液で湿った膜である。粘膜上皮、粘膜固有層、粘膜筋板、粘膜下組織の4層に分けられる（図1-4-3）。
    - 粘膜上皮：通常は単層円柱上皮である。ただし、食物の入り口あるいは入り口に近い口腔、咽頭、食道上部や出口にあたる肛門は、物理的な力がかかるので、粘膜を保護するために重層扁平上皮になっている。舌、歯肉、口蓋、口唇では表層が角化している。
    - 粘膜固有層：結合組織からなる。線維芽細胞、リンパ球、形質細胞、組織球、血管、リンパ管、神経などがみられる。粘膜固有層には上皮に向かってふくらみをつくっているものがあり、結合組織乳頭と呼ばれる。
    - 粘膜筋板：薄い平滑筋がつくる粘膜固有層とその下の粘膜下組織の境界。
    - 粘膜下組織：粘膜固有層との区別はあまりはっきりしない。疎性結合組織でなっている。粘膜固有層でみられたものよりも、さらに太い血管、リンパ管、神経が分布している。
- 筋層：食道より下の消化管は、平滑筋で包まれている。筋層は2層の構造をとるところが多い。内側は管を取り巻くように走っている輪走筋（内輪走筋）、外側は管の長軸方向へ走っている縦走筋（外縦走筋）からなる。
- 外膜（漿膜）：消化管は外側のカバーである外膜（または漿膜）により包まれている。腹膜腔に向かって突出している、胃・空腸・回腸は漿膜に包まれているが、食道や十二指腸、直腸のような腹腔壁に埋まっている部分では漿膜のカバーはなく、外膜という薄い膜に包まれている。
- 神経叢：粘膜下組織にマイスネル（マイスナー）の粘膜下神経叢、輪走筋と縦走筋の筋層のあいだにアウエルバッハの筋間神経叢がある。これらは、自律神経系の神経で、消化管の運動や腺の分泌を調節する。

図1-4-3 一般的な消化管粘膜の構造

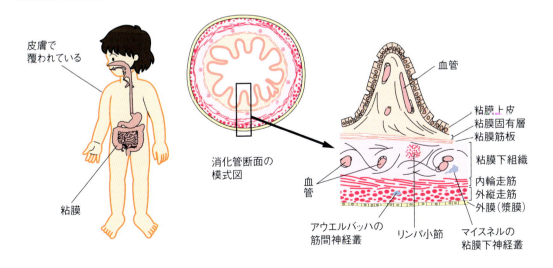

2）支持組織

● からだのいろいろな組織や器官の間にあり、お互いを結びつけたり支えたりしている組織を支持組織という。細胞成分が少なく、多くは細胞間質からなっている。結合組織、軟骨組織、骨組織の３つに分けることができる。

（1）結合組織

● 体内に広く分布している。組織や器官のあいだをつないだり、埋めたりしている。また、血管や神経を導き入れる。

A. 細胞成分

● 線維芽細胞

結合組織の中でもっとも一般的な細胞。紡錘形で、細胞間質の線維成分であるコラーゲンやエラスチン、無形成分であるグルコサミノグリカンなどを合成する。

● マクロファージ（大食細胞）

単球の成熟したもの。組織球ともいう。細胞間基質を動きまわり、老廃物や外からきた細菌などの異物を取り込む（かなり大きなものも食べる）。
細胞内に取り込まれたものは、リソソームに含まれる加水分解酵素で消化する。

● 肥満細胞

マスト細胞ともいう。血管の周囲によくみられる。細胞内に顆粒が密集している。顆粒の中にはヒスタミン、ヘパリン、プロテアーゼなどを含む。細胞表面にIgEというアレルギーに関係する抗体が結合している。アレルギーを起こす抗原が入ってくると、IgEと結合して顆粒内のヒスタミンなどが放出され、血管の透過性を高める。放出されるヒスタミンが多すぎると急激に組織の浮腫やかゆみが引き起こされる。これが喘息、花粉症、じん麻疹などのアレルギー反応である。

● 形質細胞

抗体を産生する細胞。核が偏在しており、クロマチンが車軸状を呈している。Bリンパ球から分化する。

● 樹状細胞

未熟な樹状細胞は血液中から遊走して組織に出る。病原体に出合うと成熟し、抗原を取り込み、リンパ球へと提示する。

● リンパ球

単球や小リンパ球といわれる細胞が遊走していることがある。（「図1-9-9血液と血液の細胞成分」62ページ参照）。

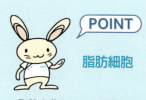

POINT 脂肪細胞

脂肪を蓄えている細胞である。球形の細胞で、直径が100μm（1mmの10分の1）ほどと大きい。細胞のほとんどが脂肪滴で占められているために、核が端に押しやられている。脂肪を蓄えるだけと思われていたが、最近になって、脂肪細胞から肥満に関するタンパクがつくられることがわかってきた。

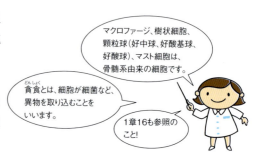

マクロファージ、樹状細胞、顆粒球(好中球、好酸球、好塩基球)、マスト細胞は、骨髄系由来の細胞です。

貪食とは、細胞が細菌など、異物を取り込むことをいいます。

1章16も参照のこと！

●顆粒球
多形核白血球または顆粒白血球といい、好中球、好酸基球、好酸球がある。外からきた細菌や異物を取り込む。通常は血液中を循環しているが、細菌感染や炎症が起こると、組織中に大量に出現する。好中球は細菌を貪食する。

B. 細胞間質
- 膠原線維：結合組織の基質でもっとも重要な線維である。コラーゲンでできている。皮膚、骨、軟骨、靱帯、腱などに大量に含まれている。
- 細網線維：膠原線維の細いものである。細網組織に細い枝分かれする線維構造がみられる。

C. 結合組織の種類　図1-4-4
●疎性結合組織：身体の構造をゆるくつなぎ止めている組織。皮膚や粘膜の下、血管や神経の周囲、腺の周囲など。膠原線維や弾性線維がまばらに不規則に走っており、そのあいだに細胞成分、神経、血管、リンパ管などが含まれている。
●密性結合組織：膠原線維が密に配列している。皮膚の真皮のように膠原線維がいろいろな方向に走行しているものと、腱や靱帯のように一定方向に束ねられた綱のようになっているものがある。
●細網組織：リンパ節や脾臓、骨髄のようなリンパ組織を構成する結合組織には、星形をした特殊な線維芽細胞（細網細胞）がからまりあって細かな網をつくっている。細網線維と細網細胞とでなっている。

POINT

間葉組織と未分化間葉細胞

支持組織は発生期の間葉組織からできてくる。間葉とは発生期（胎児の時代）の結合組織のことである。結合組織に含まれている線維芽細胞は、未分化間葉細胞からできてくることがわかっている。現在では、成体においても、骨髄や組織の特定の場所に未分化な間葉細胞が含まれていて、さまざまな細胞へと分化をする能力を備えている幹細胞が含まれていることがわかってきた。

図1-4-4　結合組織　（次ページイラスト2点含む）

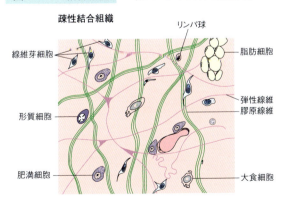
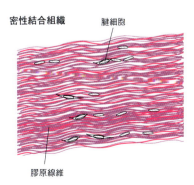

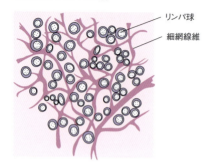
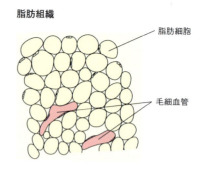

- 脂肪組織：脂肪細胞が集団をなしている組織。脂肪細胞では、核が偏在している。

（2）軟骨組織　図1-4-5

- 軟骨は、軟骨細胞と軟骨細胞がつくり出した間質よりなる。骨より軟らかく、メスで切ることができる。
- 軟骨細胞は、丸く大型の細胞で、軟骨小腔という小部屋に閉じこめられている。
- 軟骨基質は、膠原線維と軟骨を特徴づけるプロテオグリカン（コンドロイチン硫酸など）からなる。
- 軟骨の表面は、軟骨膜という結合組織の膜が包んでいる。
- 軟骨膜には神経や血管が入っており血液供給があるが、軟骨には神経や血管の支配がない。
- 軟骨への酸素や栄養は周囲の基質や軟骨膜から供給されている。

図1-4-5　軟骨組織

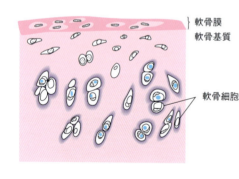
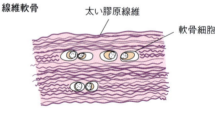
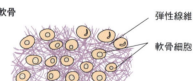

- 軟骨は、基質の違いにより、硝子軟骨、線維軟骨、弾性軟骨に分けられる。
  - 硝子軟骨（ガラス軟骨）：肋軟骨、喉頭、気管、気管支など。
  - 線維軟骨：椎間円板、恥骨結合などにみられる。大量の膠原線維が含まれている。
  - 弾性軟骨：耳介や喉頭蓋軟骨など。弾性線維を多く含む。

(3) 骨組織

- 我々のからだの中で歯とともに、もっとも硬い組織である。

A. 骨の働き

- 人体の支柱となりからだの形や大きさを決定するもっとも重要な要素である。
- 筋肉と連携して運動器として働く。
- 内部に体腔（頭蓋腔、胸腔、骨髄腔）をつくり、中の臓器を保護する。
- カルシウムの貯蔵の場。全身のカルシウムの99.9％は骨に含まれる。
- 造血を行う骨髄を入れる。

B. 骨の構造　図1-4-6

- 緻密骨：骨幹の最表層のきっちりとつまった硬い骨組織。層板構造がみられる。血管や神経を入れるハバース管があり、その外側に同心円状に年輪状の構造をつくっている。この円柱1つをハバース系または骨単位（オステオン）という。フォルクマン管はハバース管同士を連絡する管である。
- 海綿骨：骨端と骨幹の多孔質で海綿状をしているところ。海綿骨の骨を骨梁といい、そのさらに内側には骨髄が入っている骨髄腔がある。

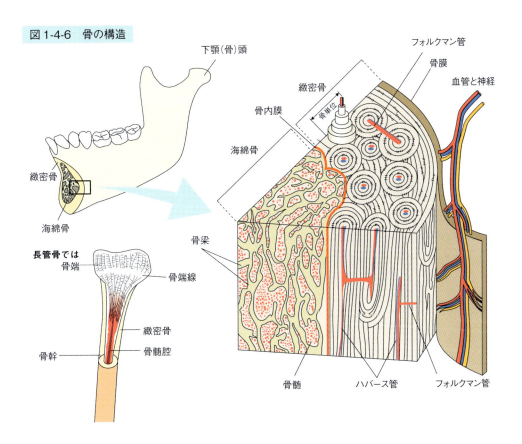

図1-4-6　骨の構造

- 骨膜と骨内膜：骨の外側には骨膜という密性結合組織の膜があり、骨髄腔に面した側には、骨内膜がある。どちらも骨の成長再生に重要な役割をする。骨膜から骨へと侵入している膠原線維をシャーピー線維という。

（4）骨の組成と石灰化

- 骨基質の組成
  無機物71％、有機物（コラーゲン）19％、水 8％、その他2％
  無機物はカルシウムにリン酸基と水酸基が結合した骨塩（ハイドロキシアパタイト）。
- 骨の細胞成分　図1-4-7
  - 骨芽細胞：骨形成を行う細胞。骨新生が活発に起こっているところでは、コラーゲンなどのタンパク合成を盛んに行っている。成熟した骨では、休止の状態で紡錘形になり、骨面についている。
  - 骨細胞：骨の中の骨小胞の中に骨細胞が閉じ込められている。骨芽細胞が骨基質をつくり、その結果周りの骨に閉じ込められ、取り残されたものである。
  - 破骨細胞：多数の核を持つ巨大細胞で、石灰化した骨を吸収する。骨の表面にくっついて、骨を溶かすので、溶かしたくぼみ（ハウシップ窩）にもよくみられる。

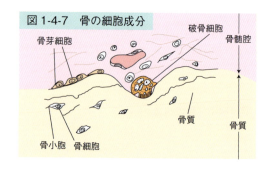

図1-4-7　骨の細胞成分

- 骨は、成長の途中はもちろんであるが、成人となってからも、常に形成と破壊吸収が行われている（骨のリモデリング、骨改造）。力のかかり具合により骨の形態が変化する。血中のカルシウムやリン酸の濃度の調節は、骨での沈着と溶出により行われている。

（5）骨の発生　図1-4-8

- 骨の発生には、膜内骨化と軟骨内骨化がある。
  - 膜内骨化は、頭蓋骨と鎖骨で行われている。結合組織の中に直接骨化中心ができ骨になる。膜内骨化でできた骨を膜性骨という。

図1-4-8　骨の発生

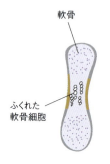
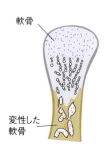
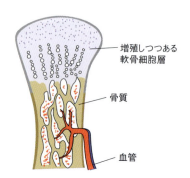

- 軟骨内骨化は、頭蓋底、下顎頭、体幹や体肢の骨で起こる。あらかじめ軟骨ができ、その後で骨に置き換わるので置換骨とも呼ばれる。
- ●骨の長さの成長は骨端軟骨が骨に置換されつつ骨端側に増殖を続ける。
- ●骨の太さの成長は、骨膜によってなされる。骨の外側にあたる骨膜の骨形成層で骨が添加されていき、反対の骨髄側では破骨細胞により吸収が起こり、緻密質が厚くなりすぎないように調節されている。

3）筋組織

●筋肉をつくっている組織。筋組織は筋線維という細長い細胞が束となって、1つの塊として結合組織の膜によって包まれている。

表 1-4-1　筋細胞

筋肉の種類			働き	特徴
骨格筋	横紋筋	随意筋	骨格を動かす。名前のある筋、例えば上腕二頭筋などで、体肢、体幹、頭頸部の骨格や筋膜に付着する。	横縞（横紋）がある。多核の細胞。収縮は速く、力も強いが疲労しやすい。体性神経系に支配される。
心筋		不随意筋	心臓の拍動	収縮（拍動）を繰り返しても疲労しない。心筋線維のほかに、特殊心筋線維という心臓の拍動リズムをつくる線維が含まれている。自律神経系により調節を受ける。
平滑筋	横紋はみられない。		消化器の壁、血管壁、皮膚の立毛筋など。	収縮はゆるやかで力は弱いが疲労しにくい。細胞は紡錘形で単核。自律神経系に支配される。

（1）筋細胞

- 筋細胞（筋線維）の細胞質には、筋原線維という収縮するための線維性の構造物が含まれている。筋組織は筋線維の形態によって骨格筋、心筋、平滑筋と分類される（表1-4-1）。

（2）筋収縮

- 骨格筋の筋線維は、非常に多くの筋原線維が寄り集まってできている。
- 筋原線維は、太いフィラメント（ミオシンフィラメント）と細いフィラメント（アクチン、トロポミオシン、トロポニン）からなる。
- 筋線維にみられる横紋は暗帯（A帯）と明帯（I帯）の繰り返しである。暗帯は太い線維が主で、明帯は細い線維のみの部分である。
- 骨格筋の収縮は、運動神経により支配される。運動神経からの興奮が伝わってくると、運動終板という神経の終末部分から筋線維に向かって、アセチルコリンが放出される。そして、さらにその内側にある筋小胞体と呼ばれる、筋原線維を網タイツのように取り巻く膜へと興奮が伝わる。筋小胞体の中にはカルシウムイオンが貯蔵されており、刺激を受けると筋原線維へとカルシウムイオンを放出する。すると、太いフィラメントと細いフィラメントが滑り合って収縮する（図1-4-9）。筋原線維のあいだには多数のミトコンドリアで満たされていて、収縮のためのエネルギーであるATPを供給する。
- 白筋と赤筋

骨格筋には白筋線維と赤筋線維がある。白筋線維が多い筋を白筋、赤筋線維が多い筋を赤筋という。白筋線維は、筋原線維が密につまった太い細胞でミトコンドリアが少ない。白筋線維は急速に収縮をすることができるが、疲れやすい。一方、赤筋線維は、白筋線維に比べ、筋原線維は少なくミトコンドリアが多く、ゆるやかに収縮し疲れにくい。

図1-4-9　筋収縮

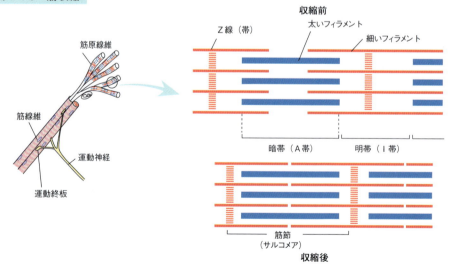

4）神経組織

- ヒトは外からの刺激を受け取り、刺激に応じて反応することができる。刺激を受け取り伝え、情報を処理し、行動するといった役割を連結して担っているのが神経である。脳、脊髄を中枢神経（系）といい、そこから出る神経線維を末梢神経（系）という。
- 中枢神経（脳や脊髄）では、神経細胞の細胞体が集まっている灰白質と、神経線維（神経突起）が集まっている白質と呼ばれる部分がある。
- 末梢神経は興奮の伝わる方向によって分類される。
  - ・求心性神経：末梢からの刺激を中枢へと伝達するもの。感覚神経など。
  - ・遠心性神経：中枢からの興奮を末梢へと伝達するもの。運動神経など。
  - ・機能的な分類では、体性神経系（感覚神経と運動神経）、臓性神経系（内臓神経あるいは自律神経〔交感神経と副交感神経〕）という分け方もある。
  - ・末梢には、神経節とよばれる神経細胞体が集まっている部分がある。
- 神経組織を構成する細胞は、神経細胞（ニューロン〔神経単位〕）と神経膠細胞（グリア）という。神経細胞は生まれる前は増えるが、生後は再生・増殖能力に乏しい。
- ニューロンは細胞体、神経突起（軸索）、樹状突起からなる。
- シナプス

  ニューロンとニューロンの連絡部をシナプスという。シナプスでは前の神経突起（軸索）と次の神経あるいは効果器とが狭い隙間（シナプス間隙）を挟んで連絡している。シナプス直前の神経終末には、ミトコンドリアや多数のシナプス小胞と呼ばれる球形の小胞が観察される。このシナプス小胞の中には神経伝達物質が詰められている。前の神経軸索終末から神経伝達物質が放出され、次のニューロンへと刺激が伝えられる。よく知られている伝達物質は、ノルアドレナリン、アセチルコリン、セロトニン、ポリペプチドなどである。

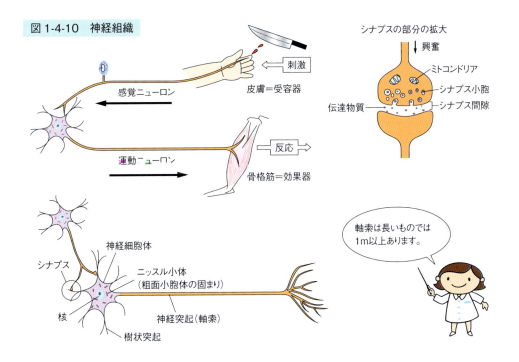

図1-4-10　神経組織

図1-4-11 有髄神経と無髄神経

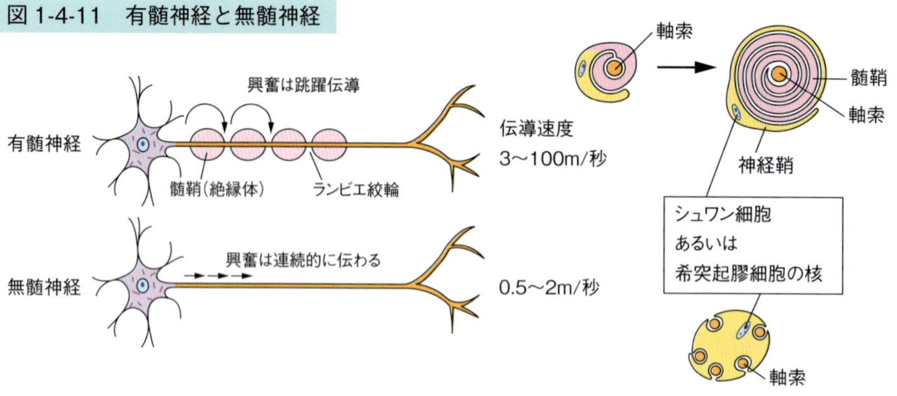

- 神経細胞から出る突起のうち長いものを軸索という。軸索が髄鞘と呼ばれるミエリンというリン脂質を多く含む特殊なさやによって包まれているものを有髄神経、包まれていないものを無髄神経という。
- 有髄神経では髄鞘が絶縁体となっている。興奮はランビエ絞輪という髄鞘の切れ目をとびとびに跳躍伝導する。この髄鞘のおかげで、有髄神経の伝導速度は無髄神経に比べて100倍速い。
- 神経膠細胞（グリア）

神経組織の中には神経細胞の周りに神経膠細胞（グリア細胞）が豊富にある。この細胞は、神経細胞を栄養・支持する細胞として知られているが、神経の情報伝達への関与もわかってきている。

- 上衣細胞：脳室や脊髄中心管の表面を覆う細胞。
- 星状膠細胞（アストロサイト）：毛細血管壁や軟膜、神経細胞体へと多数の突起を伸ばしている。脳や脊髄の軟膜の直下で突起を広げて外との境をつくっている。
- 希突起膠細胞（オリゴデンドロサイト）：中枢神経における髄鞘を形成する細胞である（末梢ではシュワン細胞が髄鞘形成をする）。
- 小膠細胞（ミクログリア）：小さい細胞で、貪食作用がある。脳が障害を受けると集まってくる。
- シュワン細胞：末梢神経系において、神経線維を包んでいる細胞である。有髄神経の髄鞘形成を行う。神経線維の保護や栄養にかかわっている。

（城戸瑞穂・田中輝男）

5. 筋肉・骨・関節と運動

1）骨

（1）骨の形態と連結

● 骨は連結して骨格をつくっている。骨と骨との連結には、不動性連結と可動性連結がある。

①不動性連結
- 線維性連結：線維性結合組織による骨と骨との結合。靱帯結合、縫合（頭蓋にみられる）、釘植（歯が歯槽骨に歯根膜を介して固定される）。
- 軟骨性連結：骨と骨のあいだに軟骨がある連結。硝子軟骨結合（小児期の蝶後頭軟骨結合など）、線維軟骨結合（恥骨結合など）。
- 骨性連結：硝子軟骨が骨化してしまったもの（成人の仙骨や寛骨）。

②可動性連結　図1-5-2
- 滑膜性連結：向き合った骨が自由に動くことができる構造が関節である。関節は関節包という密性結合組織で包まれている。その外側に、関節を外から保護する靱帯が支えている場合もある。関節の内側は、対面した関節軟骨がなめらかに動くように関節液（滑液）というぬるぬるした液で満たされている。関節に関節半月が関節腔に飛び出しているもの（膝関節）や関節円板が関節腔を完全に分けているもの（顎関節など）がある。

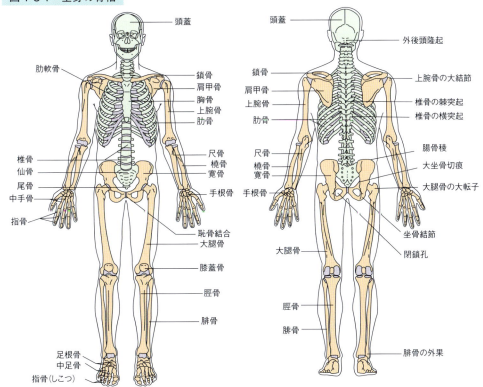

図1-5-1　全身の骨格

第1章 人体の構造と機能

図 1-5-2 関節の構造

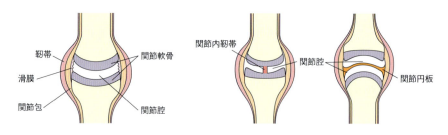

(2) 身体の部位による骨の分類

図 1-5-3 頭蓋

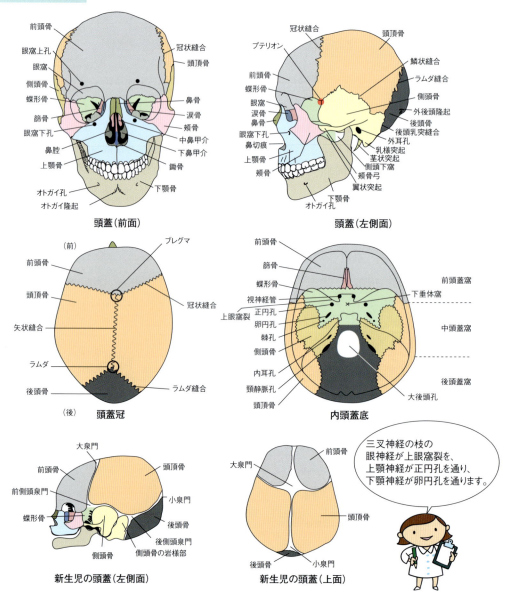

A. 頭蓋

- 骨頭蓋：頭の骨。23個の骨が複雑に組み合ってできている（図1-5-3）。
- 脳頭蓋：上部の脳をいれる半球。神経頭蓋ともいう。神経頭蓋は、頭蓋冠というドーム状の屋根と頭蓋底という脳を支える台からなっている。
- 頭蓋冠の連結は、縫合という線維性の連結によりつながっている。代表的な頭蓋の縫合は、矢状縫合、冠状縫合、ラムダ縫合、鱗状縫合がある。
- 頭蓋冠の骨の発生は、結合組織性の膜内骨化をする。

  大泉門：生後1年半～2年で閉鎖する。骨化の遅延があると閉鎖が遅れる。水頭症、髄膜炎、脳腫瘍などで頭蓋内圧が高いと膨隆するし、脱水が起こると陥没する。

  小泉門：生後6週ごろで閉鎖する。

- 頭蓋底は、骨が厚い部分・薄い部分・血管や神経が通る穴や管が複雑に組み合わされている。骨の薄い部位は、交通事故などにより骨折を起こしやすい。小児期には軟骨結合でつながっている。頭蓋底の内側（脳側）を内頭蓋底、外側を外頭蓋底という。
- 顔面頭蓋：顔をつくっている前下部の複雑な凹凸部をいう（内臓頭蓋ともいう）。顔面頭蓋の前には、眼球を入れる眼窩、鼻腔（鼻は軟骨でできているので、鼻腔の入り口は梨状口という穴が開いている）、外側には、外耳孔（耳の穴）があいている。
- ヒトでは、脳が発達しているので、顔面頭蓋に比べて、脳頭蓋が大きいのが特徴である（図1-5-3）。

B. 脊柱

- 脊柱は32～34個の椎骨でなっている（図1-5-4）。
- 頸椎が7個、胸椎が12個、腰椎が5個、仙椎が5個、尾椎が3～6個である。仙椎と尾椎は、融合してそれぞれ仙骨、尾骨となる。
- 脊柱は、からだを支え、姿勢を保つことができる構造をつくっている。
- 脊柱は臓器の高さを表すときに基準として用いられる。

図1-5-4　脊柱

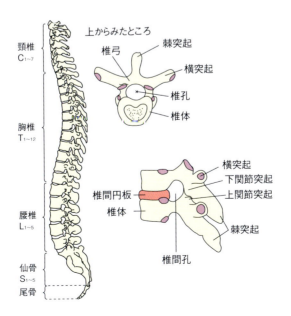

- 脊柱には横からみると彎曲があり、直立歩行でもバランスを保つことができる。
- 椎骨は基本的には、椎体・椎弓・突起でできている。
- 椎骨には椎孔という穴があり、上下に連続して脊柱管が形成される。脊柱管の中に脊髄を入れている。椎弓から、後ろへ棘突起、横へ横突起、上下に上関節突起と下関節突起が出ている。
- 椎弓の根の上下は、上椎切痕、下椎切痕があり、連結により椎間孔が形成される。椎間孔には、脊髄神経が通る。
- 椎体と椎体のあいだは、椎間円板という厚い結合組織でつながっている。腰椎の下部では、重い体重や大きすぎる力によって、椎間円板がずれる椎間板ヘルニアが起こることがある。椎間円板が脊髄を圧迫するので、坐骨神経痛などの痛みを起こす。
- 第1頸椎と第2頸椎はそれぞれ形が特徴的で、環椎、軸椎と特に名前がついている。環椎は、後頭骨と関節を形成し、頭を前後左右に傾ける運動が可能となっている。軸椎には歯突起という上に向かう円柱がある。環椎と軸椎の歯突起でできる関節により、頭を水平に回転することができる。

C. 胸郭

- 骨（胸椎・胸骨・12対の肋骨）と軟骨でできた胸部の「かご」を胸郭という。
- 胸郭は、中に肺や心臓などを入れている。胸郭の容積をうまく調節することで、呼吸運動が可能になっている。
- 胸骨と肋骨のあいだにある肋軟骨は、肋骨を動きやすくし、力を緩衝する役割もある。第11・12肋骨は短く、胸骨とのつながりはない。
- 胸骨は外から注射針を刺しやすいので、腸骨とともに骨髄検査のための骨髄採取に用いられる。

D. 上肢と下肢

①上肢

- 上肢帯：肩甲骨と鎖骨である。体幹と自由上肢を連絡している。肩の関節の大きな動きを支えている。
- 自由上肢骨：肩の関節よりも末端の部分で、上腕は上腕骨、前腕は橈骨と尺骨、手の骨は手根骨、中手骨、指骨からなる。手根骨は8個の骨が組み合って固まりとして動く。成長期に段階的に石灰化するので、エックス線で成長の度合いをみる指標に使われる。

②下肢

- 下肢帯：体幹と自由下肢をつなぐ骨。
  - 寛骨：思春期までは腸骨、坐骨、恥骨に分かれているが、青年期に軟骨が骨化し癒合して寛骨になる。3つの骨が合ったところがちょうど大きくくぼんでいる。ここに大腿骨の骨頭がはまり込み、股関節をつくる。
  - 骨盤：仙骨、左右の寛骨、尾骨により形成されている。骨盤はお腹の下を支え、中に骨盤内臓（膀胱、直腸、生殖器など）を入れている。骨盤は、上部の大骨盤と、下部の小骨盤に分けられる。
  - 男女で骨盤の大きさや形には差がある。とくに女性は、出産のときに胎児が狭い小骨盤を通って分娩される。胎児の頭が骨盤腔より大きいと分娩は困難になる。

- 自由下肢骨：股関節よりも末端の部分で、大腿は大腿骨、下腿は膝関節の前にある膝蓋骨、脛骨、腓骨、足の骨は足根骨、中足骨、指骨からなる。
- 膝関節は大腿骨と脛骨のあいだの関節である。関節の中に前および後十字靭帯が張っている。

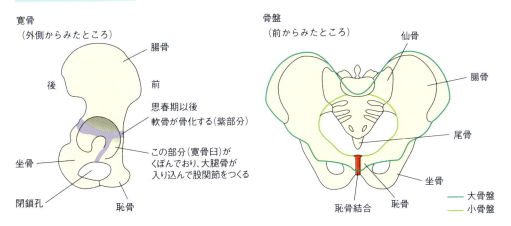

図 1-5-5　寛骨と骨盤

2）筋

（1）筋の作用、起始と停止

ここでは、骨格筋について述べる。

- 筋の収縮、弛緩は、動きを可能にする。筋の名前は形状、機能、起始、停止の部位などにより決められている。
- 筋は骨膜へ直接つくものもあるが、多くは密な膠原線維の束である白い腱となってから骨膜へとつく（腱が薄いシートになっている場合は腱膜という）。一部の筋は、皮膚や粘膜につく。
- 起始と停止

  筋が収縮するとき、通常は片方が固定され、もう一方が動く。この筋の動きの小さい側を起始といい、動きの大きい方を停止という（図 1-5-6）。
- 筋肉の各部の名称

  筋頭：筋の起始に近い側。

  筋腹：中央のふくらんだところ。

  筋尾：筋の停止に近い側、腱へと移行し、骨につく。
- 筋には、位置・走向・作用・形状により名称がつけられている。
  - ・位置で：側頭筋、前頭筋、頬筋、鼻筋、舌筋など。
  - ・走向で：腹直筋など。
  - ・作用で：屈筋と伸筋、内転筋と外転筋、回旋筋、挙上筋と下制筋、括約筋と散大筋。
  - ・形で：二頭筋、三頭筋、四頭筋、二腹筋、鋸筋、菱形筋、輪筋など。

図 1-5-6 筋の作用、起始と停止

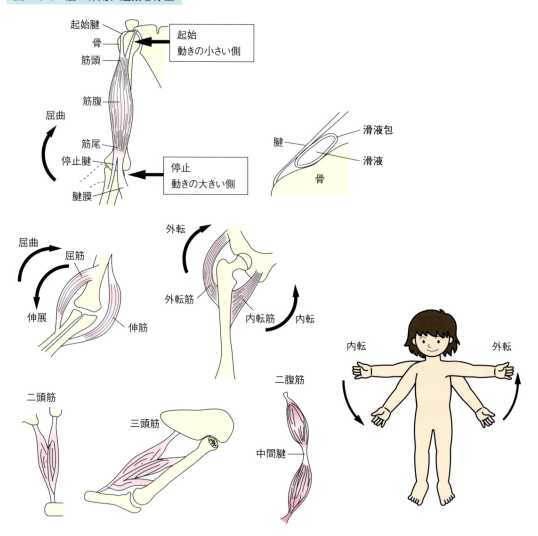

- **筋の作用** からだの運動は、関係する筋の作用が協調して起こる。主力筋や協力筋が収縮するとともに、一方で対抗筋が弛緩する。
  - 主力筋：1つの運動に主として働く筋。
  - 対抗筋（拮抗筋）：主力筋と反対の作用を持つ筋。
  - 協力筋：主力筋の作用を助ける筋。
  - 固定筋：主力筋の作用のために起始となる骨を固定する筋。
- **筋の補助装置**
  - 筋膜：筋あるいは筋の束の表面を包む結合組織性の膜。筋を支えて固定する。筋膜の中で筋はなめらかに動くことができる。
  - 筋支帯（きんしたい）：関節付近で筋膜が肥厚して停止腱が浮き上がるのを抑える。
  - 腱鞘（けんしょう）：手や指など動きの激しい腱の周囲を包む鞘状の袋。
  - 滑液胞：筋と骨や腱と骨がすれ合うところにある。

- 筋は収縮することにより、付着している骨を近づける。関節をつくっている筋であれば、筋のついている部位によって、関節を伸ばしたり縮めたりすることになる（縮めるのに働く筋を屈筋、伸ばすのに働く筋を伸筋という）。身体の動きは、多くの筋が協同して収縮や伸展の度合いを調節した結果、可能になるのである。筋の動きは、脳や脊髄から送られてくる神経の興奮の程度で調節されている。運動神経は運動終板で筋と連絡している。筋の収縮の程度は、筋や腱にある筋紡錘、腱紡錘に入っている感覚神経により中枢神経へと伝えられて、その情報により筋の動きが調節されるのである。

（2）身体の各部の骨格筋

図 1-5-7　全身の筋系

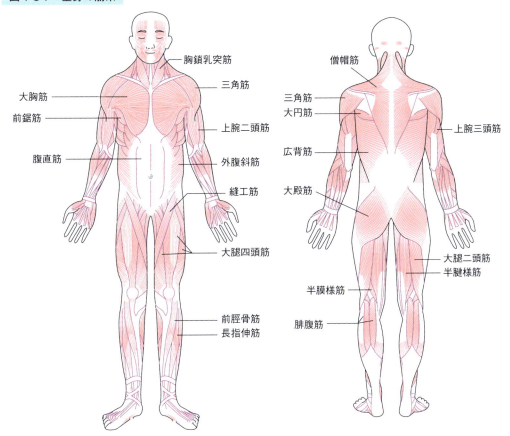

A. 頭部の筋
表情筋（顔面筋）、咀嚼筋（詳細は図2-2-8、2-2-9を参照）。

B. 頸部
- 胸鎖乳突筋：胸骨と鎖骨から起こり、耳介の後ろにある側頭骨の乳様突起につく。この筋が両側で収縮すると、顔がやや上向きになり首の後ろを縮めるような動きになる。支配神経は副神経（第11脳神経）である。
- 舌骨上筋：顎二腹筋、茎突舌骨筋、顎舌骨筋、オトガイ舌骨筋（詳細は図2-2-10を参照）。

- ●舌骨下筋：胸骨舌骨筋、肩甲舌骨筋、胸骨甲状筋、甲状舌骨筋の4つである。胸骨や肩甲骨から舌骨へと走る細長い筋群。舌骨を下方に引く働き。舌骨上筋とともに働くと舌骨の固定。嚥下や発声時の舌や舌骨・喉頭の運動に協調する。
- ●斜角筋：頸の深部の筋で、頸椎から起こって肋骨につく前斜角筋・中斜角筋・後斜角筋の3つの筋。前斜角筋と中斜角筋の間の斜角筋隙を腕神経叢という腕を支配する神経が通る。腕神経叢を痛めると腕のしびれや麻痺が起こる。
- ●椎前筋：頸椎の前面にあり、頸椎の運動にかかわる筋である。

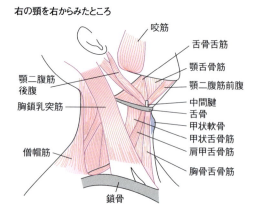

図1-5-8　頸部の筋系

C. 胸部

- ●胸部の表層の筋群は上肢帯あるいは上肢の運動にかかわっている。
- ●大胸筋は上腕骨につき上腕を胸の前によせる動きをする。小胸筋は肩甲骨につき、肩甲骨を引き下げ、肋骨を持ち上げたりする。前鋸筋は肩甲骨を前方に動かす。
- ●胸部の深部の筋は肋骨を動かし、呼吸運動をする。外肋間筋が息を吸う（吸気）ときに、内肋間筋が息を吐く（呼気）ときに働く。
- ●横隔膜：胸腔と腹腔を境するドーム状の筋板である。食道、大動脈、大静脈が貫き、それぞれ食道裂孔、大動脈裂孔、大静脈孔という。横隔膜を支配する神経は、頸から起こって横隔膜まで走る横隔神経である（しゃっくりの神経である）。

D. 背部

- ●僧帽筋：肩甲骨についている広い筋である。肩甲骨をいろいろな方向に動かす。
　広背筋：腰椎と腸骨から起こって上腕骨の上部につく。腕を背中にまわす。
- ●脊柱起立筋：背筋を伸ばす筋である。脊髄神経の後枝に支配される。

E. 腹部（とくに重要なもののみ）

- ●前腹筋と側腹筋は腹圧を高める働きをする。
- ●前腹筋：腹直筋（真ん中の筋）、腹直筋鞘という結合組織のさやに包まれていて、正中に2つの腹直筋鞘が合わさった白線がある。
- ●側腹筋：脇腹は外から順に外腹斜筋、内腹斜筋、腹横筋がある。

F. 上肢

- ●上肢帯の筋：肩甲骨または鎖骨から起始し、上腕骨に停止する筋。肩の運動にかかわる。三角筋、棘上筋、棘下筋、小円筋、大円筋、肩甲下筋。
- ●上腕の筋：肩甲骨または上腕骨から起始し、上腕骨または前腕骨に停止する。
  - ・上腕二頭筋、上腕筋は肘を曲げる屈筋として働く。
  - ・上腕三頭筋は肘を伸ばす伸筋として働く。
- ●前腕の筋も手のひら側にある屈筋と手背側にある伸筋に分けられる。手首や指の運動を可能にする。

- 前腕には手のひらを下に向ける回内筋と手のひらを上に向ける回外筋がある。ドアのノブを回すようなときに使われている。
- 手の筋：小さな筋が協調して指を曲げたり伸ばしたり、開いたり閉じたりする。

G. 下肢

- 下肢帯の筋：骨盤、脊柱から起始し、大腿骨に停止する。股関節、大腿の運動に関与する。
  - 内寛骨筋（ないかんこつきん）：大腿を前に上げる動きをする。腸骨筋、大腰筋、小腰筋。
  - 外寛骨筋（がいかんこつきん）：大腿を後ろに引く大殿筋、大腿を外へ開く中殿筋、小殿筋など。
- 大腿の筋：寛骨または大腿骨から起始し、大腿骨または下腿骨に停止する。
- 大腿の伸筋は、膝を伸ばす筋である大腿四頭筋。
  大腿の屈筋は大腿の後ろ側にある大腿二頭筋、半膜様筋、半腱様筋。
- 内転筋：恥骨筋、薄筋、長内転筋、短内転筋、大内転筋。
- 下腿の筋：大腿骨または下腿骨から起始し、足の骨に停止する。
- 下腿の筋は後面の屈筋、前面の伸筋、外側面の腓骨筋に分けられる。足首や足指の運動を行う。

  ※ 下腿三頭筋（腓腹筋、ひらめ筋）の踵骨への停止腱を踵骨腱またはアキレス腱という。
- 足の筋は指を動かす小さな筋であるが、あまり発達していない。

（城戸瑞穂・田中輝男）

6. 神経系

- 神経系は、大きく中枢神経と末梢神経に分けられる（図1-6-1）。

1）中枢神経

- 中枢神経には脳と脊髄がある。脳は頭蓋骨で、脊髄は背骨で守られている（図1-6-1）。
- 脳と脊髄の外側は髄膜で包まれている。髄膜の中は脳脊髄液で満たされている。また脳と脊髄の中には部屋（脳室と中心管）があり、ここも脳脊髄液で満たされている。
- 脳脊髄液は、中枢神経の代謝に役立っている。また外部からの衝撃を和らげている。

図1-6-1　中枢神経

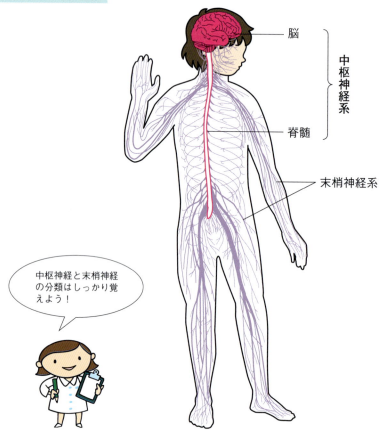

中枢神経と末梢神経の分類はしっかり覚えよう！

図 1-6-2　脳の働き

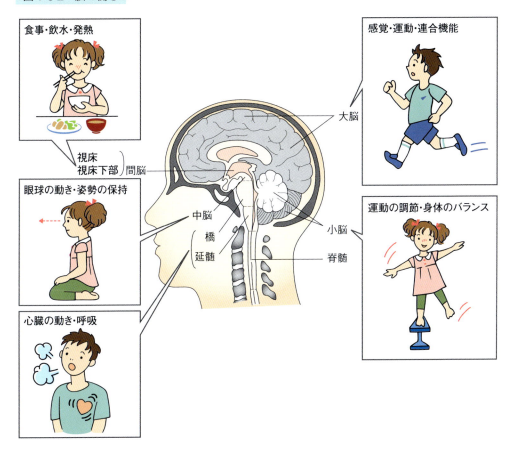

● 脳の働き　図 1-6-2
- 脳には、延髄、橋、小脳、中脳、間脳（視床と視床下部）、大脳がある。
- 延髄と橋は、生命の維持にかかわる中枢である。ここには呼吸中枢、心臓血管運動中枢がある。また口の運動にかかわる中枢として、嚥下中枢、咀嚼リズム発生中枢、唾液分泌中枢がある。
- 中脳には、姿勢を保つ中枢、眼球運動の中枢、瞳孔の大きさを調節する中枢がある。
- 小脳は、骨格筋の運動を調節して、体のバランスや姿勢反射を調整する中枢である。
- 間脳には、視床と視床下部がある。視床は、感覚を中継して大脳皮質へ送る中継核である。視床下部は、自律神経の最高中枢である。ここには、体温調節中枢、摂食中枢、飲水中枢がある。

POINT

ホメオスタシス

- 視床下部は自律神経の最高中枢であり、体の恒常性を保つ働き（ホメオスタシス）がある。
- ホメオスタシスとは、体温を一定に保つ働き、エネルギーを一定に保つ働き（食事によりブドウ糖などのエネルギーを保つ）、水分を一定に保つ働きである。
- 風邪を引いて体温を一定に保つ働きが悪くなると発熱する。

図1-6-3 大脳皮質の働き

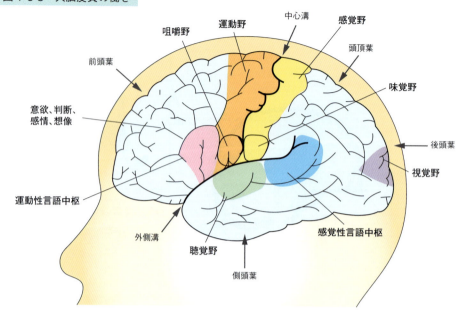

- 大脳は、大脳皮質と髄質からできている。大脳皮質は大脳の表層にあり、神経細胞が規則正しくならんでいる。髄質には神経細胞から伸び出た神経線維が通っている。
- 大脳皮質の機能局在　図1-6-3
  - 大脳皮質は大きく4つの場所に分けられる。中心溝より前を前頭葉、中心溝より後ろを頭頂葉、もっとも後ろの部分を後頭葉、側面部分を側頭葉という。
  - 大脳皮質は場所によって働きが異なる。これを大脳皮質の機能局在という。大脳皮質の働きには、運動機能、感覚機能、連合機能がある。
  - 運動機能とは、骨格筋や表情筋へ運動の司令を出す働きである。この機能は中心溝の前の部分に局在しており、運動野と呼ばれる。運動野の下方には咀嚼の司令を出す場所があり、とくに咀嚼野と呼ばれる。
  - 感覚機能とは、感覚を受け取り、これを認識する働きである。全身の皮膚感覚を受け取る場所を感覚野、聴覚を受け取る場所を聴覚野、視覚を受け取る場所を視覚野という。
  - 連合機能とは、意欲、判断、感情、想像などをいう。おもに前頭葉にある。

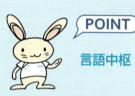

POINT

言語中枢

- 大脳は左右に分かれている（右半球と左半球）。右半球は体の左側と連絡し、左半球は体の右側と連絡している。
- 大脳皮質の言語中枢は、おもに左側の大脳皮質にある。
- 運動性言語中枢は、言葉を話すための舌や顎の動きを調節している。ここはブローカ中枢ともいう。この部位の障害があると、言葉を話すことができなくなる。
- 感覚性言語中枢は、聞いた言葉を理解する中枢である。ここはヴェルニッケ中枢ともいう。この部位の障害があると、話は音として聞こえるが言語の意味の理解ができなくなる。

図1-6-4 脊髄の働き

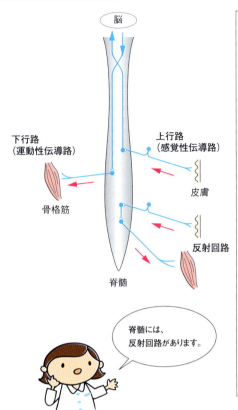

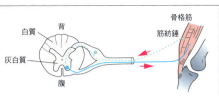

●伸張反射（単シナプス反射）
- 伸張反射は、筋が急に引き伸ばされたときに、筋を守るためにその筋が収縮する反射である。大腿四頭筋（下肢を挙上させる筋）でみられる。
- この反射回路は、筋紡錘（筋の引張りの受容器）→ 感覚神経 → 運動神経 →大腿四頭筋である。反射回路で、神経のつなぎ目（シナプス）が1つあるので、単シナプス反射である。

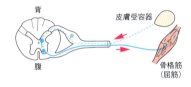

●屈曲反射（多シナプス反射）
- 手足の皮膚に強い刺激があると、手足を引っ込める反射である。
- この反射回路は、皮膚の受容器 → 感覚神経 → 介在神経 → 運動神経 → 手足を曲げる屈筋である。シナプスが2つあるので、多シナプス反射である。

脊髄には、反射回路があります。

●脊髄の働き　図1-6-4

- 脊髄には、情報を脳へ伝える上行路、脳からの情報をからだに伝える下行路、脊髄を中枢とする反射回路がある。
- 上行路は感覚性伝導路である。皮膚などの感覚を受け取り、反対側の視床を介して大脳皮質の感覚野へ伝える。
- 下行路は運動性伝導路である。反対側の大脳皮質運動野から出た運動の司令は、脊髄の運動神経に連絡し、骨格筋に伝えられる。
- 反射回路は反射弓ともいい、脊髄に入った感覚が脊髄内で運動神経に連絡する経路である。代表的なものに、伸張反射と屈曲反射がある。

POINT ベル・マジャンディーの法則

- 脊髄には白質と灰白質がある。白質は神経の線維が通る。灰白質は神経の細胞体がある。
- 感覚は脊髄の背側（後根）から入り、運動は腹側（前根）から出ていく。これをベル・マジャンディーの法則という。

2）末梢神経

図1-6-5　末梢神経のしくみ

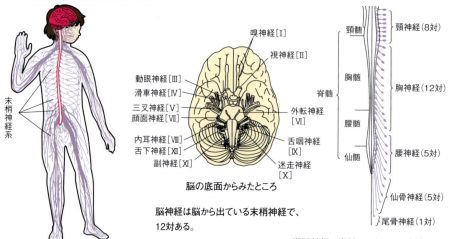

脳神経は脳から出ている末梢神経で、12対ある。

末梢神経は中枢神経から出ている。

脊髄神経は脊髄から出ている末梢神経である。脊髄神経は、全部で31対ある。

● 末梢神経は、中枢神経から出ている神経の束である。これは、脳から出ている脳神経と、脊髄から出ている脊髄神経に分けられる（図1-6-5）。

図1-6-6　末梢神経の種類と働き

神経線維の種類		神経線維の直径(μm)	伝導速度(m/s)	機能
有髄神経	Aα	13〜22	70〜120	感覚神経（筋紡錘）運動神経（骨格筋）
	Aβ	8〜13	40〜70	感覚神経（触覚、圧覚）
	Aγ	4〜8	15〜40	運動神経（筋紡錘）
	Aδ	3	15	感覚神経（温度、痛覚）
	B	1〜3	3〜14	自律神経節前線維
無髄神経	C	0.2〜1	0.2〜2	感覚神経（痛覚）自律神経節後線維

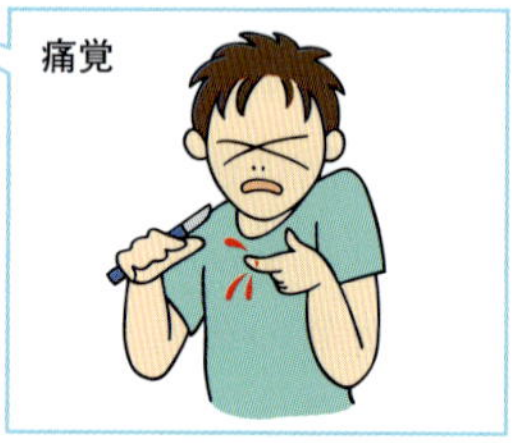

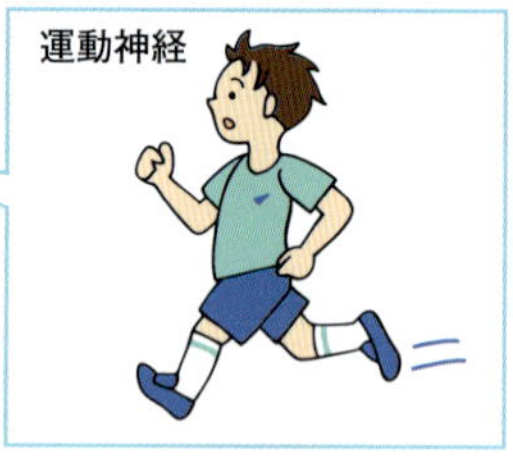

● **末梢神経の種類と働き**　図1-6-6
- 末梢神経の機能は、感覚を伝える感覚神経、運動の司令を伝える運動神経、内臓の機能を調節する自律神経に分けられる。
- 末梢神経の大きさをみると、大きな有髄神経（AとB）と小さな無髄神経（C）に分けられる。大きい神経ほど、情報を伝導する速度が速い。
- 有髄神経で伝導速度の速いものは、触覚・圧覚を伝える感覚神経と骨格筋の運動神経である。遅い有髄神経は、自律神経の節前線維である（図1-6-6）。
- 無髄神経は、痛覚を伝える感覚神経と、自律神経の節後線維である（図1-6-6）。

3）自律神経

- 自律神経は内臓の機能を調節する神経である。無意識のうちに働く不随意の神経である（図1-6-7）。
- 自律神経は、交感神経と副交感神経に分けられる。内臓はこの2種類の神経により、二重に支配されている（図1-6-8）。
  - 交感神経は脊髄の胸髄と腰髄から発する。交感神経幹または腹腔内の神経節で神経を換えて、内臓に達する。
  - 副交感神経は中脳、延髄、脊髄の仙髄から発する。内臓の近くにある神経節で神経を換えて、内臓に達する。
  - 神経節より前の神経を節前神経といい、後の神経を節後神経という。
  - 交感神経と副交感神経の節前神経の末端からは、アセチルコリンが放出されて、神経活動を伝達する。
  - 節後神経の末端からは、交感神経ではノルアドレナリンが、副交感神経ではアセチルコリンが放出されて、内臓の機能を調節する。

図1-6-7　自律神経のしくみ

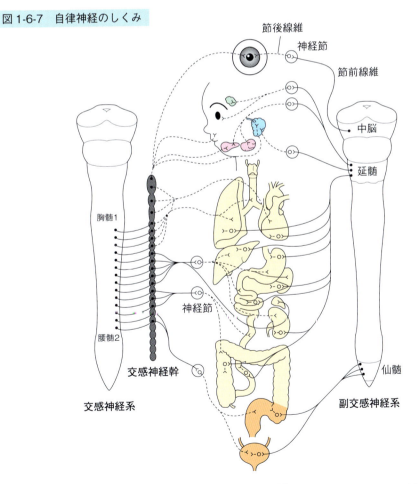

Moveffett D et al : Human Physiology, Foundation and Frontiers 2nd edition. Mosby, Saint Louis, 1993 より引用改変

図1-6-8 交感神経と副交感神経

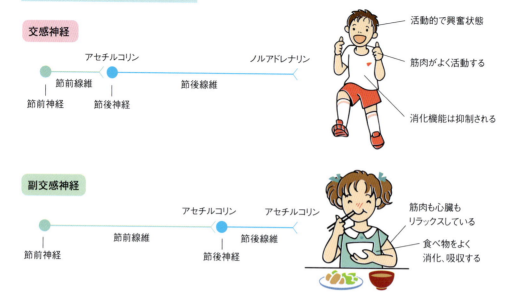

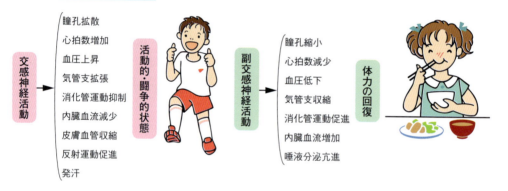

図1-6-9 自律神経の働き

●自律神経の働き 図1-6-9
・交感神経が興奮すると、からだを活動的または闘争的な状態にする。
・副交感神経が興奮すると、活動的状態を静めて、体力の回復に適した状態にする。
・交感神経と副交感神経の活動は、内臓に対して逆の作用（拮抗的作用）をする。

（松尾龍二）

7. 感覚器系

1）感覚の種類と性質

- 感覚には、特殊感覚、体性感覚、内臓感覚がある（図1-7-1）。
- 感覚を受け取る細胞を感覚受容器という。感覚受容器が敏感に反応する刺激を適当刺激という。例えば、眼の網膜の視細胞は、光にもっともよく反応するが、音、匂い、味には反応しない。視細胞の適当刺激は光である。
- 適当刺激であっても刺激の強さが弱すぎると、感覚受容器は反応しない。感覚受容器が反応するもっとも弱い強さの刺激を閾値という。

図1-7-1 感覚の種類と性質

感覚 ─┬─ 特殊感覚：視覚、聴覚、平衡感覚、嗅覚、味覚
　　　├─ 体性感覚：痛覚、触覚（圧覚）、冷覚、温覚
　　　│　（皮膚感覚）
　　　└─ 内臓感覚：痛覚、血圧、渇き、空腹感

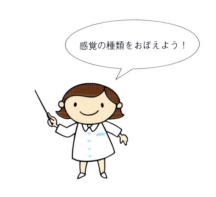

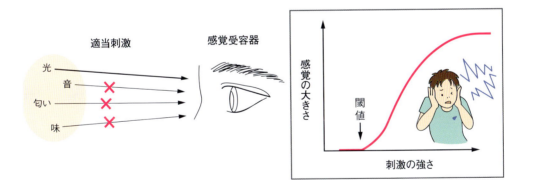

2）視覚器と視覚

- 光刺激を感じるための器官が眼球である。光は角膜、水晶体、硝子体を経て、網膜に達する（図1-7-2）。

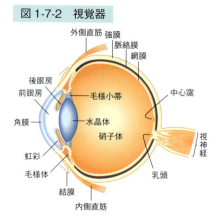

図1-7-2　視覚器

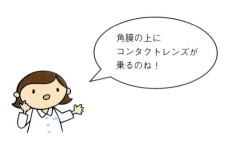

角膜の上にコンタクトレンズが乗るのね！

（1）明暗の調節と遠近の調節

- 網膜に入る光の量の調節（明暗の調節）は、瞳孔の大きさを変えることによって行われる。明るいとき反射的に虹彩が収縮し、瞳孔は小さくなる（縮瞳）。暗いときは逆に瞳孔は大きくなる（散瞳）（図1-7-3）。
- 遠近の調節は、水晶体の厚みを変えることによって行われる。近い物をみるときには、水晶体が厚くなり屈折率を大きくする。遠い物をみるときは、逆に水晶体が薄くなり屈折率を小さくする（図1-7-3）。

（2）屈折異常

- 近視は眼球が長すぎるかレンズが厚すぎると起きる。網膜の前に焦点があるため、凹レンズで矯正する（図1-7-3）。
- 遠視は眼球が短かすぎるかレンズが薄すぎると起きる。網膜の後ろに焦点があるため、凸レンズで矯正する。

図1-7-3　明暗、遠近の調節と屈折異常

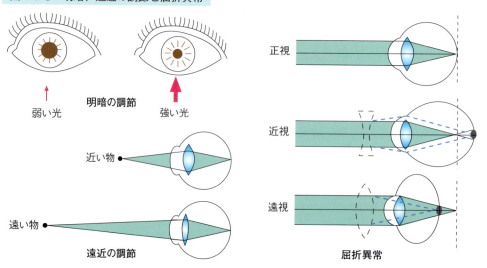

3）聴覚器と聴覚

- 音刺激を感じるための器官が聴覚器（耳）である。音は外耳道を通り鼓膜を振動させる。鼓膜の振動は耳小骨（ツチ骨、キヌタ骨、アブミ骨）で大きくなる。この振動は、蝸牛の有毛細胞を興奮させて、内耳神経へ伝えられる（図1-7-4）。
- 内耳にある蝸牛、前庭、半規管を迷路という。迷路の外側は骨でつくられており（骨迷路）、内には膜でつくられた迷路（膜迷路）が入っている。骨迷路と膜迷路はリンパ液で満たされている。
- 聴覚を感知する有毛細胞は蝸牛にある。有毛細胞は音で生じたリンパ液の振動で興奮する。

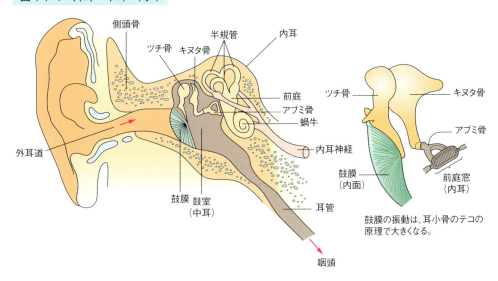

図1-7-4　外耳・中耳・内耳

4）平衡器と平衡

- 平衡感覚のための器官は、迷路の中にある3つのループ状の半規管、卵形嚢、球形嚢である。卵形嚢と球形嚢には平衡砂をのせた有毛細胞がある（図1-7-5）。
- 平衡砂に加わる重力は有毛細胞を興奮させ、内耳神経（前庭神経）に伝わる。頭を傾けたりすると半規管のリンパ液が移動する。この動きが平衡砂を動かし、有毛細胞を興奮させる。

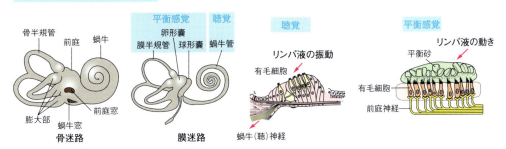

図1-7-5　平衡器と聴覚器

5）味覚器と味覚

- 味覚を感知する受容器は味細胞である。味細胞はたまねぎ状に集まり、味蕾という味覚器をつくっている。味蕾の尖端には味孔があり、味細胞の尖端が出ている。味物質が味孔から味細胞の尖端にくると、味細胞が興奮し神経に伝えられる（図1-7-6）。
- 味蕾は、茸状乳頭、葉状乳頭、有郭乳頭、軟口蓋にある。

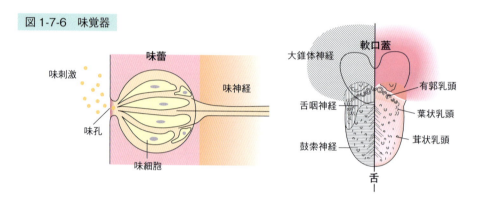

図1-7-6　味覚器

6）嗅覚器と嗅覚

- 匂い刺激は鼻腔の最上部にある嗅上皮で感知される。嗅上皮には嗅神経があり、嗅毛という突起を出している。ここで匂いを感じ取る（図1-7-7）。
- 嗅神経は頭蓋底の骨（篩骨）を通って、嗅球の神経に連絡している。

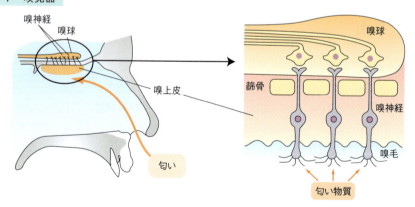

図1-7-7　嗅覚器

7）外皮と表面感覚、皮膚感覚の感受性

- 皮膚や粘膜には、体性感覚（痛覚、触・圧覚、冷覚、温覚）を感知する受容器がある。
- 痛みの受容器は自由神経終末である（図1-7-8）。
- 触・圧覚の受容器は、パチニ小体、マイスネル小体、メルケル触覚盤である。とくにルフィニ小体とクラウゼ小体は、皮膚の引っ張りや変位を感知する。
- 冷覚や温覚は自由神経終末が感知するといわれている。
- 体性感覚の受容器は、からだの部位によって、分布する密度が異なる。
- 口腔とその周辺、手は受容器の分布が多く、感覚が鋭敏である。

図1-7-8 外皮と表面感覚

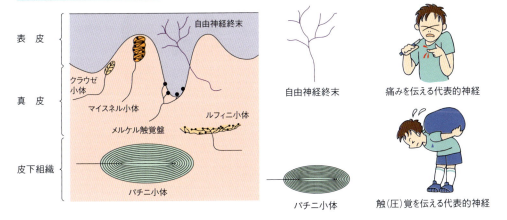

（松尾龍二）

8．内分泌系

1）内分泌のしくみ

- 内分泌腺が分泌する物質をホルモンという。ホルモンは血管に入り、全身に運ばれる。ホルモンによって活性が調節される細胞群を標的器官という（図1-8-1）。
- 内分泌腺には、下垂体、松果体、甲状腺、胸腺、上皮小体（副甲状腺）、副腎、膵臓、卵巣、精巣がある。

図1-8-1 内分泌のしくみ

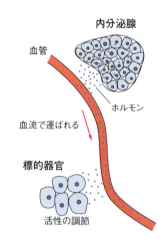
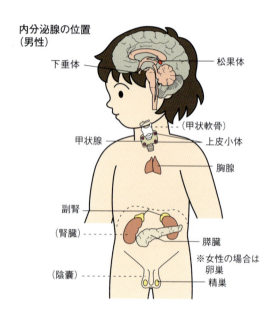

（1）甲状腺のホルモン

- 甲状腺が分泌するホルモンは、サイロキシンとカルシトニンである（図1-8-2）。
- サイロキシンは全身の細胞に働き、その代謝を高める。基礎代謝の維持や成熟を促進する働きがある。
- カルシトニンは、血中のカルシウムが多いときに、減らす働きがある。血中のカルシウムを骨に移行し、骨形成を促す（図1-8-3）。

図1-8-2 甲状腺のホルモン

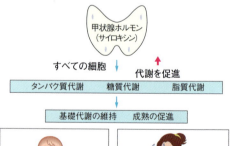

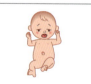

ヨードが不足すると、甲状腺ホルモンが少なくなり成長がわるくなる（クレチン病）。

サイロキシンの分泌が過剰になると、基礎代謝が高くなり、頻脈、発汗、眼球突出、のどの膨張（甲状腺腫）が起こる（バセドウ病）。

（2）上皮小体のホルモン

図 1-8-3　上皮小体のホルモン

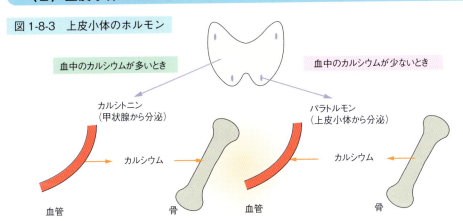

● 上皮小体の分泌するホルモンは、パラトルモンである。これは血中のカルシウムが少ないときに分泌され、骨のカルシウムを血中へ移行させる。骨の破壊（破骨）を促す（図1-8-3）。

（3）膵臓のホルモン

図 1-8-4　膵臓のホルモン

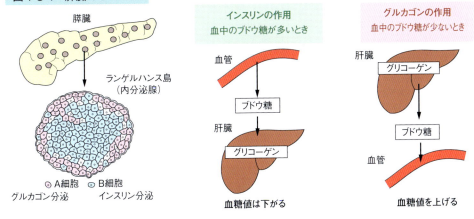

● 膵臓にあるランゲルハンス島はホルモンを分泌する。このホルモンはインスリンとグルカゴンである（図1-8-4）。

● インスリンは、食後に血中のブドウ糖が多くなると分泌される。インスリンは肝臓に働きかけて、ブドウ糖をグリコーゲンに変えてたくわえる。このため血中のブドウ糖の値（血糖値）は下がる。

● グルカゴンは、空腹になり血中のブドウ糖が少なくなると分泌される。グルカゴンは、肝臓のグリコーゲンを分解して、血中のブドウ糖を増やす。このため下がった血糖値は上昇する。

 POINT

内分泌腺と外分泌腺

・膵臓には内分泌腺と外分泌腺がある。
・内分泌腺はランゲルハンス島であり、ホルモンを分泌する。A細胞がグルカゴン、B細胞がインスリンを分泌する。
・外分泌腺は、消化液を十二指腸へ分泌する。

（4）副腎のホルモン

- 副腎は髄質と皮質に分けられる。髄質はアドレナリン（またはノルアドレナリン）を分泌する。皮質は、糖質コルチコイド（コルチゾール）と電解質コルチコイド（アルドステロン）を分泌する（図1-8-5）。

A. 副腎髄質ホルモン（アドレナリン、ノルアドレナリン）

- 精神的な興奮、ストレス、寒冷など交感神経の活動が高まるときに、分泌される。
- アドレナリンとノルアドレナリンは交感神経の興奮と似た作用を発揮する。心拍数の増加や血圧の上昇が起こる。

B. 副腎皮質ホルモン

- 寒冷刺激やストレスがあると分泌される（図1-8-5）。

図1-8-5　副腎髄質ホルモンと副腎皮質ホルモン

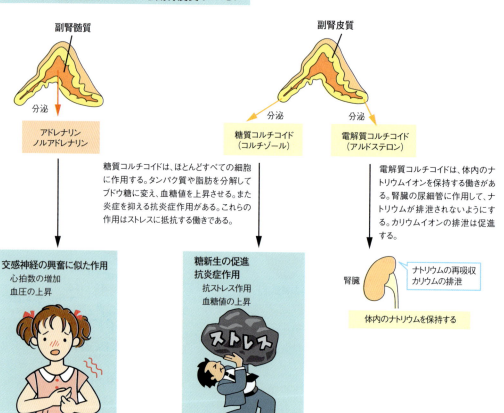

（5）性腺のホルモン

●性腺は男性では精巣、女性では卵巣である（図1-8-6）。

図1-8-6　性腺のホルモン

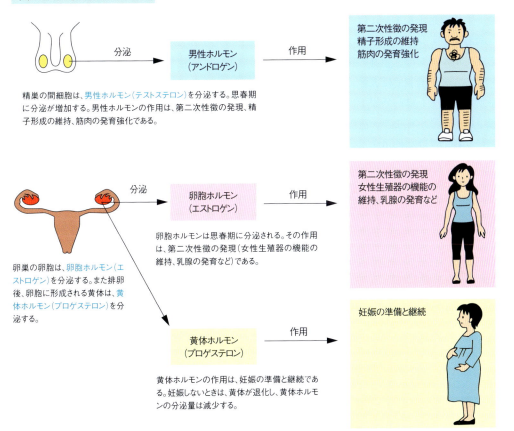

（6）松果体のホルモン

●松果体はメラトニンを分泌する。メラトニンの分泌は光刺激によって、抑制される。このため夜間に多く昼に少ない。概日リズムを調節する働きがあるといわれる（図1-8-7）。

図1-8-7　松果体のホルモン

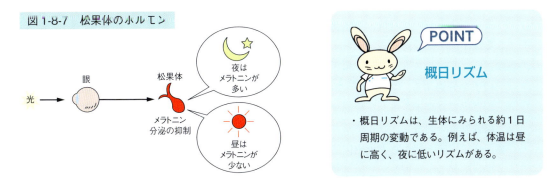

POINT　概日リズム

・概日リズムは、生体にみられる約1日周期の変動である。例えば、体温は昼に高く、夜に低いリズムがある。

（7）下垂体のホルモン

- 下垂体は前葉と後葉に分けられる。それぞれ下垂体前葉ホルモンと下垂体後葉ホルモンを分泌する。

A. 下垂体前葉ホルモンの働き

- 下垂体前葉ホルモンには、成長ホルモン、プロラクチン、甲状腺刺激ホルモン、副腎皮質刺激ホルモン、性腺刺激ホルモンがある（図1-8-8）。
- 成長ホルモンは、全身の組織の成長を促す。成長期には骨を伸ばし、体の細胞数を増加させる。分泌過剰で巨人症になり、分泌不足で小人症になる。
- プロラクチンは、妊娠中に乳腺に作用する。乳汁の分泌機能を高める。
- 甲状腺刺激ホルモン、副腎皮質刺激ホルモン、性腺刺激ホルモンは、それぞれ甲状腺、副腎皮質、性腺に作用する。それぞれの内分泌腺からのホルモンの分泌を促す。

B. 下垂体後葉ホルモンの働き

- 下垂体後葉ホルモンには、バソプレッシンとオキシトシンがある（図1-8-9）。
- バソプレッシンは、腎臓に作用して、尿量を減らす。
- オキシトシンは、妊娠末期の子宮に作用して、子宮を収縮させる。乳汁を分泌させる働きもある。

図 1-8-8　下垂体前葉ホルモンの働き　　　　　図 1-8-9　下垂体後葉ホルモンの働き

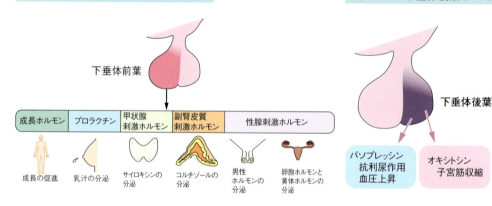

C. 下垂体ホルモンの分泌調節

- 下垂体ホルモンの分泌は視床下部から調節されている。視床下部の神経は、下垂体ホルモンを分泌させる放出因子を分泌する。
- 例えば寒冷やストレスは、視床下部を刺激し、放出因子を分泌する。放出因子は下垂体前葉を刺激し、副腎皮質刺激ホルモンを分泌する。このホルモンは副腎皮質を刺激し、コルチゾールを分泌させる。
- 同様に視床下部からの放出因子は、下垂体前葉から甲状腺刺激ホルモンを分泌させる。このホルモンは甲状腺からサイロキシンを分泌させる。

STEP UP

バソプレッシンの尿量を減らす働きを、抗利尿作用という。この作用により、体内の水分を保持する。体内の水分が増えると、血圧が上昇する。

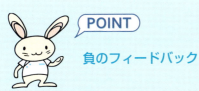

POINT
負のフィードバック

- 視床下部の放出因子や下垂体ホルモンの分泌は、過剰にならないようにサイロキシンやコルチゾールで調節されている。これを負のフィードバックという。
- 例えばコルチゾールが多すぎると、このホルモンは下垂体前葉や視床下部の働きを抑える。また副腎皮質刺激ホルモンが多いときも、下垂体前葉や視床下部の働きを抑える。
- またサイロキシンも分泌が多いとき、下垂体前葉や視床下部の働きを抑える。

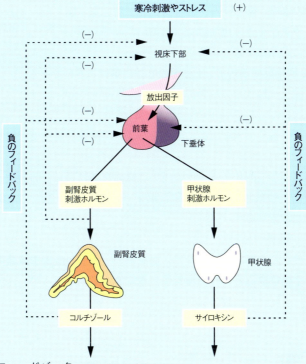

図1-8-10　負のフィードバック
吉川文雄ほか：標準看護学講座2 解剖生理学［第3版］．金原出版，東京，1991年より引用改変

（8）胸腺のホルモン

● 胸腺のホルモンはリンパ球を増殖させる。思春期から次第に退化して、成人では脂肪組織に変化している。

（松尾龍二）

9．循環器系

1）心臓

（1）血液循環

A．心臓

- 心臓の大きさは、握りこぶしよりやや大きい。容量は約100mLで、1回拍出量は約70mLである。
- 心臓には4つの部屋がある：左・右心房、左・右心室（図1-9-1）。
- 右心室：肺へ静脈血を送り出す。
- 左心室：全身に動脈血を送り出す。
- 1分間に約70回拍動するので、1分間の心拍出量は約5Lである。
- 心臓血管系　図1-9-1
  - 体循環
  　動脈血を全身に送り、末梢組織に酸素を与え、二酸化炭素を受け取り心臓に戻す。
  - 肺循環
  　心臓に戻ってきた二酸化炭素濃度の高い静脈血を肺に送り（肺動脈）、肺でガス交換し、酸素濃度の高い動脈血にして、心臓に戻す（肺静脈）。肺動脈には静脈血が流れ、肺静脈には動脈血が流れる。
  - 毛細血管（小動脈と小静脈）
  　小動脈が枝分れした網目状の血管で、血液中の栄養素や酸素を組織内に送り込み、組織中の老廃物を受け取るという循環器系の基本的な役割を担っている。血液と組織間の物

図1-9-1　心臓血管系

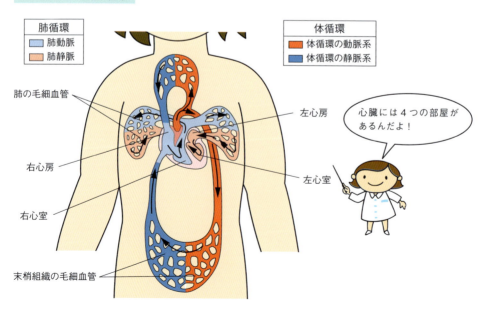

質交換の場である。
- ●心臓壁の構造
  - ・心筋層は心筋細胞よりなる。
  - ・心筋細胞は平滑筋よりやや大きく、骨格筋細胞よりかなり小さい。
  - ・酸素保存のため多量のミオグロビンがある。
  - ・グリコーゲン、脂肪滴はエネルギー源の予備となる。
  - ・神経からの刺激を受けないで収縮する。
  - ・右心室の壁は、左心室に比べて薄い。
- ●血液の流れ　図1-9-2
  - ・酸素のもっとも多い血液は肺静脈血、炭酸ガスのもっとも多い血液は肺動脈血。
  - ・心臓の左心室から出る最大の動脈は大動脈で、全身への血液循環の大元の動脈。
- ●冠状循環　図1-9-3
  - ・心臓は拍動を続けるため、十分な酸素と栄養物を必要とする。冠状循環がこれをまかなう。
  - ・左右冠状動脈は上行大動脈の最初の枝として大動脈洞から出る。
  - ・心臓の最大活動時における冠状循環血液量は、安静時の約9倍。
  - ・左心室の圧は、右心室の6～7倍。
  - ・左心室の心筋層は厚い。
  - ・循環の調節。
  - ・血液循環は活動している組織や臓器へ血液が供給されるように血流の再分配を行う。
  - ・動脈血圧や血液量はだいたい一定の値を保っている。
  - ・大量出血時には脳や心臓に優先的に血液が再配分される。
  - ・心拍出量、血流分配、動脈血圧、血液量が増減あるいは一定に維持されるのは、多数の循環調節機構が同時に協調しながら働くため。
  - ・前負荷とは、心臓が収縮する直前に心室にかかる負荷のことで、心房に流入する血液量と心房の収縮力によって決まる。

図1-9-2　血液の流れ

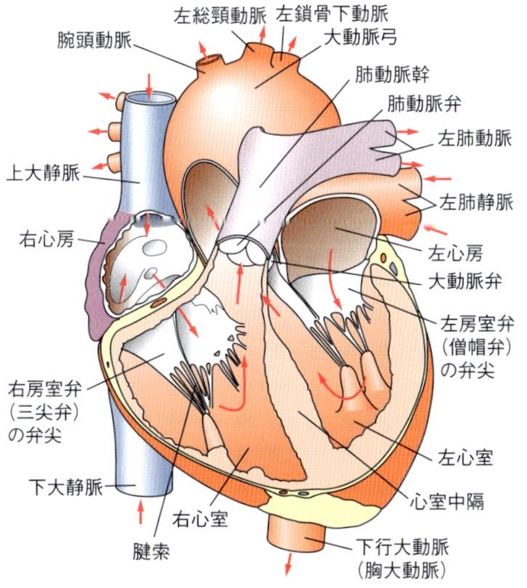

図1-9-3　冠状循環

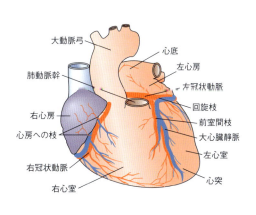

- 後負荷とは、心臓が収縮を開始した後に心臓にかかる負荷である。
- スターリングの法則とは、大静脈から心臓への流入血液量（静脈環流）が増大すると、心室の拡張期末容積は増大するが、心臓は一回拍出量を増加させることで、そのポンプ機能を維持するように適応するというもの。

● 心臓の刺激伝導系　図1-9-4
- 心筋には自動能がある。
- 自動能は刺激伝導系で維持される。
- 心臓の興奮は洞房結節で始まる。この興奮は心房内に広がり心房が収縮する。電位変化は房室結節に伝えられ、さらにヒス束、右脚と左脚、プルキンエ線維で心室筋に伝わり、心室を収縮させる。
- 心臓のペースメーカーは洞房結節に装着する。
- 心臓は延髄の血管運動中枢に支配される。
- 心臓収縮リズムは洞房結節でつくられるが、これに自律神経が作用して、ある程度の修飾を加える。
- 頸動脈洞や大動脈弓には圧受容器がある。
- 圧受容体反射

　　血圧が急激に低下すると、
　　→圧受容器からのインパルスが減少。
　　　→血管運動中枢を刺激。
　　　　→交感神経を介して心拍数と血圧を上昇させる。

　※圧受容器は頸動脈洞や大動脈弓にある。

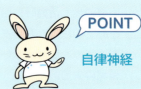

POINT　自律神経
- 交感神経：アドレナリンは心拍数、心収縮力を増加させる。
- 副交感神経：アセチルコリンは心拍数、心収縮力を減少させる。

図1-9-4　心臓の興奮伝達と心房、心室の収縮との関係

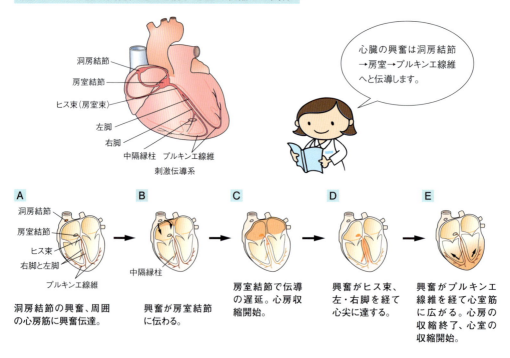

心臓の興奮は洞房結節→房室→プルキンエ線維へと伝導します。

A　洞房結節の興奮、周囲の心房筋に興奮伝達。
B　興奮が房室結節に伝わる。
C　房室結節で伝導の遅延。心房収縮開始。
D　興奮がヒス束、左・右脚を経て心尖に達する。
E　興奮がプルキンエ線維を経て心室筋に広がる。心房の収縮終了、心室の収縮開始。

B．血圧

- ●血圧調節

  血圧とは動脈壁にかかる側圧をいう。

- ●血圧を規定する要因　図1-9-5
  ① 心拍出量（1回拍出量×心拍数）
  ② 末梢血管抵抗（主として細動脈経）
  ③ 循環血液量

  - ・人体はこれら3つの要因の調節によって、血圧を正常範囲に保ち、全身の循環動態を制御している。
  - ・自律神経はこれら3要因のすべてを制御している。
  - ・最高（収縮期）血圧：心臓が収縮期に最大限の圧力で血液を送り出す圧。
  - ・最低（拡張期）血圧：心臓が拡張期に血流が起こす圧。
  - ・脈圧：最高血圧と最低血圧の差
  - ・健康成人では最高（収縮期）血圧／最低（拡張期）血圧は、
    平均 120 mmHg／80 mmHg、
    脈圧は 40 mmHg である。

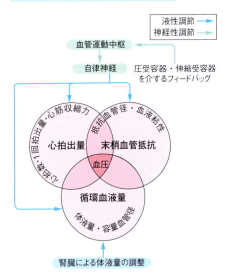

図1-9-5　血圧を規定する要因

牛木辰男・小林弘祐：人体の正常構造と機能．
日本医事新報社，東京，2003年より引用改変

［参考．ショック］

- ●ショックとは、急激に生じた末梢循環不全であり、末梢の諸臓器や組織が必要とする血流が得られないため、細胞自体が障害を受け、機能不全をきたす重篤な病態である。
- ●ショックの分類と原因
  - ・心原性ショック：心機能障害で起こる心筋梗塞などで起きる。
  - ・循環血液量減少性ショック：出血などによる循環血液量の減少で起きる。
  - ・神経原性ショック：強い恐怖や疼痛などの著しい精神的ストレスで起きる。
  - ・アナフィラキシーショック：アレルギーの一種。抗原が入ってから発症までの時間が短いほど重篤である。
  - ・敗血症性（細菌性）ショック：微生物の感染により発症する。
- ●ショックの症状
  - ・高度な低血圧。
  - ・頻脈、脈圧減少。
  - ・皮膚の冷感、蒼白。
- ●ショックへの対応は一次救命処置（BLS）を行う。
  - ・意識確認：呼びかけ→意識なし→救急車の依頼。
  - ・呼吸確認：気道の確保→呼吸なし→人工呼吸。
  - ・循環確認：脈拍触知→脈拍なし→心マッサージ。

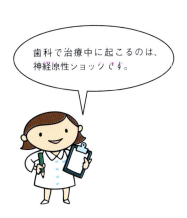

歯科で治療中に起こるのは、神経原性ショックぐ♪。

2）血液

（1）血管

A．動脈と静脈

a．動脈　図1-9-6

- 動脈血管は静脈血管に比べて中膜が発達している。

b．静脈　図1-9-6

- 静脈血管には内膜に静脈弁がある。
  理由：血液の逆流を防ぎ、筋肉の収縮、弛緩で血液が心臓方向に流れるようにするため。

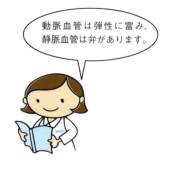

動脈血管は弾性に富み、静脈血管は弁があります。

POINT

弾性血管と容量血管

- 大動脈、太い血管は弾性血管といわれ、収縮期血圧と拡張期血圧をつくる。
- 静脈、細静脈は容量血管といわれ、静脈血管流量を収縮、拡張により変化させる。

図1-9-6　動脈と静脈

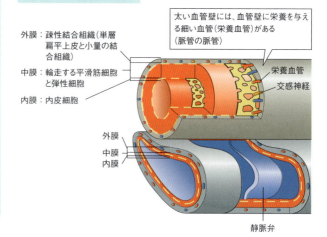

外膜：疎性結合組織（単層扁平上皮と小量の結合組織）
中膜：輪走する平滑筋細胞と弾性細胞
内膜：内皮細胞

太い血管壁には、血管壁に栄養を与える細い血管（栄養血管）がある（脈管の脈管）

栄養血管
交感神経
外膜
中膜
内膜
静脈弁

B．皮静脈と深静脈の吻合　図1-9-7

- 動脈と動脈、静脈と静脈間を連絡枝で結合することを吻合（ふんごう）という。また、毛細血管を介さない動脈と静脈の連絡は動静脈吻合といい、血流、血圧調整に関与する。
- 動脈と静脈は細い網目状の毛細血管で連絡される。
- 組織に炭酸ガスや代謝物質の蓄積が起これば、前毛細血管括約筋の弛緩で毛細血管への血流が起こる。
- 毛細血管は1層の内皮でできており、呼吸ガスや物質交換の主役である。

図1-9-7　吻合

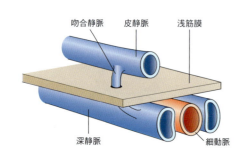

吻合静脈　皮静脈　浅筋膜
深静脈　細動脈

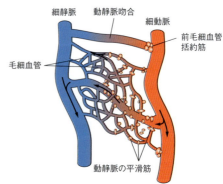

細静脈　動静脈吻合　細動脈
毛細血管　前毛細血管括約筋
動静脈の平滑筋

（2）血液の成分と働き

- 血液は血球と血漿からなる（図1-9-8）。
- 血球には赤血球、白血球、血小板があり、血漿は血液の55%を占め、90%以上が水である。
- 血漿からフィブリノーゲンを除いたものを血清という。
- 赤血球は核はなく、中央がへこんだ円盤状である。
- 血液は物質の運搬、体温調節、血圧調節、血液の物理・化学的性質の安定、感染の防止などの働きがある（表1-9-1）。

図1-9-8 血液の成分と組織

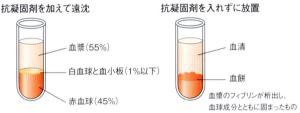

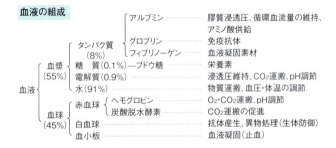

表1-9-1 血液の働き

機能	対象となる物質、現象	関連する臓器	関与する血液成分
物質の運搬	酸素（肺） 栄養物、ビタミン（消化管） ホルモン、酵素（体内産生） 炭酸ガス 代謝産物	体内細胞 肺 腎臓	赤血球 血漿
体温調節	体温バランスの調整 　高い温度 　低い温度	心臓、肝臓、筋肉 体表	血漿
血圧調節	血液量の増加→血圧上昇 血液量の減少→血圧低下		血漿
血液の物理学的性質の安定	浸透圧の安定→血球の縮小、破裂（溶血）防止 血液量→尿の生成に関与 pHの安定→血液の緩衝作用		血漿
感染の防止	貪食作用（異物） 抗体産生		白血球

A．赤血球　図1-9-9
- 核のない中央がへこんだ円盤状の細胞。
- ヘモグロビン（Hb）により酸素を運ぶ。ヘモグロビンと酸素結合時の色は鮮紅色だが、酸素離脱時には赤紫色に変わる。
- 赤血球は血漿浸透圧が低い液体中では膨大し、破裂しヘモグロビンが血球外に出る。これを溶血という。
- 0.9%の食塩水は血漿と浸透圧が等しいので、当張溶液という。

B．白血球　図1-9-9
- 作用は異物や細菌の貪食作用や抗体産生を行う。

C．血小板　図1-9-9
- 血小板は損傷した血管壁に集まりやすく、偽足状の突起でそこに粘着して血液凝固し、血栓をつくり、止血作用を発揮する。
- 血小板血栓は不安定なので、フィブリン網によって補強され、血栓が完成する（血餅形成）。

図1-9-9　血液と血液の細胞成分

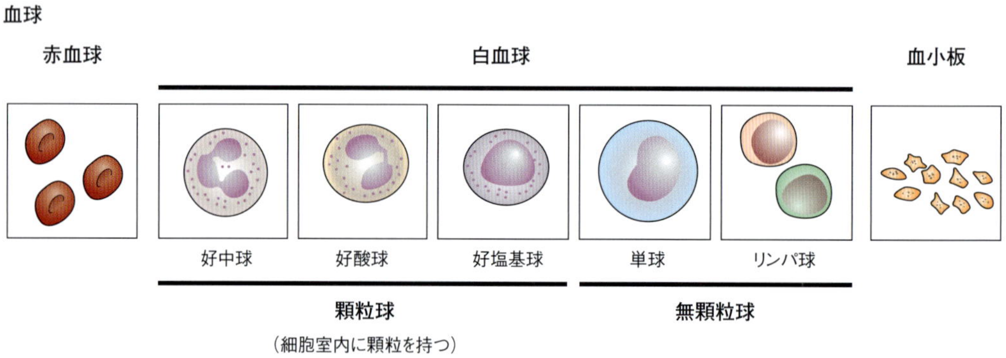

血球

赤血球	白血球					血小板
	好中球	好酸球	好塩基球	単球	リンパ球	
	顆粒球			無顆粒球		
	（細胞室内に顆粒を持つ）					

血液の成分（血球と血漿）

血液の成分	正常値、寿命	形　態	おもな作用	その他
赤血球	成人男子：500万個/μL 成人女子：450万個/μL 骨髄で造成される 寿命：120日	内面のへこんだ円形版 核、細胞内器官なし ヘモグロビン(Hb)あり	酸素と炭酸ガスの搬送(Hb) Hbと酸素結合：鮮紅色 Hbが酸素離脱：赤紫色	ヘモグロビン(タンパク質)値 男：16 g/100dL 女：14 g/100dL
白血球	7000個/μL 骨髄、脾臓、リンパで増生 肝臓で破壊		白血球は協同して細菌感染などの防衛	
好中球		細胞質に顆粒あり （中性色素に染まる）	細菌や異物への貪食作用	好中球の死骸が膿
好酸球		大型の顆粒あり （酸性色素に染まる）	体外からのタンパク質を分解	
好塩基球		大型の顆粒あり （塩基性色素に染まる）	炎症時ヒスタミン遊離	
単球		無顆粒球　白血球中最大	細菌、ウイルス、癌細胞などへの貪食作用	組織中でマクロファージになり貪食作用
リンパ球			免疫作用	
血小板	13万〜35万/μL 骨髄で増生、脾臓で破壊 寿命：約10日	細胞質に顆粒あり 小体で偽足状突起あり	突起が粘着して血液凝固	血液凝固を促進 骨髄の巨核球の細胞質の一部が血流に進入したもの
血漿	pH：7.4	電解質(Na、Cl)含む	細胞代謝で生じる酸を緩衝	

（3）血液型

- A 型の人の血球は A 抗原を有し、血清中には抗 B 抗体を有す（図 1-9-10）。
- 血液型の判定は赤血球の抗原と血清中の抗体による凝集試験で判定する（図 1-9-10）。
  - 抗原と抗体の特異的結合によって起こる現象を、抗原抗体反応という。
  - 血液凝集反応は、抗原抗体反応の一種である。
  - ヒト赤血球膜上の抗原物質（凝集原）と対応する抗体（凝集素）を含む血清が混ざると赤血球の凝集塊が形成される（図 1-9-10）。
- 臨床では ABO 式血液型のほかに Rh 式血液型も重要である。Rh 因子を持っているものを Rh（＋）、持っていないものを Rh（－）という。輸血に際して注意が必要である。
- 輸血での血液の不適合
  - 不適合輸血とは、患者の持つ抗体と輸血される血液の赤血球抗原との抗原抗体反応の結果、溶血反応が生じ、死に至る場合もある副作用を生じる輸血をいう。すべて異型輸血である。
  - 異型輸血とは、ABO 血液型が合わない輸血をいう。しかし、すべの異型輸血は、不適合輸血ではない。
  - O 型血液は、A 型の患者に輸血しても、抗原抗体反応が起きない。また、A 型を AB 型に輸血する場合も同様である。

図 1-9-10 血液型

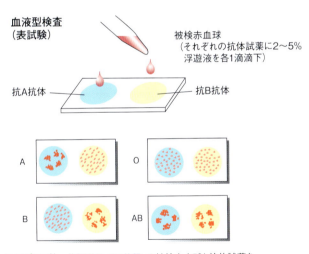

スライドグラス法：生理食塩水で希釈した被検赤血球と抗体試薬をスライドグラス上で混和し、凝集の有無で判定する。

ABO血液型

	A	B	AB	O
赤血球の抗原（凝集原）	A	B	A、B	—
血清中の抗体（凝集素）	抗B	抗A	—	抗A、抗B
遺伝子型	AAまたはAO	BBまたはBO	AB	OO
日本人での割合	40%	20%	10%	30%
凝集の起こる血液型	B、AB	A、AB	A、B、AB	—

Rh血液型

	Rh⁺	Rh⁻
赤血球のD抗原	あり	なし
日本人での割合	99.5%	0.5%

（4）止血、凝固の反応

図 1-9-11　止血・凝固の反応

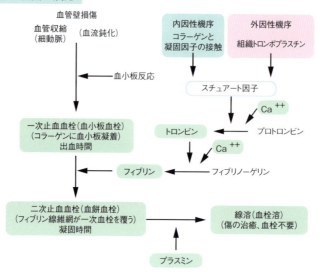

- 血管が損傷すると血管が収縮し、血小板がその部に粘着、凝集を起こし、血小板血栓を形成し、止血を行う。
  　一次止血：出血時間（2〜3分）
- 血小板血栓は不安定であるので、フィブリノーゲンから変換されたフィブリン網によって補強され、血栓が完成し、血液凝固される。
  　血餅形成：二次止血血栓（5〜10分）
- 止血の役目を終えた血餅はプラスミンによって溶解される（272ページ参照）。

3）リンパ

（1）リンパ循環

- 毛細血管の部分では、血漿成分は血管外に漏出し組織間液となる。
  →物質交換の仲介（役割終了）。
  →組織間液は再び毛細血管に収容。
- 組織間液が過剰な場合には、毛細リンパ管に入り、リンパ液となる。
- リンパ節はリンパのろ過装置でリンパ球産生、異物の除去、ある種の抗体の生成を営む。
- リンパは左右リンパ本幹を経て、鎖骨下静脈を通って血流に返る。

（仲西　修）

図 1-9-12　リンパ循環

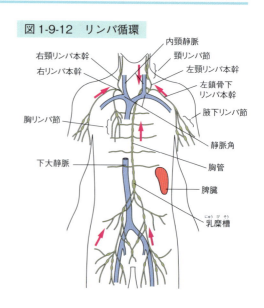

10. 呼吸器系

1) 呼吸

- 呼吸とは、酸素を取り入れて二酸化炭素を放出するガス交換のことである。呼吸は、外呼吸と内呼吸に分類される。
- 外呼吸　図1-10-2
  - 人体と外界とのあいだで、肺を通して、血液を介して、酸素を取り入れて二酸化炭素を放出する肺胞でのガス交換のこと。
- 内呼吸　図1-10-2
  - 細胞が、血液から酸素を取り入れて、血液に二酸化炭素を放出する細胞でのガス交換のこと。このとき、細胞内で、ブドウ糖などの有機物を分解し、「生体のエネルギー通貨」と呼ばれるATP（アデノシン三リン酸）をつくり出す。

  [呼吸の収支式]

  $C_6H_{12}O_6 + 6H_2O + 6O_2 + 38ADP + 38Pi$
  ブドウ糖　　水　　酸素　　ADP　　リン酸
  $\rightarrow 6CO_2 + 12H_2O + 38ATP$
  二酸化炭素　　水　　ATP

図1-10-1　呼吸器

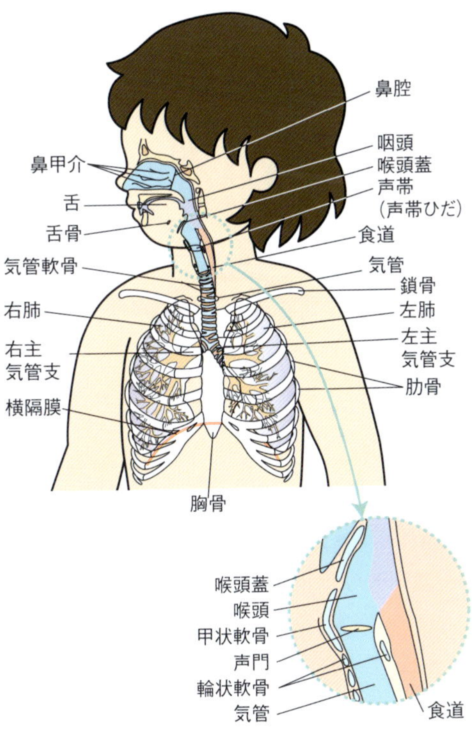

2) 呼吸器

- 鼻から肺までの外呼吸にかかわる器官を呼吸器と呼ぶ。鼻腔から喉頭までの空気の通り道を上気道、気管より末梢の部分を下気道と呼ぶ。
- 鼻腔
  - 鼻孔から咽頭までの部分で、吸気を浄化・加温・加湿する機能がある。鼻腔は鼻中隔で左右に分けられ、3段に突出する上鼻甲介・中鼻甲介・下鼻甲介によって狭い鼻道が形成される。
  - 鼻孔に続く鼻前庭には鼻毛が生えており、フィルタの役割で吸気を浄化する。鼻甲介などは粘膜で覆われ、その粘膜には粘液分泌細胞や静脈叢があり、吸気を加温・加湿する。
- 副鼻腔
  - 鼻腔とつながる頭蓋骨内にある空洞で、上顎洞（左右に1対）、前頭洞、篩骨洞、蝶形骨洞がある。上顎洞は上顎の歯の歯根が薄い骨や粘膜を介して洞内に突出している場合があり、歯の感染が上顎洞内に蔓延することがある。

図1-10-2 肺と呼吸のしくみ

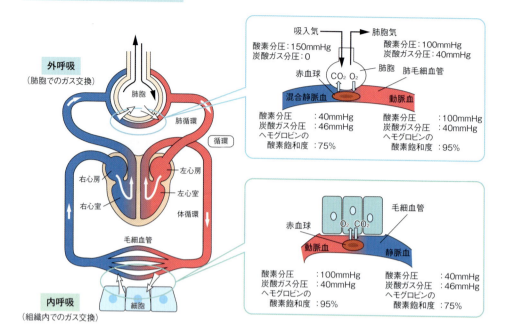

- ●咽頭
  - ・鼻腔と喉頭のあいだに存在する部分を咽頭と呼ぶ。咽頭は、上咽頭（鼻咽頭）、中咽頭（口腔咽頭）、下咽頭に分類される。
  - ・上咽頭には、リンパ上皮性器官である咽頭扁桃と、中耳に通じる耳管の開口部がある。咽頭扁桃が肥大したものをアデノイドと呼ぶ。耳管は、中耳の内圧を大気圧と等しくする役割や、鼓室内に出る分泌物を咽頭に排出する役割がある。
  - ・中咽頭は、口を開けるとみえる咽頭部分で、リンパ上皮性器官である<u>口蓋扁桃</u>がある。「扁桃腺が腫れる」という場合は、この口蓋扁桃が感染などで腫脹することを意味する。
  - ・下咽頭には、喉頭蓋谷が存在し、魚の骨が引っかかりやすい場所として有名である。インレーなどを誤って咽頭に落としてしまった場合、嚥下していなければ下咽頭に存在する場合が多い。
- ●喉頭
  - ・咽頭と気管のあいだに存在する部分を喉頭と呼ぶ。喉頭には、甲状軟骨や輪状軟骨などの軟骨、喉頭蓋、声帯、筋肉などが存在する。<u>喉頭蓋</u>は気管のフタであり、嚥下時にのみ気管にフタをして、食物などが気管に入らないようにして食道に導く。
- ●気管
  - ・輪状軟骨から垂直に下がる管のことで、気管支に続く。長さは10〜13 cmで、太さは1.5〜2.0 cm程度。変形を防ぐために、U字型の気管軟骨に覆われている。
- ●気管支
  - ・気管は第5胸椎あたりの高さで、左右2本の主気管支に分かれる。<u>右主気管支は太く傾斜角が小さい</u>。一方、左主気管支は細く傾斜角が大きい。このため、インレーなどを誤嚥した際は、右気管支に入ることが多い。

- 肺の中に入った主気管支は、右は3本、左は2本に枝分かれし、さらに2〜4本の区域気管支へと分かれ、最終的に20回以上枝分かれし、肺胞に達する。

●肺胞
- ガス交換の場が肺胞である。鼻や口から取り入れた空気のうち、酸素を血液中の赤血球（ヘモグロビン）に渡し、二酸化炭素を受け取る場所となる。

●肺
- 主に気道と血管から構成される。左右に1つずつあり、上部を肺尖、下面は肺底と呼ぶ。肺底は横隔膜と接している。右肺は上葉・中葉・下葉の3葉からなり、左肺は上葉・下葉の2葉からなる。これら5つの葉は、さらに細かく20の肺区域（左右10個ずつ）に分けられる。
- 肺は2層の胸膜に覆われ、内側の胸膜（臓側胸膜）は肺に接し、外側の胸膜（壁側胸膜）は横隔膜や肋間筋に接している。2層の胸膜間は陰圧になっており、横隔膜・肋間筋・肋骨で構成される胸郭が大きくなると肺が大きくなり、胸郭が小さくなると肺も小さくなる。肺は自ら大きさを変化させることができず、胸郭の大小につられて大きさを変える。

●酸素解離曲線　図1-10-3
- ヘモグロビン（Hb）の酸素飽和度
  すべてのヘモグロビンのうちで、酸素と結合しているヘモグロビンの割合は、通常の成人では90％以上である。
- ヘモグロビンの酸素飽和度と血液中の酸素分圧の関係を示した曲線でS状をしているのが特徴である。
- 大部分の酸素はヘモグロビンと結合して運ばれる。
- 酸素分圧が60mmHg以下では、少しの分圧の低下で、飽和度は大幅に低下する。
- ヘモグロビンが高い酸素分圧の肺で酸素と結合し、低い酸素分圧の組織で酸素を放出する。生理的目的に適合する。

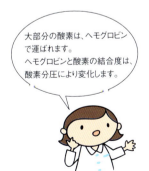

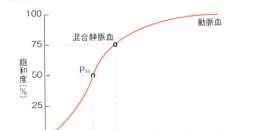

図1-10-3　ヘモグロビンの酸素解離曲線

3）呼吸運動

- 呼吸運動は胸郭の拡大・縮小と、横隔膜の移動で行われる。
- 関係する筋は肋間筋（外と内肋間筋）と横隔膜である（図1-10-4）。
- 吸気時には外肋間筋の収縮（肋骨の挙上）と横隔膜の収縮を行う。
  - →胸腔内の容積が増え、胸腔内圧が低下する。
    - →鼻腔・口腔から空気が流入する。
      - →肺がふくらみ、吸気が起きる。
- 呼気時には内肋間筋が収縮（肋骨の引き下げ）と横隔膜が弛緩する。
  - →腹圧により横隔膜はドーム状に押し上げられる。
  - →肺は自身の弾性で収縮する。
- 肋骨の移動による呼吸を胸式呼吸という。
- 横隔膜の移動による呼吸を腹式呼吸という。
- 安静時では腹式呼吸が、運動時では胸式呼吸が主である。

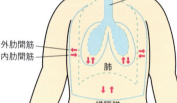

図1-10-4　呼吸運動の模式図

4）肺容量

- 肺気量分画　図1-10-5
  - 1回換気量：呼吸筋を使わない自然な呼吸量（0.5L）。
  - 最大吸気量：最大に吸い込んだ量（3.2L）。
  - 機能的残気量：自然呼気での肺気量（2.5L）。
  - 肺活量：最大吸気から呼出できる最大容量。
    最大吸気量と予備呼気量の和（4.2L）。
  - 成人の呼吸量は500mL/1回、10〜12回/分である。
  - 安静時の成人では酸素が250mL/分必要であり、炭酸ガス産生量は200mL/分である。

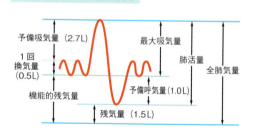

図1-10-5　肺気量分画

5）呼吸の調節

- 人間はエネルギー産生に体内の栄養素の燃焼が必要である。燃焼には酸素が使用され、結果として炭酸ガスが生成される。
- 呼吸の目的：体内に酸素を取り入れ、炭酸ガスを排出するガス交換（肺）である。
- 呼吸中枢は延髄にあり、血液中の酸素や炭酸ガスを監視する（図1-10-6）。

図 1-10-6　呼吸中枢と呼吸運動の神経経路

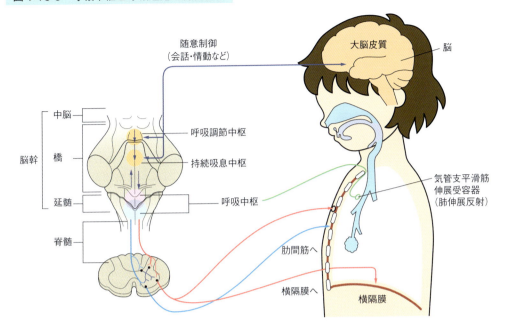

● 神経性調節
- 呼吸器の各所に知覚受容器があり、その刺激は迷走神経を介して、呼吸運動を調節している。
  ① 肺伸展反射：肺が過膨張すると、気管支などの平滑筋にある伸展受容器からの信号が迷走神経を介して呼吸中枢を抑制し、呼息へ切り換える。
  ② 咳嗽反射：咽頭や太い気管粘膜に存在する刺激受容器が異物や煙によって刺激されると、迷走神経を介して咳を起こさせる。

● 化学的調節
- 内頸動脈と外頸動脈の分岐部にある頸動脈小体と、大動脈弓にある大動脈小体を末梢受容器といい、動脈血の酸素分圧の低下に反応する。

（仲西　修）

11. 消化器系

1）消化器

図 1-11-1　消化活動

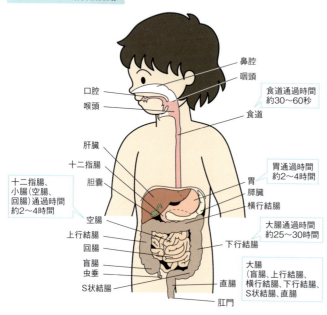

- 口から食道、胃、小腸、大腸、肛門に至るまでを消化管という（図1-11-1）。
- 消化管の内面は粘膜で覆われ、外側を平滑筋が包む。
- 消化管は消化活動に必要な消化液を分泌したり、律動的な消化運動（蠕動運動）をする。
- 消化液には唾液、胃液、膵液、腸液がある（表1-11-1）。
- 消化管の消化活動
  ① 咀嚼で小片化、粘膜ヒダでさらに細分化される。
  ② 消化管内の消化酵素で加水分解され低分子（構成要素）に分解される。小腸粘膜で吸収される。
  ③ 大腸は食物残渣（ざんさ）から水分を吸収し、大便をつくる。

表 1-11-1　消化管各部位における消化酵素

	消化液・分泌量・pH	糖質	タンパク質	脂質
口腔	唾液 1～1.5L/日 pH 6～7.8	唾液アミラーゼ		舌リパーゼ
	分解産物			
胃	胃液 2L/日 pH 1～2		ペプシン レンニン	舌リパーゼ 胃リパーゼ
	分解産物	オリゴ糖	ポリペプチド	脂肪酸 モノアシルグリセロール
十二指腸	胆汁 0.5L/日 膵液 1.5L/日 pH 6～7.8	膵アミラーゼ	トリプシン キモトリプシン エラスターゼ カルボキシペプチダーゼ	胆汁酸による乳化 膵リパーゼ
	分解産物	マルトース イソマルトース	オリゴペプチド ジペプチド	脂肪酸 モノアシルグリセロール グリセロール
空腸	腸液 1.5L/日	マルターゼ スクラーゼ ラクターゼ	アミノペプチダーゼ	
	小腸粘膜での吸収	グルコース	ジペプチド アミノ酸	脂肪酸 モノアシルグリセロール グリセロール

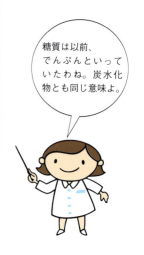

糖質は以前、でんぷんといっていたわね。炭水化物とも同じ意味よ。

- 口腔
  - 口腔内に摂取された食物は咀嚼により、粉砕され、咀嚼刺激により唾液腺から分泌される唾液とよく混和され、一定の大きさの食塊が形成される。
  - 咀嚼は咀嚼筋（咬筋、側頭筋、内外側翼突筋）の収縮による下顎運動が主体である。
  - 咀嚼筋は三叉神経支配、口唇・頬は顔面神経支配、舌の運動は舌下神経支配である。
  - 食塊は咽頭、食道を経て胃に送られる（嚥下）。
  - 食塊の味覚や機械的刺激が耳下腺、顎下腺、舌下腺などの唾液分泌を促進する（表1-11-2）。
  - 唾液分泌量は1〜1.5L/日である。
  - 唾液中には唾液アミラーゼが存在する（表1-11-1）。

表 1-11-2　唾液の分泌

	分泌量（%）	唾液の性質
耳下腺	25%	漿液のみ
顎下腺	70%	粘液と漿液（半々）
舌下腺	5%	粘液と漿液（粘液大）

- 食道
  - 咽頭と胃のあいだに位置し、気管と脊柱のあいだの胸腔を下降し、胃の噴門（ふんもん）に続く（図1-11-1）。
  - 食道には起始部、気管分岐部、横隔膜貫通部の3か所に狭窄部がある。
- 胃　図1-11-3
  - 横隔膜の下にある袋状の器官で、食塊を一次たくわえ、胃液による消化を行う。
  - 食道に連なる入口部分を噴門、十二指腸に連なる部分を幽門（ゆうもん）という。
  - 横隔膜に接する部分を胃底、中央部を胃体という。
  - 胃壁は粘膜、筋層、漿膜（しょうまく）からなる。

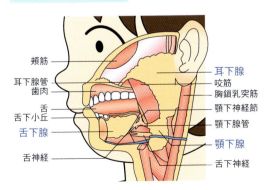

図 1-11-2　大唾液腺

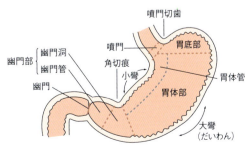

図 1-11-3　胃の区分

- ●腸
  - ・小腸（十二指腸・空腸・回腸）：胃から送られた食塊は、胆汁、膵液、腸液によって消化作用を受け、小腸壁で吸収される。
  - ・粘膜内面には吸収面を大きくするため、粘膜上皮と粘膜固有層がともに突出した腸絨毛がみられる。
  - ・大腸は小腸で消化・吸収した食物残渣から水分を吸収し、大便をつくる。
  - ・大腸は盲腸、結腸（上行結腸、横行結腸、下行結腸、S状結腸）、直腸からなる。
- ●肝臓
  - ・横隔膜直下で腹膜の右上部にあり、消化管に付属する。
  - ・下面中央部に肝臓を養う固有肝動脈や消化管からの静脈血を運ぶ門脈、肝管、神経、リンパ管などが出入りする。
  - ・血中の物質は毛細管から肝細胞に取り込まれ、代謝あるいは解毒される。
    ビタミンなどは貯蔵されるが、分解産物は血液や胆汁に混じり排泄される。
- ●膵臓
  - ・膵臓は消化液を分泌する消化腺の機能とホルモンを分泌する内分泌腺の機能を持つ。
  - ・膵臓のホルモン分泌細胞はランゲルハンス島と呼ばれ、血糖値を調節する。

2）胃液と消化

- ●胃の運動
  - ・空腹時は胃は収縮、食塊が胃内に入ると、胃の平滑筋が弛緩して、胃は拡張する（食物の粘膜刺激での迷走神経反射）。
  - ・食塊は蠕動運動で糜粥（糜汁）となる。
  - ・胃の蠕動運動は胃体部中央付近から始まり、幽門部に向かう（図1-11-4）。
- ●胃液の分泌
  - ・ペプシンはペプシノーゲンとして分泌されるが、塩酸に触れるとペプシンに変化する（表1-11-1）。
  - ・塩酸は殺菌作用があり、細菌が十二指腸へ侵入するのを防ぐ。
  - ・キモシンは乳児の胃液に多く含まれる。
  - ・粘液は胃粘膜を保護する。

図 1-11-4 蠕動運動の模式図

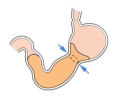

胃体中部に弱い収縮輪が生じ、蠕動波となって幽門に向かう。

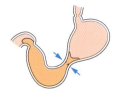

幽門部に近づくにつれ収縮は強くなる。胃内容の一部は十二指腸球部に押し出される。

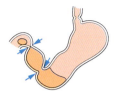

蠕動波が幽門に達し、括約筋が閉じる。胃内容は押し戻され、次の収縮輪とのあいだで撹拌される。

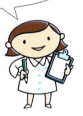

食塊は胃で蠕動運動により、胃液と混和し、糜粥になります。胃の運動は迷走神経の興奮で亢進します。

3）腸の運動

- 腸には輪状筋と縦走筋がある。
- 小腸では、分節運動、振子運動、蠕動運動がなされる（図1-11-5）。
- 大腸では蠕動運動、分節運動がなされる。
- 蠕動運動は、輪状筋の収縮が穏やかに進んでいくもので腸内容物を肛門側へ移送する。
- 分節運動は、腸管に一定の間隔をおいて輪状収縮が生じ、腸管が多数の分節に分かれる。しばらくすると収縮部がゆるみ、ゆるんでいた部が収縮し、分節の位置が逆転する。腸内容物は消化液と混和される。
- 振子運動は、縦走筋のみの収縮で、腸管が各部で縦の方向に伸び縮みする。腸内容物を混和する。

図 1-11-5 小腸の運動

A:分節運動　　　　　B:振子運動　　　　　C:蠕動運動

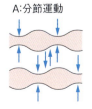 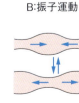 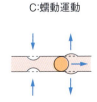

4）胆汁

- 胆汁は消化酵素は含まない。
- 胆汁は肝細胞で生成され、総胆管を経て胆嚢にたくわえられる。
- 胆汁の色素は、大部分が赤血球のヘモグロビンの分解されたビリルビンである。
- 便の黄褐色は胆汁色素による。

5）膵液

- 3大栄養素すべてを消化する酵素を含む。
- 膵アミラーゼ：でんぷんに作用して麦芽糖（マルトース）に分解する。
- トリプシン、キモトリプシンが活性化されてタンパク質を分解してポリペプチドやアミノ酸にまで分解する。
- 膵リパーゼ：胆汁で乳化された脂肪を、脂肪酸とグリセロールに分解する。

6）排便

- 食物は消化管で分解され、栄養素は吸収されるが、残りは肛門より排泄される。
- 便はS状結腸に貯められる。
- 食事の摂取により生じる胃・大腸反射でS状結腸から直腸に達する。
- 直腸内圧が30～40mmHgになると、排便反射が生じ、便意を生じる。

（仲西　修）

12. 生命活動の概要

1）生体構成成分

● 体内の水　図1-12-1、図1-12-2

水は体重の約60%を占める（男性＞女性、加齢とともに減少）。

①生体成分に対する溶媒として化学反応の場を提供する。

②栄養素や老廃物を運搬する。

③浸透圧の基本的因子である。

④細胞形態や臓器形態を維持する。

⑤外部からの物理的刺激に対してクッションの役割を果たす。

⑥体温を一定に保持する。

若いほうがみずみずしいんだ。

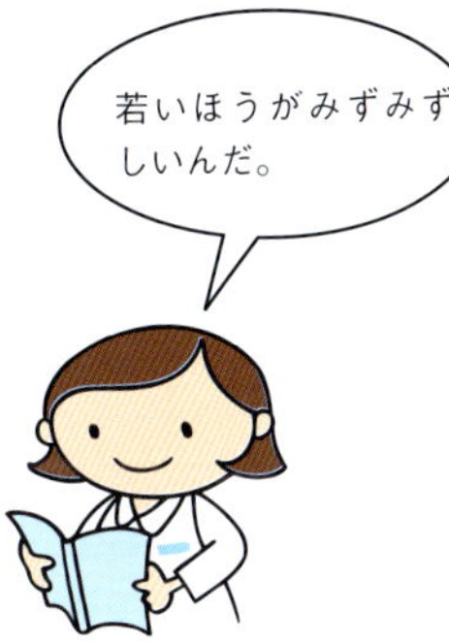

図1-12-1　生体を構成する成分

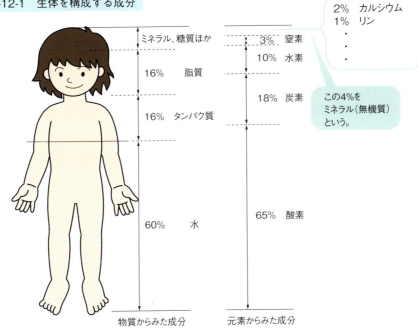

ミネラル、糖質ほか
16%　脂質
16%　タンパク質
60%　水
物質からみた成分
3%　窒素
10%　水素
18%　炭素
65%　酸素
元素からみた成分
2%　カルシウム
1%　リン
・
・
・
この4%を
ミネラル（無機質）
という。

図1-12-2　労働や発汗のない成人の1日の水の出納

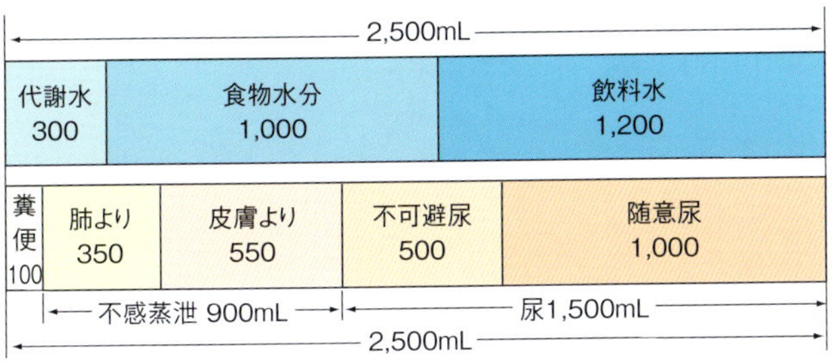

2,500mL
代謝水
300
食物水分
1,000
飲料水
1,200
糞便
100
肺より
350
皮膚より
550
不可避尿
500
随意尿
1,000
不感蒸泄 900mL
尿1,500mL
2,500mL

STEP UP

代謝水

栄養素が体内で分解された結果生じる水

不可避尿

体内の不要物を溶解・排泄するために必要な尿

2）生体におけるエネルギー代謝

（1）同化と異化

- 同化反応とは体内で起こっている合成反応である（図1-12-3）。
- 異化反応とは体内で起こっている分解反応である（図1-12-3）。
  - 例えば、グルコースでは、グルコースを重合してグリコーゲンを合成する反応（同化）とグルコースを水と二酸化炭素に分解してエネルギーを得る反応（異化）が考えられる。

図1-12-3　同化と異化

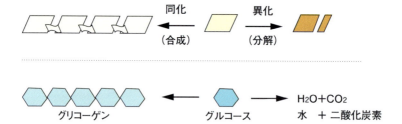

（2）ATP（アデノシン5'-三リン酸）

- 高エネルギーリン酸結合を持つヌクレオチドで、生体のエネルギー通貨として機能する（図1-12-4）。
- グルコースなどを分解して得たエネルギーは、ATPの形で貯蔵される。
- エネルギーが必要なときは、ATPをADPとリン酸に分解する。

図1-12-4　ATPの構造

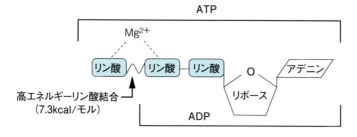

3番目のリン酸が離れるとき、エネルギーが供給される。
ATP → ADP + Pi（リン酸）+ エネルギー

(3) 細胞のエネルギー獲得

図 1-12-5　細胞のエネルギー獲得（好気的）

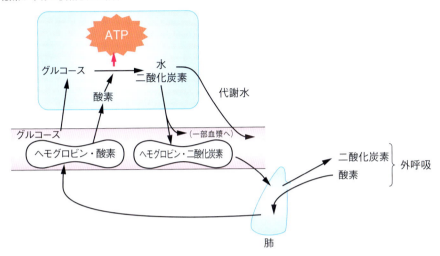

- 酸素が供給されているときのほうが、多くのエネルギーを獲得する（図1-12-5）。
- 酸素の供給や生成した二酸化炭素の排泄には、赤血球中に含まれるヘモグロビンが関与する。
- 生成した水は、代謝水として血漿中に放出される。

図 1-12-6　細胞のエネルギー獲得（嫌気的）

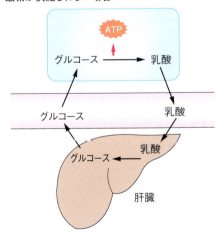

- 急激な激しい運動時などでは酸素の供給が十分行われず、乳酸を生成する（図1-12-6）。
- 生成した乳酸は血中に放出され、肝臓に運搬される。
- 肝臓に戻った乳酸は、再びグルコースとして血中に放出（この回路をコリ回路という）される。

3）酵素の種類と作用

（1）酵素

- 体内の化学反応の<u>触媒</u>として働く<u>タンパク質</u>である（図1-12-7〜1-12-10）。
- <u>基質</u>とは酵素の触媒作用を受ける物質のことである。
  - <u>基質特異性</u>：特定の基質にのみ触媒作用を示すこと。
  - <u>反応特異性</u>：特定の化学反応にのみ触媒作用を示すこと。
  - <u>至適pH</u>　：酵素反応速度がもっとも高くなるときのpH。
  - <u>至適温度</u>　：酵素反応速度がもっとも高くなるときの温度。

図1-12-7　酵素反応

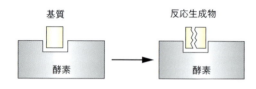

図1-12-8　酵素の至適pH

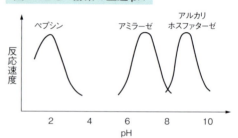

図1-12-9　酵素の種類と作用

EC1.　酸化還元酵素

EC2.　転移酵素

EC3.　加水分解酵素

EC4.　除去付加酵素・開裂酵素（リアーゼ）

EC5.　異性化酵素（イソメラーゼ）

EC6.　合成酵素（リガーゼ）

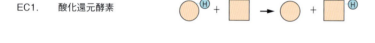
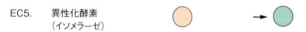
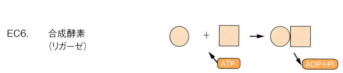

EC：enzyme code　国際的に定められた酵素番号

図 1-12-10 基質特異性

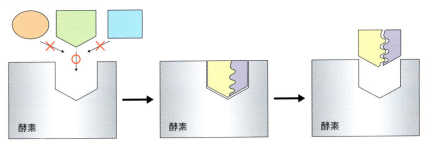

酵素は反応の前後で不変！

（2）補酵素

●酵素の中には、非タンパク質性の補助因子の助けを受けて作用するものがある。補助因子が低分子有機化合物である場合、それを補酵素という（図1-12-11、1-12-12）。
●ビタミンB群の大部分は補酵素の成分として働く。
・補助因子が無機質である場合、これを活性化剤（アクチベーター）という。

図 1-12-11　補酵素の働き

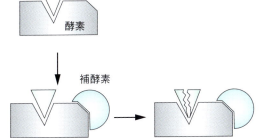

図 1-12-12　補酵素とビタミンB群

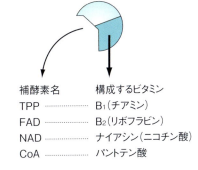

補酵素名	構成するビタミン
TPP	B_1（チアミン）
FAD	B_2（リボフラビン）
NAD	ナイアシン（ニコチン酸）
CoA	パントテン酸

（池尾　隆・鎌田愛子）

13. 栄養素と代謝

1）栄養の基礎知識

（1）五大栄養素

- ●糖　質
  - ・生体の重要なエネルギー供給源である。
  - ・グリコサミノグリカンは結合組織の成分である。
  - ・タンパク質に結合する糖鎖は、細胞機能を調節する因子である。
- ●脂　質
  - ・脂肪は生体の重要なエネルギー貯蔵庫である。
  - ・リン脂質や糖脂質は生体膜（細胞膜など）構成成分である。
  - ・コレステロールはステロイドホルモンとなり生体機能の調節に関与する。
- ●タンパク質
  - ・生体のおもな構成成分である。
  - ・不要な（古い）タンパク質は分解され、エネルギーを供給する。
  - ・酵素タンパク質やペプチドホルモンは生体機能の調節に関与する。
- ●ミネラル
  - ・CaやPは硬組織成分として重要である。
  - ・電解質（NaやKなど）は生体の恒常性維持に重要である。
- ●ビタミン
  - ・必ず生体機能の調節因子として働く。

図 1-13-1　栄養素の機能

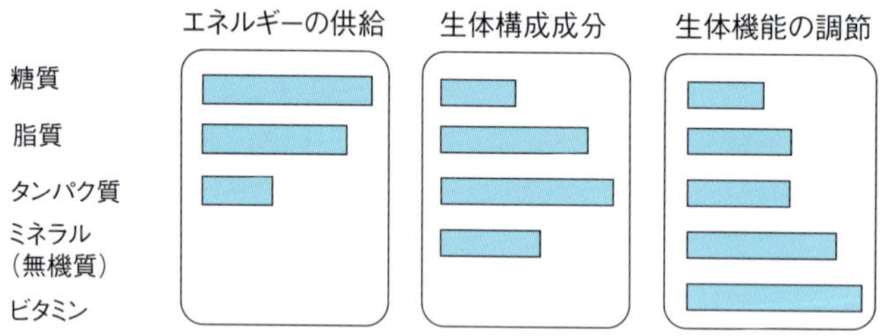

	エネルギーの供給	生体構成成分	生体機能の調節
糖質	■■■■	■■	■
脂質	■■■	■■■	■■
タンパク質	■	■■■■	■■
ミネラル（無機質）		■■■	■■
ビタミン			■■

表 1-13-1　食物のエネルギー算出方法

	アトウォーター係数	計算例
糖質	4	糖質350g、脂質50g、タンパク質60gを含む食物を摂取すると、(350×4)+(50×9)+(60×4)＝2,090kcalのエネルギーを摂取したことになる。
脂質	9	
タンパク質	4	

※例えば、1gの糖質を摂取すると体内で4kcalのエネルギーとなる。

STEP UP

1calとは？

1gの純水を、標準気圧で14.5℃から15.5℃まで1度上げるのに必要な熱量
1cal＝4.18J（ジュール）

（2）食品と食品群

図1-13-2　食品群

三分類　（おもに小学生の指導に利用）

色	栄養作用	食品
黄色	エネルギーの供給	穀類、いも類、砂糖、油脂類、種実類
赤色	生体構成成分（血や肉となる）	豆類、魚介類、肉類、卵類、乳類
緑色	生体機能の調節（体の調子を整える）	野菜、果物、海藻

六分類　（厚生労働省が栄養指導に使用しているもっとも基本となる分類）

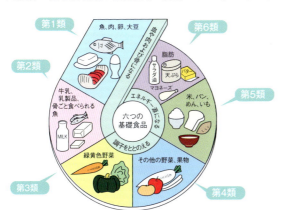

	栄養作用
第1類	タンパク質の供給源
第2類	ミネラル（カルシウム）の供給源
第3類	カロチンの供給源（ビタミンA）
第4類	ビタミンCやミネラルの供給源
第5類	糖質性のエネルギー供給源
第6類	脂質性のエネルギー供給源

中原澄男：乳幼児の栄養と食生活指導.
第一出版, 東京, 1996年より引用改変

● 食品成分表
- 現在、五訂日本食品標準成分表（科学技術庁）が使用されている。
- 18食品群1,882食品について掲載されている。
- 可食部100gあたりの各栄養素の含有量を表示している。

表1-13-2　食事バランスガイド
（2005年厚生労働省と農林水産省が食生活指針に基づいて決定）

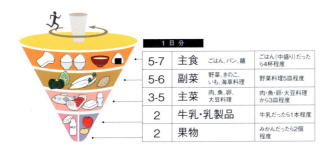

厚生労働省HPより引用改変

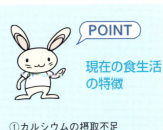

POINT

現在の食生活の特徴

① カルシウムの摂取不足
② エネルギーおよび脂質の過剰摂取
③ 食塩の過剰摂取
④ 加工食品や健康食品に頼り過ぎ

2）基礎代謝

（1）基礎代謝

- 生命を維持するために必要な最小のエネルギー消費である（表1-13-3）。
- 睡眠時のエネルギー消費とほぼ同等である。
- 日本人の食事摂取基準（2015）では基礎代謝量は、
  「早朝空腹時に快適な室内において安静仰臥位・覚醒状態で測定される」としている。

（2）基礎代謝基準値

- 1日に体重1kgあたりの基礎代謝に消費するエネルギー量（kcal/kg/日）をいう（図1-13-3）。

図1-13-3　基礎代謝基準値（kcal/kg/日）の加齢による変化

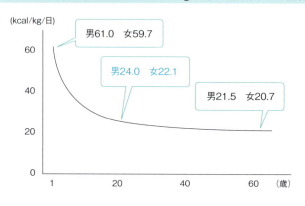

私たちの1日の基礎代謝量はおよそ体重(kg)×24で概算できるよ。体重50kgだと、1日50×24＝1,200kcalだね。

簡単だぁ。

表1-13-3　基礎代謝に影響する因子

体格	：体表面積の大きさに比例する。
筋肉量	：筋肉量の多い人のほうが基礎代謝量は大きい。
年齢	：加齢とともに減少する。
性	：男性のほうが女性に比べ高い。
体温	：1℃の上昇で13％上昇する。
外気温	：外気温の上昇とともにエネルギー消費量は減少する。しかし、27℃付近から上は逆にエネルギー消費量は増加する。
ホルモン	：甲状腺ホルモン、カテコールアミンの濃度が影響する。甲状腺機能亢進症（バセドウ病）で基礎代謝量は上昇する。甲状腺機能低下症（クレチン病、粘液水腫）で低下する。
季節	：一般に夏に低く、冬に高い。
月経	：月経開始2～3日前に最高となる。月経中に最低となる。

3）日本人の食事摂取基準（2015）

（1）日本人の食事摂取基準

- 日本人のエネルギーおよび各栄養素の摂取量の基準を示したもの。
- 厚生労働省がほぼ5年ごとに改定する（以前は「日本人の栄養所要量」）。
- 対　象　　健康な個人または集団
- 目　的　　①国民の健康の維持・増進
　　　　　　②エネルギー・栄養素欠乏症の予防
　　　　　　③生活習慣病の予防、重症化の予防
　　　　　　④過剰摂取による健康障害の予防
- 使用期間　平成27（2015）～31（2019）年度（平成27年4月～平成32年3月）
- 策定方針　科学的根拠に基づいた策定
　　　　　　①摂取範囲
　　　　　　　　望ましい摂取量は点ではなく範囲として存在する。
　　　　　　②確率論
　　　　　　　　「真」の望ましい摂取量は個人により異なるので、望ましい摂取量の算定には統計学的、確率論的手法を用いる。
　　　　　　③各種栄養関連業務に活用

（2）エネルギーの指標

- BMI（Body mass index）体格指数　表1-13-4
  - 必要なエネルギー量を過不足なく摂取していることを示す指標としてBMIを使用する。
  - BMI＝体重（kg）／（身長（m））^{2} ＝体重（kg）÷身長（m）÷身長（m）
- 推定エネルギー必要量（EER）
  - 当該集団に属する人のエネルギー出納が0となる確率がもっとも高くなると推定される1日あたりのエネルギー摂取量をいう。

表1-13-4　目標とするBMIの範囲

年齢（歳）	目標とするBMI（kg/m^2）
18～49	18.5～24.9
50～69	20.0～24.9
70以上	21.5～24.9

図 1-13-4　食事摂取基準の各指標を理解するための模式図

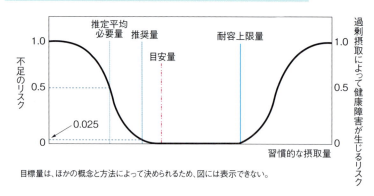

目標量は、ほかの概念と方法によって決められるため、図には表示できない。

（3）各栄養素の指標

①推定平均必要量（EAR）
　ある母集団に属する人々の50％が必要量を満たすと推定される1日の摂取量。

②推奨量（RDA）
　ある母集団のほとんどの人において必要量を満たすと推定される1日の摂取量。
　理論的には「推定平均摂取量＋標準偏差の2倍（2SD）」として算出。

③目安量（AI）
　推定平均必要量および推奨量を算定するのに十分な科学的根拠が得られない場合に、特定の集団の人々がある一定の栄養状態を維持するのに十分な量。

④目標量（DG）
　生活習慣病の一次予防のために、現在の日本人が当面の目標とすべき摂取量（または、その範囲）。

⑤耐容上限量（UL）
　ある母集団に属するほとんどすべての人々が、健康障害をもたらす危険がないとみなされる習慣的な摂取量の上限を与える量。

表 1-13-5　目標量が策定された栄養素

エネルギー産生栄養バランス（タンパク質、脂質、炭水化物）
飽和脂肪酸　　食物繊維
カリウム　　　ナトリウム（食塩）

図 1-13-5　栄養素の指標の目的と種類

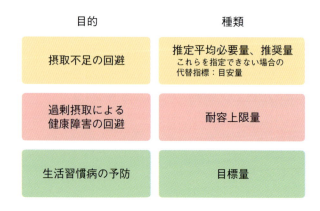

(4) 推定エネルギー必要量

● 推定エネルギー必要量算定の基本的考え方
- （成人）推定エネルギー必要量 ＝ 基礎代謝量 × 身体活動レベル
- （小児）推定エネルギー必要量 ＝ 基礎代謝量 × 身体活動レベル ＋ エネルギー蓄積量

表 1-13-6　身体活動レベル

身体活動レベル	代表値	日常生活の内容
Ⅰ（低い）	1.50	生活の大部分が座位で、静的な活動が中心の場合
Ⅱ（ふつう）	1.75	座位中心の仕事だが、職場内での移動や立位での作業・接客など、あるいは通勤・買物・家事・軽いスポーツなどのいずれかを含む場合
Ⅲ（高い）	2.00	移動や立位の多い仕事への従事者。あるいは、スポーツなど余暇における活発な運動習慣を持っている場合

※代表値：各身体活動における単位時間あたりの強度を示す値で、メッツ値を参考に決められる。

表 1-13-7　エネルギーの食事摂取基準：推定エネルギー必要量（kcal/日）

性別	男性			女性		
身体活動レベル	Ⅰ	Ⅱ	Ⅲ	Ⅰ	Ⅱ	Ⅲ
0〜5（月）	—	550	—	—	500	—
6〜8（月）	—	650	—	—	600	—
9〜11（月）	—	700	—	—	650	—
1〜2（歳）	—	950	—	—	900	—
3〜5（歳）	—	1,300	—	—	1,250	—
6〜7（歳）	1,350	1,550	1,750	1,250	1,450	1,650
8〜9（歳）	1,600	1,850	2,100	1,500	1,700	1,900
10〜11（歳）	1,950	2,250	2,500	1,850	2,100	2,350
12〜14（歳）	2,300	2,600	2,900	2,150	2,400	2,700
15〜17（歳）	2,500	2,850	3,150	2,050	2,300	2,550
18〜29（歳）	2,300	2,650	3,050	1,650	1,950	2,200
30〜49（歳）	2,300	2,650	3,050	1,750	2,000	2,300
50〜69（歳）	2,100	2,450	2,800	1,650	1,900	2,200
70以上（歳）	1,850	2,200	2,500	1,500	1,750	2,000
妊婦　初期（付加量）				＋50	＋50	＋50
妊婦　中期（付加量）				＋250	＋250	＋250
妊婦　後期（付加量）				＋450	＋450	＋450
授乳婦　（付加量）				＋350	＋350	＋350

13. 栄養素と代謝

（5）各栄養素の食事摂取基準

表1-13-8　18～29歳の食事摂取基準

（1日あたり）	推奨量 男	推奨量 女	目安量 男	目安量 女	耐容上限量 男	耐容上限量 女	目標量 男	目標量 女	妊婦	授乳婦
タンパク質（g）	60	50					13～20%（%エネルギー）		初期+0 中期+10 後期+25	+20
脂質エネルギー比率（%エネルギー）							20～30%			
飽和脂肪酸（%エネルギー）							7%以下			
n-6系脂肪酸（g）			11	8					（目安量）9	（目安量）9
n-3系脂肪酸（g）			2.0	1.6					（目安量）1.8	（目安量）1.8
炭水化物（%エネルギー）							50～65%			
食物繊維（g）							20以上	18以上		

※赤字は必ずおぼえよう！
※PFC比　タンパク質：脂肪：炭水化物＝1：2：5（エネルギーに換算した量）がよい。
※EPAおよびDHAを1g/日以上摂取することが望ましい。

表1-13-9　18～29歳の食事摂取基準（ビタミン）

（1日あたり）	推奨量 男	推奨量 女	目安量 男	目安量 女	耐容上限量 男	耐容上限量 女	目標量 男	目標量 女	妊婦	授乳婦
ビタミンB_1（mg）	1.4	1.1							+0.2	+0.2
ビタミンB_2（mg）	1.6	1.2							+0.3	+0.6
ナイアシン（mgNE）	15	11			★	★			+0	+3
ビタミンB_6（mg）	1.4	1.2			★	★			+0.2	+0.3
葉酸（μg）	240	240			★	★			+240	+100
ビタミンB_{12}（μg）	2.4	2.4							+0.4	+0.8
ビタミンC（mg）	100	100							+10	+45
ビチオン（μg）			50	50					50	50
パントテン酸（mg）			5	4					5	5
ビタミンA（μgRE）	850	650			2,700	2,700			初・中期+0 後期+80	+450
ビタミンD（μg）			5.5	5.5	100	100			7.0	8.0
ビタミンE（mg）			6.5	6.0	800	650			6.5	7.0
ビタミンK（μg）			150	150					150	150

★は設定されているが、ここでは省略。

表 1-13-10　18〜29歳の食事摂取基準（ミネラル）

	（1日あたり）		推奨量		目安量		耐容上限量		目標量		妊婦	授乳婦
			男	女	男	女	男	女	男	女		
多量ミネラル	ナトリウム　食塩として	(g)							8.0未満	7.0未満		
	カリウム	(mg)			2,500	2,000			3,000以上	2,600以上	（目安量）2,000	2,200
	カルシウム	(mg)	800	650			2,500				+0	
	マグネシウム	(mg)	340	270							+40	+0
	リン	(mg)			1,000	900	3,000				+0	
微量ミネラル	鉄	(mg)	7.0	月経なし 6.0 / 月経あり 10.5			50	40			初期+2.5 中・後期+15.0	+2.5
	亜鉛	(mg)	10	8			40	35			+2	+3
	銅	(mg)	0.9	0.8			10				+0.1	+0.5
	マンガン	(mg)			4.0	3.5	11				+0	
	ヨウ素	(μg)	130				3,000				+110	+140
	セレン	(μg)	30	25			420	330			+5	+20
	クロム	(μg)			10							
	モリブデン	(μg)	25	20			550	450				+3

赤字はおぼえよう！

表 1-13-11　カルシウムの食事摂取基準（mg/日）

年齢（歳）	推奨量		目安量		耐容上限量		目標量		妊婦	授乳婦
	男	女	男	女	男	女	男	女		
0〜5（月）			200							
6〜11（月）			250							
1〜2（歳）	450	400								
3〜5（歳）	600	550								
6〜7（歳）	600	550								
8〜9（歳）	650	750								
10〜11（歳）	700	750								
12〜14（歳）	1,000	800								
15〜17（歳）	800	650								
18〜29（歳）	800	650								
30〜49（歳）	650				2,500				+0	
50〜69（歳）	700	650								
70（歳）以上	700	650								

カルシウムは年齢による変化もおぼえよう！とくに赤字は重要！

4）糖質

（1）糖質

- 3〜9個の炭素にアルデヒド基（−CHO）またはケトン（ケト）基（>C＝O）と2個以上の水酸基（−OH）を有する化合物、あるいは加水分解によりこのような化合物を生じる高分子化合物。$Cm(H_2O)n$ で示されるため炭水化物ともいわれる。
- 糖質の結合はグリコシド結合である。

表1-13-12　糖質の分類

単　糖	それ以上加水分解されない糖質
三炭糖（トリオース）	炭素数が3個の単糖
五炭糖（ペントース）	炭素数が5個の単糖
六炭糖（ヘキソース）	炭素数が6個の単糖
二　糖	加水分解により2分子の単糖を生じる糖質（単糖2分子がグリコシド結合したもの）
オリゴ糖	加水分解により3〜10分子程度の単糖を生じる糖質
多　糖	加水分解により多数の単糖を生じる糖質（多数の単糖がグリコシド結合したもの）
ホモ多糖	1種類のみの単糖で構成される多糖
	グルコースのみで構成されるものをグルカンという。
	フルクトースのみで構成されるものをフルクタンという。
ヘテロ多糖	2種類以上の単糖で構成される多糖

赤字はとくに重要な語句なのでおぼえてネ！

表1-13-13　重要な糖質

		アルド糖（アルドース）	ケト糖（ケトース）
単糖	三炭糖（トリオース）	グリセルアルデヒド	ジヒドロキシアセトン
	五炭糖（ペントース）	リボース デオキシリボース キシロース	キシルロース
	六炭糖（ヘキソース）	グルコース（ブドウ糖） ガラクトース マンノース	フルクトース（果糖）
二糖		マルトース（麦芽糖）：グルコースとグルコースからなる還元二糖 ラクトース（乳糖）：グルコースとガラクトースからなる還元二糖 スクロース（ショ糖）：グルコースとフルクトースからなる非還元二糖	
多糖	ホモ多糖	デンプン　　：　グルカン　　植物の貯蔵多糖 セルロース　：　グルカン　　植物の構造多糖 グリコーゲン：　グルカン　　動物の貯蔵多糖 デキストラン：　グルカン　　プラーク内細菌が生成する菌体外多糖 レバン　　　：　フルクタン　プラーク内細菌が生成する菌体外多糖	
	ヘテロ多糖	グリコサミノグリカン：プロテオグリカンを構成する多糖 　　　　　　　　　　（ヒアルロン酸、コンドロイチン硫酸、ヘパリンなど）	

化粧品に含まれるヒアルロン酸は多糖なんだ！

図 1-13-6 グルコースの構造

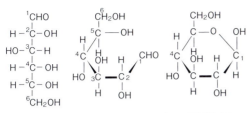

酸性や中性溶液中では環状構造をとる。

図 1-13-7 スクロースの構造

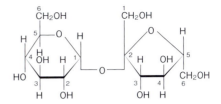

（2）糖質の消化・吸収

- α-アミラーゼ
  - ・基質：デンプン、グリコーゲン（アミロース）
  - ・反応生成物：マルトース
  - ・至適 pH：6.8
  - ・アクチベーター：Cl^-（塩素イオン）
  - ・唾液（耳下腺由来）アミラーゼと膵アミラーゼは同一の作用を持つ α-アミラーゼである。口腔内に食物がとどまる時間が短いため口腔内ではグルコース5～6個からなるデキストリンにまで分解される。

図 1-13-8 糖質の消化・吸収

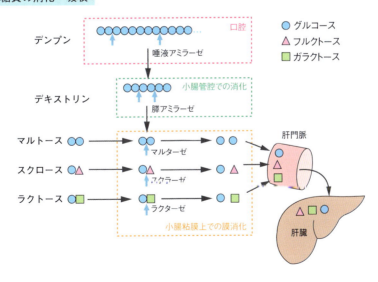

（3）血糖

- 血漿中に溶解している糖質を血糖と呼び、ほとんどがグルコースである（図1-13-9）。
- 血糖値は 70～140 mg/dL

  70 ⟷ 100 ⟷ 140 ⟷ 180 ─────────→
  　　空腹時　　食後　　　　　　尿中に排泄（尿糖の出現）

- 血糖値を調節するおもな臓器は肝臓である（図1-13-10）。

図1-13-9　食後の血糖値の変化（グルコース負荷試験）

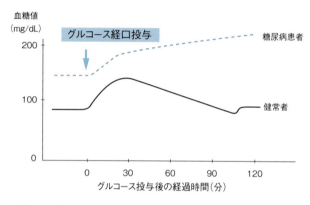

食後30分程度まで上昇（140mg/dLを超えることはない）
通常、食後約2時間でもとの状態に戻る。（インスリンの作用）

図1-13-10　血糖（グルコース）量の調節と脂肪の蓄積

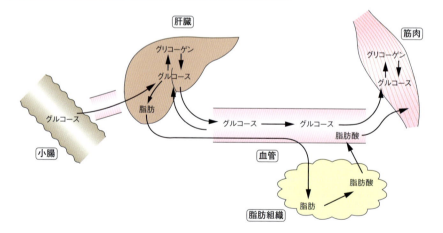

- ●血糖値が上昇した場合　図1-13-10
  - ・過剰なグルコースは、まず、グリコーゲンとして貯蔵される。
  - ・さらに過剰な場合は脂肪に変換して蓄積される。
  - ・この作用を促進するのがインスリン（インスリンは血糖値を低下させる）である。
- ●血糖値が低下した場合
  - ・肝臓のグリコーゲンが分解されてグルコースとなり、血中に放出される。
  - ・この作用を促進するのがグルカゴンとアドレナリンである。
- ●筋肉中のグリコーゲン
  - ・筋肉中で消費するために蓄積される。
  - ・血糖値が低下しても、分解されて生じるグルコースが血中に出ることはない。
- ●脂肪組織
  - ・血糖値が低下した場合、脂肪を分解して脂肪酸を生じ、これを血中に放出する。
  - ・この作用を促進するのがアドレナリンである。
  - ・脂肪を分解するのはリパーゼである。
  - ・脂肪酸はアルブミン（血漿タンパク質）と結合して各組織へ運搬される。
  - ・肝臓ではケトン体（アセトン、アセト酢酸、β-ヒドロキシ酪酸）が生成される。

（4）プラーク内の糖質

図1-13-11　菌体外多糖の合成

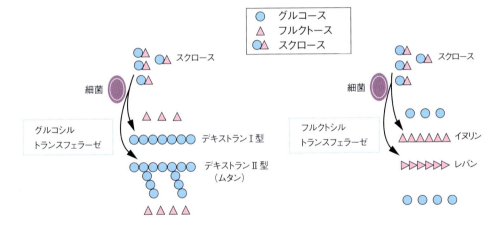

- ●菌体外多糖の合成材料になるのはスクロースのみである（図1-13-11）。
  - ・スクロースは高エネルギーグリコシド結合を持ち、このエネルギーを利用して、多糖を合成する。
  - ・デキストランはグルカン（グルコースのみからなる多糖）である。
  - ・レバンとイヌリンはフルクタン（フルクトースのみからなる多糖）である。

図 1-13-12 口腔内細菌による乳酸産生と歯の脱灰

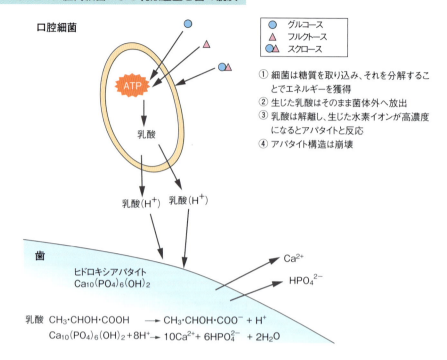

●産生した乳酸の作用　図 1-13-12
・乳酸は解離して、水素イオンを生成する。
・水素イオン濃度が高くなると、ヒドロキシアパタイトと反応し、表面の脱灰が開始する。
・pH5.4～5.5 程度で脱灰が始まるので、この pH を 臨界 pH という。

5）アミノ酸

（1）アミノ酸

●アミノ基（$-NH_2$）とカルボキシル基（$-COOH$）とを持つ低分子有機化合物の総称。
●遺伝子レベルで規定されるアミノ酸は 20 種（標準アミノ酸）である。

図 1-13-13　両性電解質

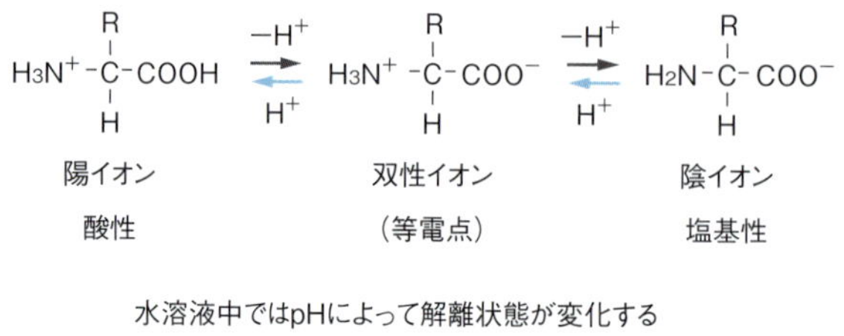

$$H_3N^+-\underset{H}{\overset{R}{C}}-COOH \underset{H^+}{\overset{-H^+}{\rightleftarrows}} H_3N^+-\underset{H}{\overset{R}{C}}-COO^- \underset{}{\overset{-H^+}{\rightleftarrows}} H_2N-\underset{H}{\overset{R}{C}}-COO^-$$

陽イオン　　　　　　双性イオン　　　　　　陰イオン
酸性　　　　　　　　（等電点）　　　　　　塩基性

水溶液中ではpHによって解離状態が変化する

表 1-13-14　アミノ酸

中性アミノ酸	脂肪族アミノ酸		グリシン	Gly
			アラニン	Ala
		分岐鎖アミノ酸	★バリン	Val
			★ロイシン	Leu
			★イソロイシン	Ile
		酸アミドアミノ酸	アスパラギン	Asn
			グルタミン	Gln
	ヒドロキシアミノ酸		セリン	Ser
			★トレオニン(スレオニン)	Thr
	含硫アミノ酸		システイン	Cys
			★メチオニン	Met
	芳香族アミノ酸		★フェニルアラニン	Phe
			チロシン	Tyr
		複素環アミノ酸	★トリプトファン	Trp
	イミノ酸		プロリン	Pro
酸性アミノ酸			アスパラギン酸	Asp
			グルタミン酸	Glu
塩基性アミノ酸	脂肪族アミノ酸		★リシン	Lys
			☆アルギニン	Arg
	複素環アミノ酸		★ヒスチジン	His

★は必須アミノ酸、☆は準必須アミノ酸

（2）必須（不可欠）アミノ酸

●体内で合成できないか、または合成能が低いため、食物から補充せねばならないアミノ酸。
（おぼえ方）バストフリ色目（8種）

図 1-13-14　バストフリイロメ

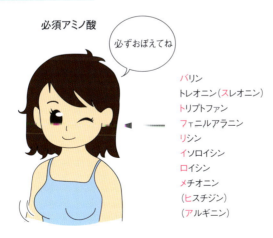

必須アミノ酸
必ずおぼえてね

バリン
トレオニン(スレオニン)
トリプトファン
フェニルアラニン
リシン
イソロイシン
ロイシン
メチオニン
(ヒスチジン)
(アルギニン)

（3）アミノ酸スコア

- ●タンパク質の栄養価
  - ・そのタンパク質中に含まれる必須アミノ酸含量で決まる。必須アミノ酸が必要量含まれるタンパク質が良質のタンパク質である。
  - ・これを知るための指標として、アミノ酸スコアやタンパク価がある。
  - ・すべてが必要量含まれるものを完全タンパク食品という。

表1-13-15　アミノ酸スコアの算出方法（アミノ酸スコアと制限アミノ酸）

	理想的なアミノ酸含量 (mg/Ng)	精白米	しいたけ	もやし	わかめ
イソロイシン	180	230	200	220	310
ロイシン	410	480	320	330	530
リシン	360	210	290	240	360
含硫アミノ酸 （メチオニン、システイン）	160	280	98	120	220
芳香族アミノ酸 （フェニルアラニン、チロシン）	390	540	330	420	480
トレオニン	210	210	250	200	280
トリプトファン	70	81	77	74	90
バリン	220	340	250	270	390
ヒスチジン	120	160	120	160	120

- ●各食品中の必須アミノ酸含量を理想的なアミノ酸含量と比較して、不足しているものを制限アミノ酸という。制限アミノ酸が複数あるときはもっとも不足しているものを第1制限アミノ酸という。

　精白米：リシンが不足している。リシン（210／360 = 0.58）
　　　　　アミノ酸スコアは58で、制限アミノ酸はリシン。

　しいたけ：ロイシン（320／410 = 0.78）、リシン（290／360 = 0.81）、
　　　　　　含硫アミノ酸（98／160 = 0.61）、フェニルアラニン（330／390 = 0.85）
　　　　　　アミノ酸スコアは61で、第1制限アミノ酸は含硫アミノ酸（メチオニン、システイン）（複数の場合はより低いほう）。

　もやし：ロイシン（330／410 = 0.80）、リシン（240／360 = 0.67）、
　　　　　含硫アミノ酸（120／160 = 0.75）、トレオニン（200／210 = 0.95）
　　　　　アミノ酸スコアは67で、制限アミノ酸はリシン。

　わかめ：不足しているアミノ酸はない。
　　　　　アミノ酸スコアは100で、制限アミノ酸はなし。

6）タンパク質

（1）タンパク質

●ペプチドとは、アミノ酸がペプチド結合によりつながったものの総称である。
  ・ジペプチド　：２個のアミノ酸（１個のペプチド結合）を持つペプチド。
  ・ポリペプチド：多くのアミノ酸が結合したもの。
●タンパク質とは、生体内に存在する、特定の機能を持つポリペプチドの総称である。
  ・複数のペプチド鎖からなるタンパク質では、各々のペプチド鎖をサブユニットという（図1-13-15）。
●タンパク質は立体構造が大切である。
  ・各々のタンパク質は特有の立体構造を持っている。この立体構造が正確でないと機能を発揮しない。
  ・一次構造：アミノ酸配列
  ・二次構造：α-ヘリックス（らせん）構造またはβ-シート（ひだ状）構造　図1-13-16
  ・三次構造：折りたたみ構造
  ・四次構造：サブユニットの空間配置
●タンパク質の変性とは、特有の立体構造が壊れること（熱を加えると変性する）である。
  ・いったん壊れた立体構造はもとには戻らない（不可逆的）。
  ・コラーゲンが変性したものをゼラチンという。

図1-13-15　二量体（２個のサブユニットからなる）タンパク質の例

図1-13-16　タンパク質の二次構造（α-ヘリックス〔らせん〕およびβ-シート〔ひだ状〕構造）

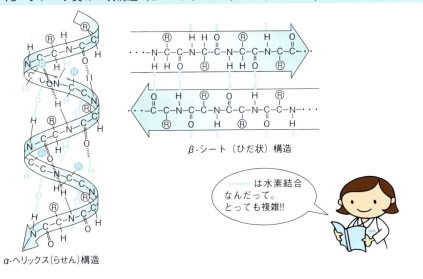

β-シート（ひだ状）構造

α-ヘリックス（らせん）構造

……は水素結合なんだって。とっても複雑!!

表 1-13-16　タンパク質の分類と重要なタンパク質

分類	種類		タンパク質の例	
組成	単純タンパク質		アルブミン ヒストン コラーゲン エラスチン ケラチン	血漿中に溶解・浸透圧維持・物質輸送 核タンパク質（これにDNA鎖が巻きつく） 結合組織細胞外に存在（細胞外マトリックス） 結合組織細胞外に存在（細胞外マトリックス） 上皮組織に存在・細胞骨格タンパク質
	複合タンパク質	糖タンパク質	ラミニン フィブロネクチン ムチン	基底膜の接着タンパク質 結合組織や血漿中の接着タンパク質 唾液中の粘液腺由来成分
		リポタンパク質	血漿リポタンパク質 　LDL 　HDL	血漿中で脂質を運搬 　コレステロールを肝から組織へ運搬 　コレステロールを組織から肝へ運搬
		リンタンパク質	カゼイン ホスホホリン アメロゲニン エナメリン	牛乳中の主要タンパク質 象牙質特有のタンパク質 幼若エナメル質の主要タンパク質 成熟エナメル質中のタンパク質
		色素タンパク質	ヘモグロビン	赤血球中に存在 （O_2やCO_2の運搬・Feを含む金属タンパク質）
		金属タンパク質	フェリチン トランスフェリン ラクトフェリン インスリン	Feの貯蔵 Feの運搬 Feと結合する抗菌タンパク質 Zeを含む・血糖を低下させるペプチドホルモン
形状	球状タンパク質		立体構造が球状のタンパク質で、大部分のタンパク質は球状	
	線維状タンパク質		立体構造が棒状のタンパク質（コラーゲン、ケラチン、エラスチン）	
溶解性	水溶性		水に溶けるタンパク質	
	水不溶性	塩可溶性	水には溶けないが、塩溶液には溶けるタンパク質	
		塩不溶性	塩溶液にも溶けないタンパク質（硬タンパク質）	
等電点	酸性タンパク質		等電点が酸性領域にあるタンパク質	
	中性タンパク質		等電点がほぼ中性のタンパク質	
	塩基性タンパク質		等電点が塩基性領域にあるタンパク質	
局在	細胞内可溶性タンパク質		細胞内で機能するタンパク質	
	膜タンパク質		細胞膜受容体タンパク質類	
	分泌タンパク質		細胞外に分泌されるタンパク質 （ペプチドホルモン、細胞外マトリックスタンパク質など）	

赤字はおぼえよう！

(2) タンパク質の消化・吸収

図1-13-17 タンパク質の消化・吸収

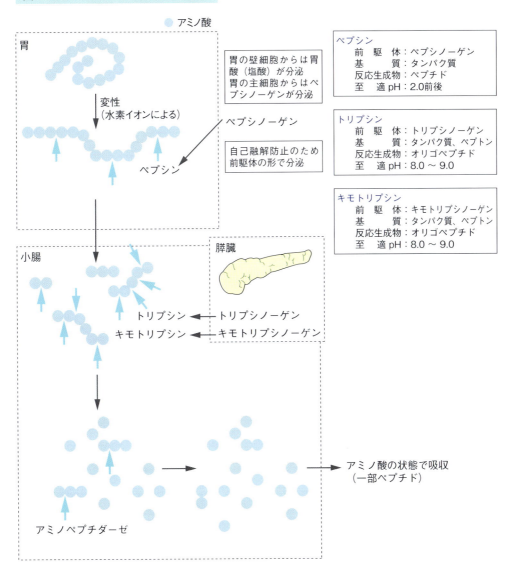

(3) タンパク質の合成

●タンパク質の合成経路
- 核　　　　①DNAの持つ遺伝情報をRNAに写し取る。　→ 前駆体RNAの合成
　　　　　　②スプライシングにより不要部分を切断。　　→ 成熟mRNAの完成
- リボソーム　③tRNAが必要なアミノ酸を運搬。
　　　　　　④mRNAの情報にしたがってrRNAがアミノ酸を結合。→ 前駆体タンパク質
- ゴルジ体　　⑤タンパク質に糖鎖などを付加。

図1-13-18　セントラルドグマ（中心的教義）

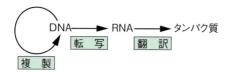

複　製：同一のDNA鎖を合成する過程
転　写：DNAの持つ遺伝情報をRNAに写し取る過程
翻　訳：RNAの情報をもとにタンパク質を合成する過程

図1-13-19　タンパク質合成経路の概要

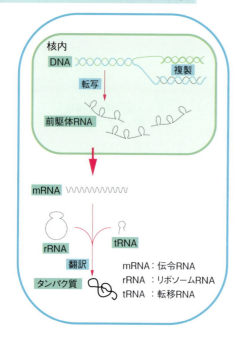

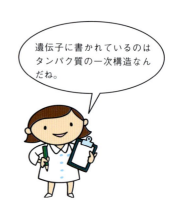

遺伝子に書かれているのはタンパク質の一次構造なんだね。

7）核酸・ヌクレオチド

● 核酸
- ヌクレオチドを基本構成単位とする重合体（ポリヌクレオチド）である。
- デオキシリボ核酸（DNA）とリボ核酸（RNA）の2種類が存在する。
- 核から抽出された巨大分子で、役割は遺伝情報の保持と伝達である。

図 1-13-20　ヌクレオチドの基本構造

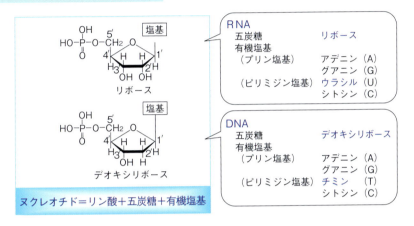

● ヌクレオチドの役割
1. 核酸の構成成分
2. 高エネルギーリン酸化合物：体内で生成するエネルギーは ATP の形で貯蔵。
3. 細胞内情報伝達物質：cAMP は細胞内の情報伝達物質（セカンドメッセンジャー）。
4. 補酵素の成分

● DNA 鎖の二重らせん構造
- DNA は2本のポリヌクレオチド鎖が、二重らせん構造をとる。

● 塩基対の相補性
- 互いに向かい合う塩基の種類が決まっていること。
  アデニン－（水素結合）－チミン
  グアニン－（水素結合）－シトシン

A－T
G－C

図 1-13-21　DNA の二重らせん構造

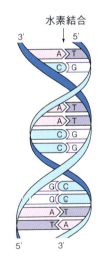

8）脂質

（1）脂肪酸

- 脂肪酸は偶数個の炭素を持つ炭化水素鎖で、末端にカルボキシル基（-COOH）を持つ化合物。
  - 大部分は脂肪やリン脂質の成分としてエステル結合した形で存在する。
  - 一部は遊離脂肪酸としてアルブミンと結合して血漿中に存在する。
    - ①飽和脂肪酸　　炭化水素鎖が完全に飽和し、二重結合を持たない脂肪酸。
    - ②不飽和脂肪酸　炭化水素鎖内に1つ以上の二重結合を持つ脂肪酸（図1-13-22）。

図 1-13-22　不飽和脂肪酸の構造

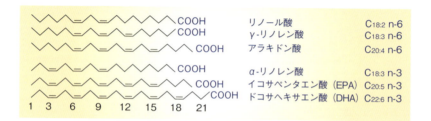

表 1-13-17　おもな脂肪酸とその分類

			名称	表記	体内での代謝	所在	理想的な摂取比率
飽和脂肪酸			パルミチン酸	$C_{16:0}$	↕	動・植物に広く存在	3
			ステアリン酸	$C_{18:0}$			
不飽和脂肪酸	一価	n-9系	オレイン酸	$C_{18:1}$	↕	天然でもっとも多い脂肪酸	4
	多価	n-6系	リノール酸	$C_{18:2}$	↕★	植物油に多く存在	5
			γ-リノレン酸	$C_{18:3}$			
			アラキドン酸	$C_{20:4}$			
		n-3系	α-リノレン酸	$C_{18:3}$	↕	魚油	3
			イコサペンタエン酸（EPA）	$C_{20:5}$			1
			ドコサヘキサエン酸（DHA）	$C_{22:6}$			

Cの数が10個程度のものを中鎖脂肪酸っていうんだ。

- 不可欠（必須）脂肪酸とは、体内で合成できない多価不飽和脂肪酸である。
  - しかし、例えばリノール酸があれば体内でアラキドン酸を生成できる。表1-13-17の★を参照のこと。
- 理想的な摂取比率は、動物：植物：魚 = 4：5：1
  - この割合で摂取すると、表中の理想的な摂取比率となる。

（2）脂質

- 脂質とは、脂肪酸に直接または間接的に関係する一連の生体物質の総称である。
  - 一般に水不溶性であるが、有機溶媒（エーテル、クロロホルムなど）には溶解する。

表 1-13-18　脂質の分類

分類		代表的な脂質	体内での役割
単純脂質		脂肪（トリグリセリド）	エネルギー源として脂肪組織に貯蔵
複合脂質	リン脂質	ホスファチジルコリン（レシチン）	おもな生体膜成分
	糖脂質	セレブロシド	赤血球膜上の糖脂質は血液型（ABO）物質
誘導脂質		コレステロール	ステロイドホルモン、胆汁酸、ビタミンDの合成材料

図 1-13-23　おもな脂質

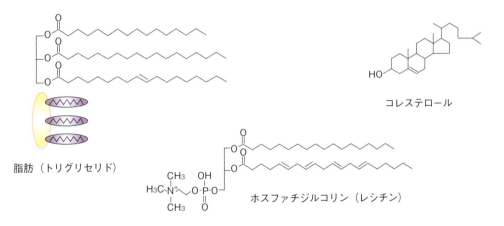

- 脂肪（トリグリセリド）
  - グリセロールに3分子の脂肪酸がエステル結合した化合物。
  - 皮下および内臓の脂肪組織に貯蔵される。
- リン脂質
  - リン酸が結合している。
  - 細胞膜などの生体膜成分として脂質二重層を形成する。
- コレステロール　表 1-13-19
  - ステロイドホルモン、胆汁酸およびビタミンDの合成材料となる。
  - 生体内で合成可能であるが、不足分は摂取。
  - 過剰摂取により動脈硬化を発症する。

表 1-13-19　コレステロール含量の多い食品（可食部100gあたり）

鶏卵（全卵）	420 mg
（とくに卵黄に多い	1,400 mg）
たらこ（生）	350 mg
ししゃも（生干し、生）	230 mg
うなぎかば焼	230 mg
さくらえび（ゆで）	230 mg
たこ（生）	150 mg

（3）脂肪の消化・吸収

図 1-13-24　脂肪の消化・吸収

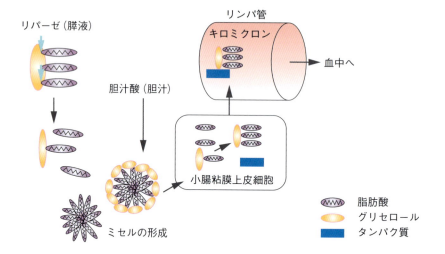

- 脂肪の消化・吸収　図 1-13-24
  - リパーゼ（膵液）により、2か所の脂肪酸が切断（1位と3位）される。
  - 親水性部分を表面に、疎水性部分を内側に隠すようにミセルを形成（胆汁酸が助ける）する。
  - 細胞内へ吸収されたのち、再びトリグリセリドを合成する。
  - タンパク質と結合し、リポタンパク質を形成する。
  - 腹部リンパ管から血中に移行する。

9）ビタミン

- ビタミンとは、微量で生体の代謝・生理機能を維持する働きを持ち、かつ、体内で合成できない有機化合物である（表1-13-20、表1-13-21）。
  - 例外：ビタミンD（コレステロールから合成）
  　　　　ナイアシン（トリプトファンから合成）

表 1-13-20　ビタミンの分類

脂溶性ビタミン	水溶性ビタミン
A	脂溶性ビタミン以外のもの C、B群など
D	
E	
K	

ビタミンB群の多くは補酵素の成分となる。

ビタミンは脂溶性と水溶性に分けておぼえてね。

表 1-13-21 ビタミンの作用と欠乏症

	名称	化学名	生理作用	欠乏症	供給源
脂溶性ビタミン	ビタミンA	レチノール β-カロテン （プロビタミンA） レチノイン酸	視覚作用 上皮細胞の正常化	夜盲症 上皮細胞の角化	うなぎ、レバー、卵黄、にんじんかぼちゃ
	ビタミンD	カルシフェロール	Caの吸収促進と骨への沈着促進	くる病、骨軟化症 骨粗鬆症	レバー、煮干し、干ししいたけ
	ビタミンE	トコフェロール	抗酸化作用	新生児、幼児における赤血球溶血	胚芽油、種子
	ビタミンK	フィロキノン	血液凝固因子の生成	新生児における出血性疾患	レバー、納豆、チーズ
水溶性ビタミン	ビタミンB$_1$	チアミン	補酵素チアミン二リン酸（TPP）の構成成分	脚気、多発性神経炎 ウェルニッケ脳症	米ぬか、胚芽、豚肉、豆類
	ビタミンB$_2$	リボフラビン	フラビン酵素の補酵素（FAD、FMN）の構成成分	口角炎、口内炎、口唇炎	レバー、緑色野菜、チーズ
	ナイアシン	ニコチン酸 ニコチンアミド	酸化還元酵素の補酵素（NAD、NADP）の構成成分	ペラグラ	レバー、豆類
	パントテン酸		補酵素A（CoA）の構成成分		レバー、牛乳
	ビオチン		炭酸固定反応にかかわる酵素の補酵素の構成成分		レバー、牛乳
	ビタミンB$_6$	ピリドキシン	補酵素ピリドキサールリン酸（PLP）の構成成分	皮膚炎	肉類、レバー
	葉酸	プテロイルモノグルタミン酸	炭素数1の物質の活性化	巨赤芽球性貧血 神経管閉鎖障害（胎児）	緑色野菜、レバー
	ビタミンB$_{12}$	コバラミン	核酸の合成、アミノ酸の合成	悪性貧血、巨赤芽球性貧血	レバー、肉類
	ビタミンC	アスコルビン酸	生体内還元作用 コラーゲンの合成	壊血病	果物、野菜、いも類

赤字はおぼえよう！

13. 栄養素と代謝

10）無機質（ミネラル）

- ミネラルとは、体内に存在する元素のうち C、H、O、N 以外のもの。
  - 主要ミネラル：比較的多く含まれる Ca、P、K、S、Na、Cl、Mg の 7 種の元素（マクロ〈多量〉ミネラル）。
  - 微量ミネラル：Fe 以下の元素（ミクロミネラル）。
- 電解質とは、水に溶解したときイオンに解離するものである。

図 1-13-25　体液中の電解質の組成

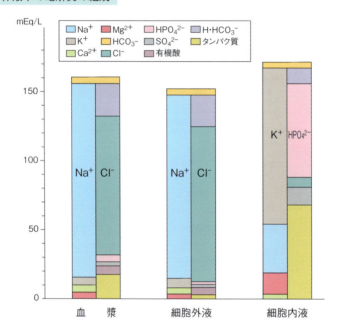

（1）主要ミネラル

- Ca（カルシウム）
  - 【局在】体重の約 2％を占め、そのうちの 99％は硬組織に存在する。
    Ca 濃度は、細胞外液（10 mg/dL）に比べ、細胞内液では 1/10,000 以下である。
    これは、細胞内外の Ca の出入りが厳格に調節されていることを示している。
  - 【機能】リン酸カルシウム化合物（ヒドロキシアパタイト、$Ca_{10}(PO_4)_6(OH)_2$）として硬組織を構成する。
    血液凝固第Ⅳ因子として、血液凝固に関与する。
    細胞内の情報伝達物質（セカンドメッセンジャー）である。
  - 【吸収】一般に吸収率は 20～30％である。共存する物質により変化する。
  - 【代謝】3 つのホルモンが 3 つの臓器に働いて調節する。

図1-13-26 カルシウムの小腸での吸収に影響をおよぼす要因

吸収率（％）	10 ←　　20～30　　→ 50	
影響をおよぼす因子	シュウ酸（ほうれん草） フィチン酸（穀類） 多量のリン	ラクトース（乳糖） Lys、Arg 活性型ビタミンD （Ca：P＝1：1～2程度がよい）

表1-13-22 カルシウム代謝調節に関与するホルモン

	産生臓器	ホルモンの種類	標的臓器			血中Ca濃度
			小腸	骨	腎	
パラトルモン	副甲状腺（上皮小体）	ペプチド		骨吸収促進	再吸収促進	上昇
カルシトニン	甲状腺	ペプチド		骨吸収停止		低下
活性型ビタミンD	腎	ステロイド	腸管からの吸収促進	骨代謝賦活 骨形成促進 破骨細胞活性化		上昇

図1-13-27 体内のカルシウムの動態

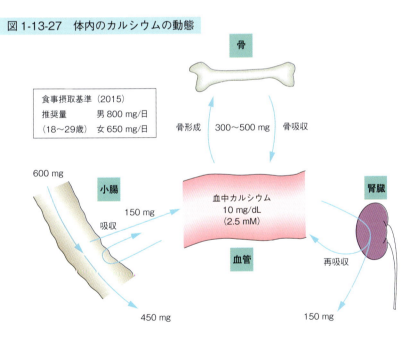

- P（リン）
  - 【局在】体内のPの約80％は硬組織に存在する。
  - 【機能】リン酸カルシウム化合物として、硬組織を構成する。
    ヌクレオチドの成分として、核酸、エネルギー化合物（ATP）、補酵素を構成する。
    リン脂質やリンタンパク質として生体膜などを構成する。
    糖リン酸エステル（グルコース6-リン酸など）としてエネルギー代謝に関与する。
  - 【吸収】一般に吸収率は70％。
    添加物などにリン酸塩として多く含まれるため、不足することはほとんどない。
  - 【代謝】副甲状腺ホルモン（パラトルモン）による腎からの排泄と再吸収により調節される。
- Na（ナトリウム）とK（カリウム）
  - 【局在】Na^+は細胞外の、K^+は細胞内の主要陽イオンである。
  - 【機能】酸・塩基平衡を維持する。
    ・体液の浸透圧を維持する。
    ・水の移動はNa^+とK^+の細胞内濃度により影響を受ける。
  - 【吸収】吸収率は両者とも90％以上である。
  - 【代謝】ミネラルコルチコイド（アルドステロンなど）により調節される。

図 1-13-28　細胞内液と細胞外液の主要イオン

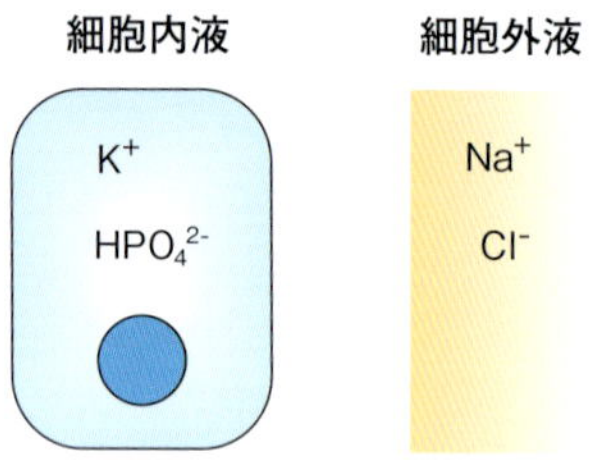

細胞内液　　　細胞外液

K^+　　　　　Na^+
HPO_4^{2-}　　Cl^-

（2）微量ミネラル

● Fe（鉄）

【局在】体内の鉄の総量は3～4g。

【機能】ヘモグロビン（Hb）の成分として酸素運搬に関与（体内の鉄の70%）する。

【吸収】吸収率はヘム鉄 Fe^{2+} で25%程度、非ヘム鉄 Fe^{3+} では数%である。

胃酸は食品中の Fe^{3+} を吸収されやすい Fe^{2+} に変換する。

・吸収を促進する因子：ビタミンC（アスコルビン酸）

・吸収を阻害する因子：タンニン、シュウ酸、フィチン酸

【代謝】大部分の鉄は再利用される。

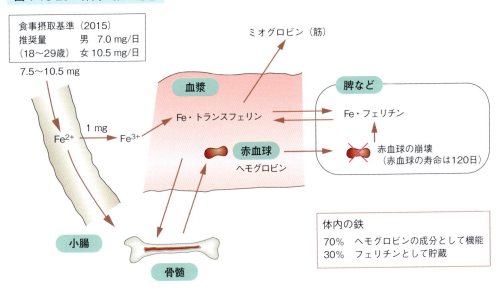

図 1-13-29　体内の鉄の動態

● F（フッ素）

【局在】硬組織（生体に不可欠な元素かどうかは不明）。

【機能】う蝕予防効果がある。

歯を構成するヒドロキシアパタイトがフルオロアパタイトとなり結晶性が向上する。

$Ca_{10}(PO_4)_6(OH)_2 + 2F^- \rightarrow Ca_{10}(PO_4)_6F_2 + 2OH^-$

【吸収】吸収率は90%（大部分は小腸から、一部は胃から）。

魚介類、海藻、緑茶に多く含有される。

【代謝】吸収されたFの90%は速やかに尿中に排泄されるが、10%は硬組織に沈着する。

歯ではエナメル質表層および象牙質歯髄側で含有濃度が高い。

【中毒】フッ化物は毒性を持つ。

NaFで250mg以上摂取すると嘔吐、下痢などの急性症状を呈する。

10ppmの低濃度でも長期摂取で慢性中毒症状（骨硬化症、歯のフッ素症）を呈する。

11) 食物繊維（ダイエタリーファイバー）

● 食物繊維（ダイエタリーファイバー）
- ヒトの消化酵素で分解されない食品中の成分である。
- 糖尿病や心臓病などのリスクを減少させる。
- 大腸癌の予防効果が注目されたが、現在ではその効果は疑問とされている。
- 食事摂取基準（目標量）は1日に男20 g以上、女18 g以上（およそ1,000 kcalにつき10 g）である。

表1-13-23 食物繊維（ダイエタリーファイバー）の種類

水溶性食物繊維		粘性が高く、消化管内をゆっくり移動 腸管での栄養素の吸収を抑制 　グルコースの吸収遅延　⇒　食後の急激な血糖上昇を抑制 　コレステロールの吸収抑制⇒　動脈硬化の進展を抑制 　カルシウムの吸収抑制　⇒　好ましくない働き
	水溶性ペクチン質	植物の細胞間に存在する酸性多糖 果実に多く含有
	マンナン	マンノースからなる多糖の総称 コンニャクマンナンはマンノースとグルコースからなるヘテロ多糖
	アルギン酸	褐色海藻の細胞壁粘性多糖 ゲルになりやすいため、食品加工や手術糸などに利用
	寒天	紅色海藻に含まれる酸性多糖（ガラクトース） 食品原料、細菌培地、オブラート、座薬の基礎剤に利用
不溶性食物繊維		水分を吸収して便を軟らかくし、便秘を予防
	セルロース	植物の細胞壁構成グルカン 便通改善
	ヘミセルロース	植物の細胞壁構成し、セルロースに結合して存在
	不溶性ペクチン質	熟してない果物に含まれる多糖
	キチン、キトサン	カニ、エビなどの甲殻類の殻 キトサンはキチンの脱アセチル化物（グルコミンサン）
	リグニン	植物の木部に含有
	イヌリン	植物の根茎に含まれる貯蔵多糖 フルクトースからなるフルクタン

（池尾　隆・鎌田愛子）

14. 泌尿器系

1）腎臓

（1）腎臓のおもな働き

①水・電解質の調節
②酸塩基平衡の調節
③タンパク質代謝産物の排出
④ホルモンの分泌
- 尿は腎臓で血液をろ過してつくられる（図1-14-1）。
- 尿の働き
①血液中の有害物質や水の排泄
②血漿中の塩分－水の組成の調節
③血液のpHや浸透圧を調節
④体液量の調節

図1-14-1　腎臓

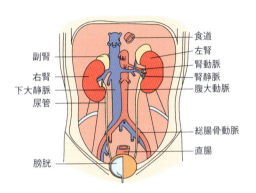

POINT　腎臓の働き

・腎臓で血液をろ過して血液中の有害物質をろ過、血漿中の電解質調節、pHや浸透圧を調節、体液量の維持を行う。
・尿の生成
　腎動脈の血液→糸球体→（濾過）→ボーマン嚢→尿細管→集合管→管尿管→膀胱

第1章 人体の構造と機能

（2）腎臓の構造

図 1-14-2 腎臓

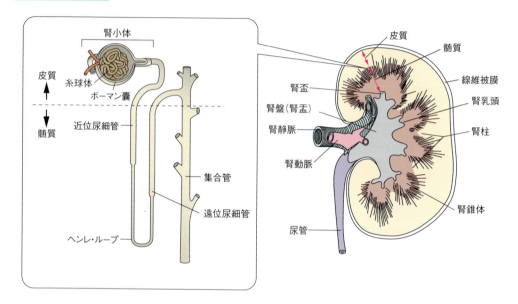

- 腎小体は糸球である糸球体をボーマン嚢という袋で包んだものである（図1-14-2）。
- ネフロンは尿をつくる構造的な単位で、腎小体とそれに続く尿細管からなる。
- 腎髄質に円錐状に突き出しているので腎錐体と呼ばれ、その先端部を腎乳頭という。
- 原尿の生成：大動脈から腎動脈に入った血液は皮質の糸球体でろ過されて、ボーマン嚢に出る（原尿）。
- 原尿は髄質の尿細管を通過するあいだに、必要な成分は再び血中に取り込まれる（再吸収）（図1-14-2）。
- 尿細管は集合管につながるが、そのあいだに必要な成分は再吸収され、不要なものは分泌される。
- 集合管を経た原尿は、尿となって腎盤（腎盂）に出る。
- 腎盤の尿は尿管を経て、膀胱に至る。
- ヒトの1日尿量は1.5Lである。

（仲西　修）

15. 生殖器系

1）生殖器

図1-15-1　生殖器

男性生殖器

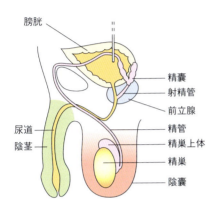

女性生殖器

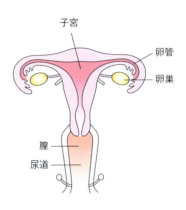

（1）男性生殖器

- 精巣は左右対称の実質器官で、精子を産生する（図1-15-1）。
- 精巣上体は精巣から精管へと移行する管である。
- 精管は前立腺貫通部で細くなり、射精管という。
- 陰茎は尿路と交接器の機能を持つ。

（2）女性生殖器

- 卵巣は子宮の左右ある実質器官で、卵子を産生する。定期的に卵管に卵子を送り込む（図1-15-1）。
- 卵管は卵子を約3日で子宮へ送る。ここで、受精が行われる。
- 子宮は膀胱の後方、骨盤中央に位置する。
- 膣は子宮に続く管である。

2）生殖

図 1-15-2　視床下部−下垂体−性腺系

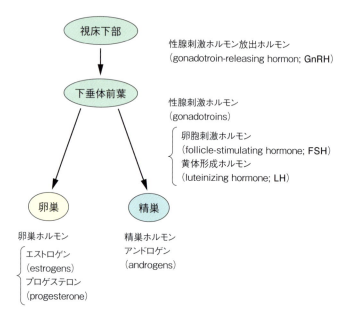

- 雌雄の遺伝情報を持つ配偶子（卵子と精子）が形成され、両者の核融合で受精卵となる。
- 配偶子は、生殖腺において生殖細胞からつくられる。
- 体細胞は有糸分裂によって増殖するが、生殖細胞は減数分裂を行い染色体数を半減させる。
- 思春期は視床下部−下垂体系ホルモンの活性化によって起こる（図 1-15-2）。
  ①視床下部から性腺刺激ホルモン放出ホルモン（GnRH）の分泌量が増加する。
  ②下垂体前葉が刺激され、性腺刺激ホルモン（FSH と LH）の分泌を促す。
  ③性腺刺激ホルモン（FSH と LH）により生殖腺が刺激され、性ホルモンの分泌が始まる。
- 性ホルモンは生殖腺の発達を促すとともに陰毛や乳房・陰茎の発達などの第二次性徴を発現する。
- FSH と LH、性ホルモンは共同して卵巣では卵胞の成長を開始させ、精巣では精子の形成を開始させる。
- 卵巣では通常 1 個の卵胞が完全に成熟し、成熟卵胞（卵胞期）となる。14 日目ごろ、卵胞が破れ、卵子が放出（排卵）される。
- 排卵後の卵胞は黄体となり（黄体期）、一定期間黄体ホルモン分泌された後に退縮する。
- ホルモンの消長に伴い、子宮内膜は周期的に増殖し、剥離する（月経周期：およそ 28 日）。

（仲西　修）

16. 免疫系と免疫

1）免疫と免疫担当細胞

- 生体は、外から入ってきた病原体を排除して、生命を維持するための免疫と呼ばれる防御システムを持っている。
- ヒトのからだはしばしば、細菌、ウイルス、真菌等の侵入を受ける（感染）。
- 免疫は、これら体内に侵入してくる自分でないものを排除するシステムである。
- 免疫が病原体を排除してくれているおかげで、生体は感染による脅威から守られている（図1-16-1）。

図1-16-1　抗原（自分でないもの）を体内から排除するシステム＝免疫

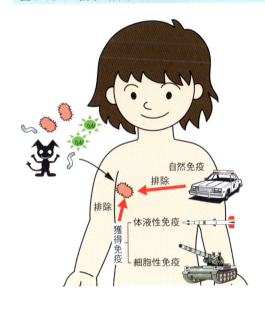
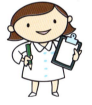

さらに免疫は、体内に発生する癌細胞の除去も行っている。

（1）抗原

- 体外から侵入してきた自分ではないものを抗原と呼ぶ。
  - 自分以外のものであれば、病原体だけではなく、薬剤や花粉など種々の物質が抗原になる可能性がある。
  - 抗原の化学的な組成としては、タンパク質や多糖体、脂質がある。

（2）免疫

- 入ってきた抗原を追い出すシステムを"免疫"という。免疫をつかさどる細胞（免疫担当細胞）は、血液中に存在する血球の一部である（図1-16-2）。
- 血球には、酸素を運ぶ赤血球、止血を行う血小板、そして白血球があるが、免疫担当細胞は白血球のグループに属する。
- 免疫応答の主役は、病原体を貪食する好中球、マクロファージ、単球、樹状細胞とリンパ

球である。リンパ球はT細胞、B細胞、NK細胞に分かれ、さらにT細胞は、ヘルパーT細胞、キラーT細胞に分かれる。そして、ヘルパーT細胞はさらにTh1とTh2の2つのグループに分かれる。これらの細胞が、侵入してきた病原体に対して防御を行う。
- 免疫にかかわる臓器には、骨髄、胸腺、リンパ節、脾臓がある。

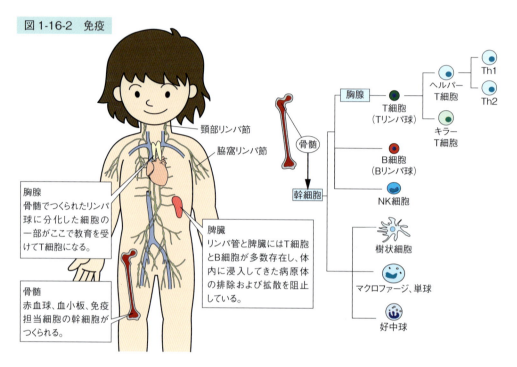

図1-16-2　免疫

2）免疫のメカニズム

- 免疫応答は、すべての病原体に対して区別なく（非特異的に）作用する自然免疫と、自分の記憶した特定の病原体に対して反応する獲得免疫がある（表1-16-1）。

（1）自然免疫

- 自然免疫は多彩な方法で病原体を排除する。例えば、上皮が病原体の侵入を阻止するのも自然免疫である。粘液の分泌も、病原体の侵入を防いでいる。風邪を引いて鼻水が出るのが、その代表例である（図1-16-3）。
- 体内に入ってきてしまった病原体の排除は、好中球とNK細胞が行う。好中球は、侵入してきた病原体を食べ（貪食）、消化することによって排除する。NK細胞は、ウイルスのように細胞内に入ってしまう病原体を、感染した細胞ごと壊して排除する。NK細胞は癌細胞の排除も行う。

表1-16-1　自然免疫と獲得免疫

1. 自然免疫	病原体に対し"非特異的"に反応する免疫
2. 獲得免疫	病原体に対し"特異的"に反応する免疫
a. 体液性免疫	抗体が主役
b. 細胞性免疫	T細胞が主役

図1-16-3 非特異的防御反応（自然免疫）

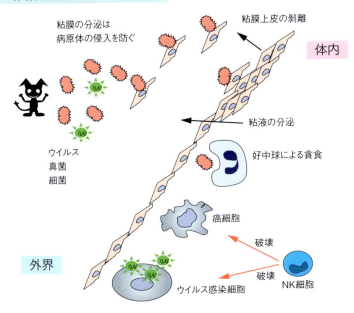

（2）獲得免疫

- 自然免疫のみでは、病原体の排除はできるものの、感染すると毎回同じ症状をたどることになってしまう。これに対して、一度侵入してきた病原体を、記憶しその病原体に対して特異的に迅速に防御を行うのを獲得免疫という。一度かかったら病気には二度かからないというのは、獲得免疫の作用による（図1-16-4）。
- 獲得免疫の主役は、樹状細胞マクロファージ、ヘルパーT細胞、キラーT細胞、B細胞である（図1-16-4）。病原体が侵入してくると樹状細胞マクロファージが病原体を食べ（貪食し）、どんな病原体が入ってきたかをヘルパーT細胞に知らせる（抗原提示）。ヘルパーT細胞はTh1とTh2に分かれている。Th2はB細胞を形質細胞に分化させ、抗体の産生を促す。
- 抗体は病原体を排除するために働く図1-16-5のような形をしたタンパク質である。ウイルスに感染してしまった細胞や癌細胞に対しては、ヘルパーT細胞のうちTh1がキラーT細胞を活性化させ、キラーT細胞によりその細胞を破壊する。このようにヘルパーT細胞は、獲得免疫の司令塔として非常に重要な役割を果たしている。
- T細胞、B細胞は自分が排除した病原体を記憶し、その病原体の担当として体内に残り、同じ病原体が侵入してきたときには素早く分裂して効率的に病原体を追い出す。そのため多くの場合、2度目以降は、感染しても症状が出る前に病原体が排除されることになる。

図1-16-4 獲得免疫

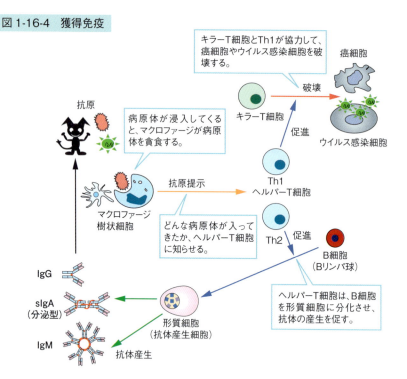

3）抗体の構造

- B細胞がヘルパーT細胞（Th2）によって刺激を受けると形質細胞に分化する。形質細胞は、抗体と呼ばれるタンパクを産生する細胞である。抗体は、2本のH鎖と2本のL鎖がS-S結合によって結びつけられた構造を持つタンパクである（図1-16-5）。抗体は、血清タンパクのグロブリン分画に含まれるタンパクで免疫グロブリンと呼ばれる。
- Y字型の開いている側の端が、抗原と結合する部分である。抗原と結合する側をFab、その反対側をFcと呼ぶ。Y字の側面の部分には、血液中の抗菌タンパクである補体を活性化する部分（補体結合部位）がある。

（1）抗体の種類

- 抗体は、IgA、IgD、IgE、IgG、IgMの5種類に分けられる（図1-16-6）。
- 侵入してきた病原体に対し生体で最初に産生されるのはIgMである。IgMは5つの抗体分子が結びついて1つのユニットとなっている（5量体）。
- IgGは血清中にもっとも多い抗体で、感染症に対する防御の中心的役割を果たす。

図1-16-5 抗体の構造

図1-16-6 抗体の種類

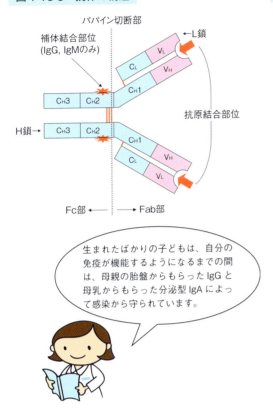

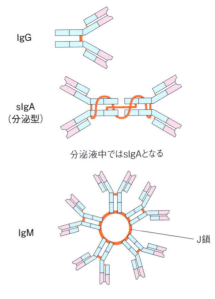

生まれたばかりの子どもは、自分の免疫が機能するようになるまでの間は、母親の胎盤からもらったIgGと母乳からもらった分泌型IgAによって感染から守られています。

（2）分泌型IgA

- 分泌型IgA（sIgA）は唾液腺のような外分泌片から分泌されるIgAで、2つのIgAがJ鎖によって結びついた2量体である。
- sIgAには分泌の過程で分泌片というタンパクが結合している（図1-16-7）。
- sIgAは唾液腺から1日200mgも分泌され、口腔に侵入してきた病原体の口腔への付着をさまたげ、口腔内への病原体の定着を阻止することによって水際での感染防御を行っている。

図1-16-7 粘膜でのsIgAによる付着阻止

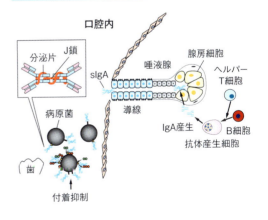

（3）体液性免疫

- 抗体は、入ってきたウイルスに結合し細胞へ付着できなくしたり（ウイルス中和反応）、毒素に結合して毒素の作用を失わせたりする（毒素中和反応）。
- さらに、侵入してきた病原体を好中球が貪食するときには、病原体に抗体が結合することによって血清中の成分である補体が活性化され、活性化した補体が菌体の表面に付着し、

菌の貪食促進（オプソニン化）や、菌の破壊（溶菌）を行う。補体は、抗原、抗体補合物や内毒素により活性化される（古典経路、別経路）。
- このように抗体は、補体や好中球と協力しながら病原体の排除を行う。抗体は血液や体液中に溶け込んでいるため、抗体が中心となって行う防御は体液性免疫と呼ばれる（表1-16-1）。

（4）細胞性免疫

- キラーT細胞は、ヘルパーT細胞の助けを借りて、感染してウイルスの巣になっている細胞を破壊してウイルスを除去したり、癌細胞を破壊したりする。このような防御は、細胞が主役であるため、細胞性免疫と呼ばれる（表1-16-1）。

（5）能動免疫

- 免疫のシステムを使った病気の予防も行われている。健康な人に病原性を失ってしまった病原体、病原体を殺したもの、または病原体の成分をワクチンとしてあらかじめ注射しておくと、それらを排除するためのT細胞やB細胞が体内に準備される。もし、ワクチンを打った人に病原体が侵入してきてもすぐに獲得免疫が作動し、病気にかからない（症状が出ないまま治ってしまう）。
- このようにワクチンを投与して免疫応答を誘導することを能動免疫という。実際に、感染症法により破傷風や風疹などワクチン接種が行われている。

（6）受動免疫

- 蛇にかまれたときに毒を中和する抗血清（抗体）を打つように、自分以外のものから抗体などをもらい受けることを受動免疫という。ジフテリアや破傷風の治療に用いられる血清療法も、この原理を利用したものである。

4）免疫と疾患

（1）アレルギー

- 免疫反応は自分のからだを守るという点で非常に生体に重要だが、この反応が不利益なことを引き起こすことがある。免疫応答は侵入してきた病原体以外の物質についても起こる。そのため、体内に入ってきた薬剤や花粉のような物質に対して、免疫が排除しようとしてしまうと自分に不利な状態が起こることがある。これをアレルギーと呼ぶ（「アレルギー」212ページ参照）。

（2）自己免疫疾患

- 免疫は、自分の細胞には免疫応答を起こさないようになっている。しかし、一部の人では、遺伝的に自分の体に対して免疫応答を起こしてしまうような体質を持っていることがある。このように、免疫が自分の組織を攻撃してしまう病気を自己免疫疾患と呼ぶ。
- 例えば自己免疫性溶血性貧血という疾患では、自分の血球に対して免疫担当細胞が攻撃を始めてしまうため血球が破壊されて貧血を起こす。

> **POINT** 花粉症
>
> アレルギーのもっとも有名なものは、花粉症である（図1-16-8）。
> 花粉が鼻から入ってくるとそれが抗原となってIgEが産生される。このIgEは、鼻の周りの組織のマスト細胞（肥満細胞）という細胞に付着する。このIgEが抗原と反応するとマスト細胞からヒスタミンという物質が遊離される。ヒスタミンは血管を拡張させ血管壁の透過性を上昇させるので、血清が血管から組織に出て炎症症状が起こる。
> そのため花粉を吸い込みIgEができると、ヒスタミンによって鼻水が出るようになってしまう。

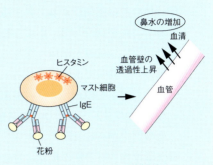

図1-16-8　アレルギー花粉症

（3）免疫不全

- 免疫不全には、生まれつき免疫の機能に問題のある原発性免疫不全と、生まれたときは免疫に問題ないが、後天的に免疫機能に問題の起こる後天性免疫不全がある。
- 先天性免疫不全の原因としては、免疫担当細胞が分化する経路（図1-16-9）での障害がある。これが起きるとT細胞やB細胞の形成ができなくなり免疫不全となるものがある。

（石原和幸）

図1-16-9　先天的な免疫不全

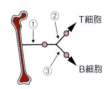

①、②、③のような免疫担当細胞（●）の分化のプロセス障害により、それ以降の細胞の分化が起こらず免疫のシステムが機能しなくなる。

> **POINT**
>
> **AIDS**
>
> 免疫不全には、先天的に、骨髄での免疫担当細胞の産生や、胸腺でのT細胞の分化が阻害されて免疫のシステムが動かないものがある。このような疾患の人は免疫応答がうまく機能せず、無菌的な環境でしか生きられなくなり、もし普通に生活すると健康であればなんでもない病原体の感染によって死亡してしまう。
> 健康な人の免疫が後天的な原因でストップしてしまうのが、最近日本で増加しているAIDSである（図1-16-10）。この疾患では、ヒト免疫不全ウイルス（HIV）がヘルパーT細胞に感染し、これを破壊してしまう。司令塔を失った免疫は、感染の防御も癌細胞の除去もできなくなり、健康であればかからないカリニ肺炎などの感染症やカポシ肉腫などにより死んでいくことになる。

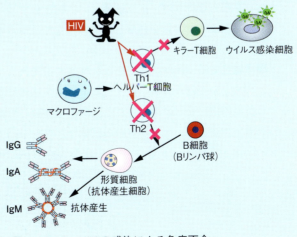

図1-16-10　HIVの感染による免疫不全

5）抗原抗体反応

- 抗体の量は感染により上昇する。また標的とする抗原に結合して抗原抗体複合物を形成する。これを利用し以下のような検査が行われている。
- 凝集反応：抗原が細菌や細胞のような粒子の表層に存在するとき、その粒子抗原に抗体が結合し、肉眼でも確認できる大きさの凝集塊を形成する反応を凝集反応と呼ぶ。この反応の代表的なものとしては、細菌を抗原として用いるヴィダール反応（チフス、腸チフスの診断）、ワイル・フェリックス反応（リケッチアの診断）、赤血球を抗原として用いる血液型の判定がある。
- 沈降反抗：可溶性の抗原に対して抗体が結合し、不溶性の沈降物が形成される反応を沈降反応という。試験管内で抗体を含む液と可溶性抗原を含む液を重層する方法（重層法）や、アガロース（寒天）内に抗原と抗体を拡散させて反応を行うオクタロニー法などがある。
- 中和反応

  毒素中和反応：細菌毒素などに抗原が結合すると、毒素が細胞へ作用できなくなり毒素活性を失う。これを毒素中和反応という。これを診断に用いたものとしては、皮膚に菌の毒素を接種し、その発赤の有無によって判定（発赤すれば抗体なし、発赤しなければ抗体あり）を行うシックテスト（ジフテリア）、ディックテスト（猩紅熱）がある。
- 補体のかかわる抗原抗体反抗
  - 溶解反応：血清中の成分である補体は、抗原抗体複合物によって活性化され種々の活性を示す。細胞に抗体が結合して抗原抗体複合物を形成され、これによって補体が活性化し細胞膜を溶解することを溶解反応という。抗原が赤血球の場合は溶血反応、抗原が細菌の場合は溶菌反応と呼ばれる。例としては、コレラ菌が活性化した補体によって溶菌されるパイフェル現象がある。
  - 補体結合反応：抗原抗体反応が起きたかどうかを補体による溶血反応を指示薬として判定する方法。最初に抗原と患者血清と補体を加え反応を行う。反応後これに赤血球に抗体が結合したもの（感作血球）を加える。もし、最初の反応で血清中に抗体が存在し、抗原抗体反応が起こり、補体が活性化し消費されていれば溶血しない。血清中に抗体が存在しなければ、抗原抗体反応は起こらず残った補体は感作血球により活性化され溶血を起こす。これを利用した反応としては梅毒の血清診断時に使用するワッセルマン反応がある。
- 標識抗体法：抗原抗体反応に、抗体に蛍光色素や酵素をつけた標識抗体を用いて抗原の検出や定量を行う方法。蛍光色素を標識下抗体に用いる反応を蛍光抗体法といい、組織中の抗原の検出などに用いられる。酵素を標識した抗体を用いる方法は酵素抗体法と呼ぶ。酵素抗体法では、サンプル中の抗体などの量を高感度で測定できるELISA（Enzyme linked immunosorbent assay）が感染症の診断などに用いられている。

（谷　明）

17. 水と電解質の調節

1）体液の移動

図1-17-1 体液の移動

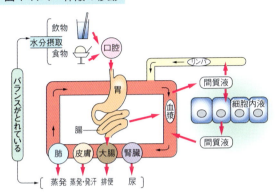

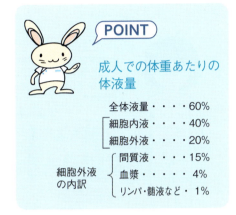

2）水分および電解質調節

- **抗利尿ホルモン**

  バソプレッシンは腎臓の集合管に作用して水の再吸収を促進して尿量を減少させることから抗利尿ホルモンとも呼ばれるホルモンである（図1-17-2）。

- **レニン－アンギオテンシン－アルドステロン系**

  腎動脈の血圧が低下すると、腎臓の糸球体近くの傍糸球体細胞からレニンが分泌され、血中でアンギオテンシンⅡが生成される。このアンギオテンシンⅡは血管を収縮させるとともに副腎皮質に作用してアルドステロンの分泌を促進させる。これらをレニン－アンギオテンシン－アルドステロン系という。

- **のどの渇き感**

  体液の浸透圧が上昇すると視床下部などにある浸透圧受容ニューロンが興奮し、そこからの信号が視床下部にある飲水中枢に入力して"のどの渇き感"が生じる。

図1-17-2 水分および電解質調節

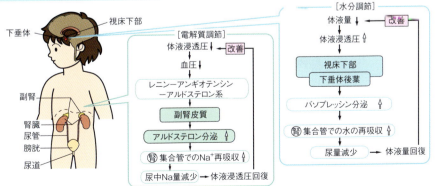

（塩澤光一）

18. 体温とその調節

1) 体温－身体内部の温度（核心温度）

図 1-18-1　身体内部の温度

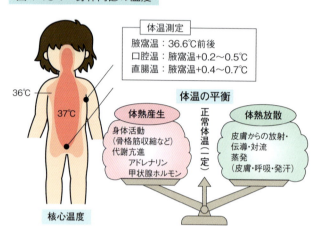

POINT

セットポイント
視床下部の体温調節中枢で設定される体温の基準値。通常は正常体温に設定されている。

熱の伝導と放射
皮膚温が外界よりも高い場合、熱は体表面から空気へ伝導するとともに赤外線となって近くの物体に放射されていく。

2) 体温調節

- 体温は視床下部の体温調節中枢で調整される。
- 体温調節には、環境の温度変化に対して体温がセットポイントから変化するのを未然に防ぐフィードフォワード調節と、変動した体温をセットポイントに戻すフィードバック調節がある。

図 1-18-2　体温調節

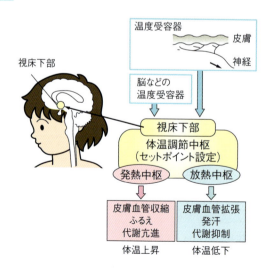

図 1-18-3　2つの体温調節機構

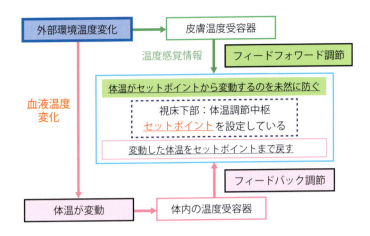

3）高体温

・高体温には発熱とうつ熱がある。

●発熱物質
細菌の毒素や生体組織破壊で生成される物質。これらの発熱物質が視床下部に作用してプロスタグランジン E_2（PGE_2）がつくられ、これが視床下部の体温調節中枢に作用することでセットポイントが高値に変調して発熱が生じる。

●うつ熱
うつ熱は体熱産生量が放散量を上回って体温が上昇して高体温になること。日射病や熱射病などでよくみられる高体温である。

図 1-18-4　発熱と解熱

発熱 — 体温調節中枢のセットポイントが高温側にシフトすることで生じる高体温

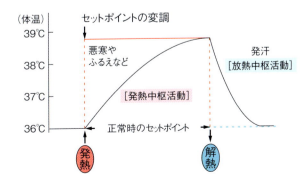

（塩澤光一）

第2章
歯・口腔の構造と機能

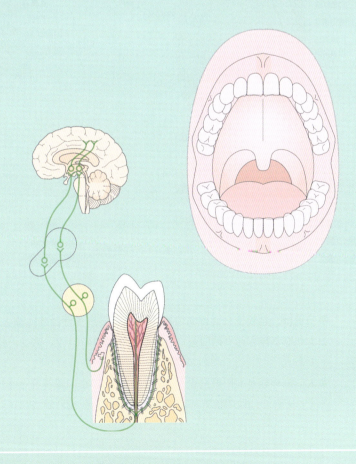

第2章 歯・口腔の構造と機能

1. 口腔の概要

1）口腔前庭・固有口腔

- 口腔は口裂に始まり、後方は口峡（口蓋垂などで口腔が狭くなるあたり）で咽頭の口部につながる（図2-1-1、図2-1-2）。
- 口腔は、口腔前庭（歯列と口唇または歯列と頰との空間）と固有口腔（歯列より内側の空間）に分けられる。頰小帯、上唇小帯、下唇小帯、耳下腺乳頭は口腔前庭にあり、舌小帯、舌下小丘、舌下ヒダは固有口腔にある。

2）口蓋

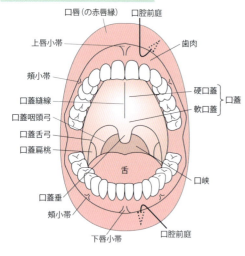

図2-1-1 前方からみた口腔

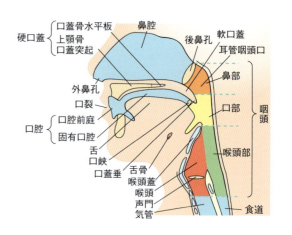

図2-1-2 鼻腔、口腔、喉頭と咽頭との関係

表2-1-1 口蓋を支配する神経と血管

	知覚神経		動脈		
	上顎神経	大口蓋神経	顎動脈	下行口蓋動脈	大口蓋動脈
硬口蓋	上顎神経	大口蓋神経	顎動脈	下行口蓋動脈	大口蓋動脈
軟口蓋	上顎神経	小口蓋神経	顎動脈	下行口蓋動脈	小口蓋動脈	顔面動脈の上行口蓋動脈

- 口蓋は、粘膜下に骨がある前方部（硬口蓋または骨口蓋と呼ぶ）と、骨がなく粘膜と筋よりなる後方部（軟口蓋）よりなる（図2-1-2、表2-1-1）。軟口蓋の後端が口蓋垂である。
- 大口蓋神経と大口蓋動脈が大口蓋孔から、小口蓋神経と小口蓋動脈が小口蓋孔から出て、それぞれの口蓋の前方部と後方部に分布する（図2-2-4）。

3）舌

- 舌は分界溝より前の舌体と、後の舌根よりなる（図2-1-3）。
- 舌体の表面には小さなふくらみである舌乳頭が4種みられる。
- 味細胞を含む味蕾が存在する舌乳頭と、存在しない舌乳頭がある（表2-1-2）。
- 舌の支配神経には、舌筋を収縮させる運動神経と知覚神経がある。
- 運動神経は舌下神経である。
- 味覚は知覚の一種であるが、別に分類することがある（表2-1-3）。
- 舌根部には舌扁桃があり、口蓋扁桃、咽頭扁桃とともにワルダイエルのリングを形成する。

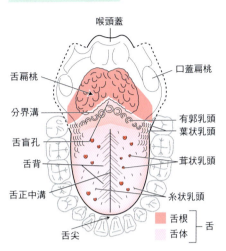

図2-1-3 舌の構造

POINT　ワルダイエルのリング

ワルダイエル（人名）のリングは、リンパ咽頭輪とも呼ばれる。食物や吸気中の細菌が体内に侵入するのを防いでいるリンパ組織が咽頭の周囲に集まったものである。扁桃は腺ではない。

表2-1-2　舌乳頭の特徴

	存在部位	味蕾	特徴
有郭乳頭	分界溝の前にならぶ	多い	大きい。約10個
葉状乳頭	後外側縁	ある	
茸状乳頭	全体	ある	赤い
糸状乳頭	全体	ない	白い

表2-1-3　舌の知覚神経

	舌の前2/3（舌体）	舌の後1/3（舌根）
（一般）知覚	下顎神経の舌神経	舌咽神経（と迷走神経）
味覚	顔面神経の鼓索神経	

4）唾液腺

- 3種の大唾液腺（耳下腺、顎下腺、舌下腺）と、小唾液腺（口蓋腺、エブネル腺、口唇腺など）がある。
- 漿液性と粘液性の両方の唾液を出す腺は混合腺と呼ばれる（表2-1-4）。
- 唾液腺は、交感神経と副交感神経からなる自律神経によってその分泌がコントロールされている（図2-1-4）。
- 安静唾液分泌量：顎下腺＞耳下腺＞舌下腺

表2-1-4 唾液腺の特徴

		存在部位	腺種	開口部	
大唾液腺	耳下腺	耳介前下方の皮下	漿液腺	口腔前庭	耳下腺乳頭
	顎下腺	顎下三角	混合腺	固有口腔	舌下小丘
	舌下腺	舌下粘膜直下			舌下小丘、舌下ひだ
小唾液腺	口蓋腺	口蓋粘膜直下	粘液腺		
	エブネル腺	有郭乳頭の周囲	漿液腺		
	口唇腺	口唇粘膜直下	混合腺	口腔前庭	

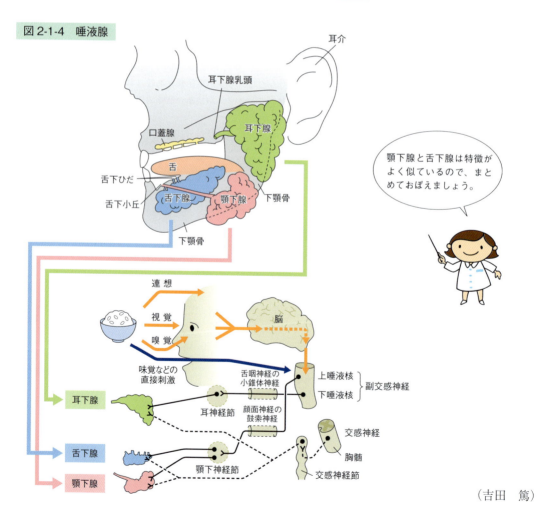

図2-1-4 唾液腺

顎下腺と舌下腺は特徴がよく似ているので、まとめておぼえましょう。

（吉田 篤）

2．頭、顔面、頸部の骨・筋肉・関節の構造

1）頭、顔面、頸部の骨

（1）下顎骨

図2-2-1　頭蓋の左側面

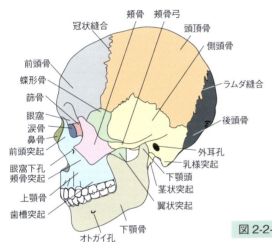

- 下顎骨は成人では正中で癒合し1個（無対）になっている。
- 2個の突起（筋突起と関節突起）があり、関節突起の先端の下顎頭は側頭骨と顎関節を作る（図2-2-1、図2-2-2、図2-2-8）。
- 下顎骨の内面にある下顎孔が骨内の下顎管につながり、外面にあるオトガイ孔に開く（図2-2-2B）。

図2-2-2A　下顎骨右側外面

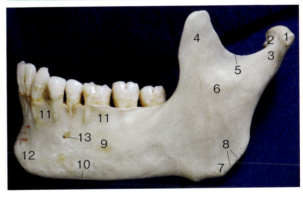

1	下顎頭	8	咬筋粗面
2	翼突筋窩	9	下顎体
3	関節突起	10	下顎底
4	筋突起	11	歯槽部
5	下顎切痕	12	オトガイ隆起
6	下顎枝	13	オトガイ孔
7	下顎角		

図2-2-2B　下顎骨左側内面

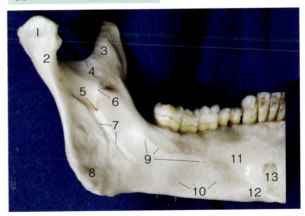

1	下顎頭	8	翼突筋粗面
2	関節突起	9	顎舌骨筋線
3	筋突起	10	顎下腺
4	下顎切痕	11	舌下腺
5	下顎孔	12	二腹筋窩
6	下顎小舌	13	オトガイ棘
7	顎舌骨筋神経溝		

図2-2-2C 下顎骨（左側）上面

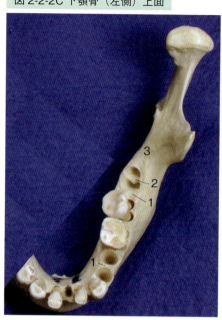

1　槽間中隔
2　根間中隔
3　臼後三角

表2-2-1　下顎骨に付着する筋

	筋　名		下顎骨での付着部位
咀嚼筋	咬筋	外面	咬筋粗面
	側頭筋		筋突起
	内側翼突筋	内面	翼突筋粗面
	外側翼突筋		翼突筋窩
舌骨上筋 （開口筋）	顎舌骨筋	内面	顎舌骨筋線
	顎二腹筋	内面	二腹筋窩
	オトガイ舌骨筋	内面	オトガイ（舌骨筋）棘
舌筋	オトガイ舌筋	内面	オトガイ（舌筋）棘

下顎の部位の名称は、内面と外面に分けておぼえましょう。

（2）上顎骨

図2-2-3　頭蓋前面

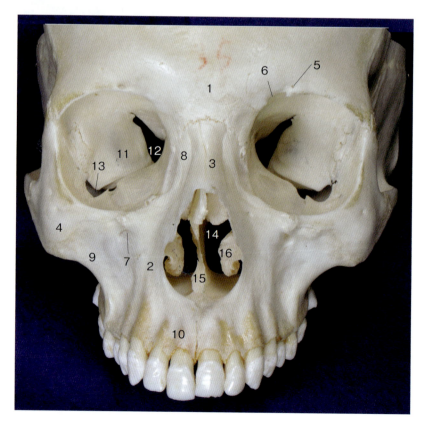

1　前頭骨
2　上顎骨
3　鼻骨
4　頬骨
5　眼窩上孔
6　前頭切痕
7　眼窩下孔
8　（上顎骨）前頭突起
9　（上顎骨）頬骨突起
10　（上顎骨）歯槽突起
11　眼窩
12　上眼窩裂
13　下眼窩裂
14　鼻腔（梨状口）
15　鼻中隔
16　下鼻甲介

- 上顎骨は正中で左右に分かれた一対（2個）になっている（図2-2-3）。
- 上顎体から4個の突起（前頭突起、頰骨突起、歯槽突起、口蓋突起）が出る（図2-2-3、図2-2-4）。
- 上顎体中に最大の副鼻腔である上顎洞が存在する。
- 上顎臼歯に分布する後上歯槽動脈と後上歯槽枝という神経が、歯槽孔から上顎骨に入る（図2-2-5、図2-5-1、図2-6-1、表2-6-1）。
- 上顎前歯と小臼歯に分布する動静脈神経を分枝した後の眼窩下動静脈神経は眼窩下孔から皮下に出てくる（図2-2-3）。

POINT　歯槽骨

歯が植立する歯槽は、上顎歯は上顎骨の歯槽突起の一部、下顎歯は下顎骨の歯槽部の一部である。つまり歯槽骨という骨は本当は存在しないが、臨床ではこの歯槽突起または歯槽部の歯槽を「歯槽骨」と呼ぶことが多い。

（3）口蓋の骨

図2-2-4　硬口蓋（骨口蓋）

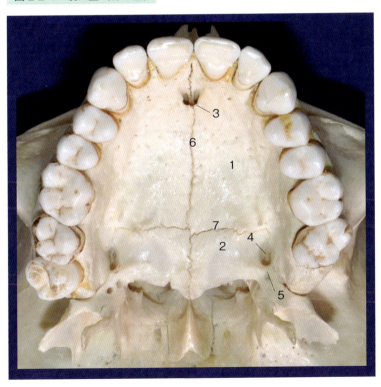

1　上顎骨口蓋突起
2　口蓋骨水平板
3　切歯孔
4　大口蓋孔
5　小口蓋孔
6　正中口蓋縫合
7　横口蓋縫合

STEP UP

口蓋骨だけで口蓋ができているのではない。口蓋の大半は上顎骨の口蓋突起であり、口蓋骨の水平板は硬口蓋（骨口蓋）の後方の小部だけである。

- 口蓋は、粘膜下に骨がある前方部（硬口蓋または骨口蓋と呼ぶ）と、骨がなく粘膜と筋よりなる後方部（軟口蓋）からなる（図2-1-1、図2-1-2、図2-2-4）。硬口蓋の前方部の骨は上顎骨口蓋突起で、後方部の骨は口蓋骨水平板である。大・小口蓋孔が開いている。

（4）その他の重要な骨

- 側頭骨：下顎窩に下顎頭がはまり込み、顎関節を形成する（図2-2-5、図2-2-8）。頰骨突起は頰骨弓の一部となる。側頭窩に側頭筋が、乳突切痕に顎二腹筋後腹が、茎状突起（けいじょうとっき）に茎突舌筋と茎突舌骨筋がそれぞれ付着する（起始する）（図2-2-9、図2-2-10）。外耳孔、茎乳突孔（けいにゅうとつこう）（顔面神経が出てくる）が開いている。
- 蝶形骨：翼状突起に外側翼突筋が、翼突窩（よくとつか）に内側翼突起が付着する（起始する）（表2-2-2）。上眼窩裂（動眼神経、滑車神経、三叉神経の眼神経、外転神経が出てくる）、正円孔（三叉神経の上顎神経が出てくる）、卵円孔（三叉神経の下顎神経が出てくる）、棘孔が開いている（図2-2-6）。
- 後頭骨：大後頭孔（延髄が通る）が開いている（図2-2-6）。

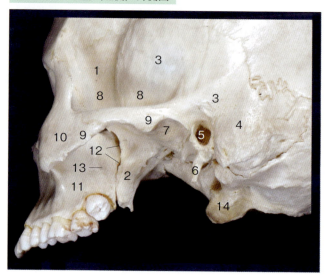

図2-2-5　頭蓋（左側）外側面

1　蝶形骨　　　　　　　　8　側頭窩
2　（蝶形骨）翼状突起外側板　9　頰骨弓
3　側頭骨　　　　　　　　10　頰骨
4　（側頭骨）乳様突起　　　11　上顎骨
5　（側頭骨）外耳孔　　　　12　翼口蓋窩
6　（側頭骨）茎状突起　　　13　（上顎骨）歯槽孔
7　（側頭骨）下顎窩　　　　14　（後頭骨）後頭顆

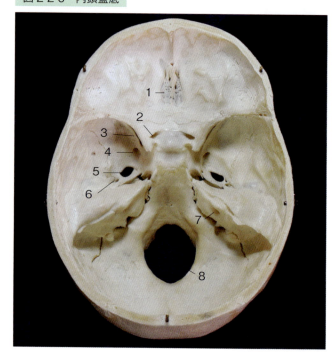

図2-2-6　内頭蓋底

1　（篩骨）篩板　　　5　卵円孔
2　視神経管　　　　6　棘孔
3　上眼窩裂　　　　7　内耳孔
4　正円孔　　　　　8　大後頭孔（大孔）

（5）泉門

- 乳児期には頭蓋骨間の縫合（ほうごう）は未完成なのですきまが残っており、これを泉門という（図2-2-7）。
- 大泉門：前頭骨と頭頂骨の間。
- 小泉門：後頭骨と頭頂骨の間。

図2-2-7　泉門

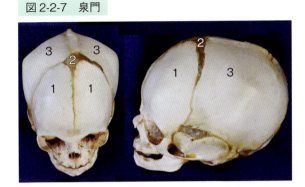

1　前頭骨
2　大泉門
3　頭頂骨

（6）顎関節

- 下顎骨の関節突起の下顎頭が、側頭骨の下顎窩にはまり込んで顎関節をつくる。顎関節の位置は、側頭骨の外耳孔のすぐ前である。関節円板が存在するので、関節腔は上下に分けられる。関節の動きを制限するため、3個の靭帯（じんたい）（外側靭帯など）が存在する（図2-2-5、図2-2-8）。

図2-2-8　表情筋と顎関節

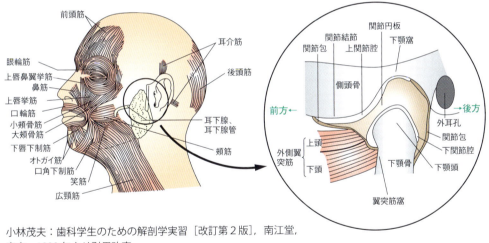

小林茂夫：歯科学生のための解剖学実習［改訂第2版］，南江堂，東京，1998年より引用改変

2）顔面の筋

（1）表情筋

- 顔面表情筋（浅頭筋とも呼ばれる）は皮筋（皮膚に付着した筋）なので、その収縮により皮膚が動いて表情がつくられる（図2-2-8）。収縮（運動）は顔面神経支配である。表情筋のうち咀嚼に重要なのは、口を閉じる口輪筋と頬を形成する頬筋（きょう）である（図2-2-8でわかるように、耳下腺の導管が貫いているのはこの頬筋である）。

（2）咀嚼筋

図 2-2-9　咀嚼筋

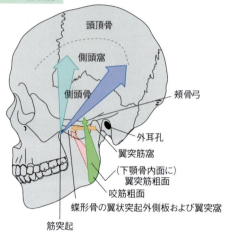
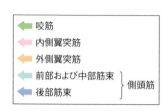

- 表情筋（浅頭筋）の深部にあるので深頭筋とも呼ばれ、咬筋、側頭筋、外側翼突筋、内側翼突筋の4筋のことである（図2-2-9）。
  収縮（運動）は三叉神経の下顎神経支配である。

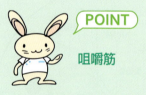

POINT

咀嚼筋

1：「咀嚼筋」は、咬筋、側頭筋、内側翼突筋、外側翼突筋の4個の筋をさす。しかし、「咀嚼に関与する筋」は、この咀嚼筋に加え、開口筋や頬筋などの表情筋も含む。
2：筋は骨に付着する。この筋の付着部のうち、骨が動かないほうを起始、骨が動くほうを停止という。動くほうを停止というので間違えないこと。咀嚼筋によって、頭蓋は動かず下顎骨が動くと考える。よって、咀嚼筋の起始は頭蓋のどこかにあり、停止は下顎骨のどこかにある（表2-2-2）。
3：図2-2-9でわかるように、顎関節の位置からみた筋の走行が重要である。筋の走行が、顎関節より後方まであるのは側頭筋（の後束）であるので、下顎の後方運動は側頭筋が行う。また、顎関節より前方にあって、顎関節を前方に動かす筋は、外側翼突筋である。左右の外側翼突筋が同時に収縮すると下顎骨は前方に動き、片側のみが収縮すると、下顎骨は筋が収縮しない側に向かって側方運動（回転）をする。
4：外側翼突筋が、開口、閉口のいずれに働くかは、はっきりとはいえないところがある。以前の解剖学の教科書では、この筋は他の咀嚼筋と同様に閉口筋に分類されている。一方、生理学の教科書では開口筋に分類されている。しかしよく調べてみると、閉口時（外側翼突筋は二頭筋であり、その上頭が働く）にも開口時（下頭が働く）にも働くので、閉口と開口の両方に働くというのが正しいが、今の教科書では開口筋に分類しているものが多い。国家試験でも、「開口」で正解である。
5：頬骨弓は、頬骨（の側頭突起）のみではなく、側頭骨（の頬骨突起）も含まれているので、咬筋の起始は頬骨のみではない（表2-2-2）。
6：蝶形骨の翼突窩（内側翼突筋の起始部）と下顎骨の翼突筋窩（外側翼突筋の停止部）を混同しない（表2-2-2）。

表 2-2-2 咀嚼筋の特徴

	起始	停止	機能
咬筋	頬骨弓(頬骨と側頭骨)	下顎骨 (外面の)咬筋粗面	閉口(=下顎の挙上)
内側翼突筋	蝶形骨(のおもに翼突窩)	(内面の)翼突筋粗面	閉口(=下顎の挙上)
側頭筋	側頭窩(側頭骨、頭頂骨、前頭骨、蝶形骨)	筋突起	閉口(=下顎の挙上) 下顎の後方運動
外側翼突筋	蝶形骨(のおもに翼状突起外側板)	(関節突起の)翼突筋窩	下顎の前方、側方運動 開口(=下顎の下制)

(3) 舌骨上筋と舌骨下筋

図 2-2-10 舌骨上筋と舌骨下筋

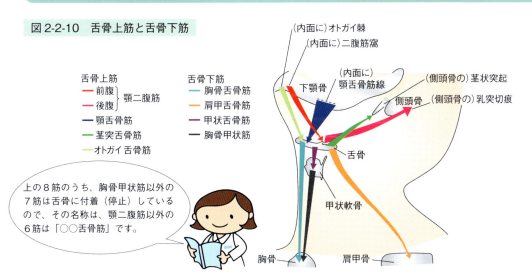

上の8筋のうち、胸骨甲状筋以外の7筋は舌骨に付着(停止)しているので、その名称は、顎二腹筋以外の6筋は「○○舌骨筋」です。

- 舌骨とそれより上方にある下顎骨または頭蓋骨を結ぶ筋を舌骨上筋と呼び、舌骨より下方にある筋を舌骨下筋と呼ぶ(図2-2-10)。
- いずれも開口筋である。このうち、三叉神経の下顎神経支配である顎舌骨筋、顎二腹筋の前腹と、顔面神経支配である顎二腹筋の後腹が大切である。

(4) 軟口蓋の筋

- 軟口蓋には口蓋帆張筋(はんちょう)、口蓋帆挙筋(はんきょ)、口蓋舌筋、口蓋咽頭筋、口蓋垂筋の5筋がある。

(5) 頸部の筋

- 舌骨上筋と舌骨下筋(図2-2-10)のほかに、より浅いところに胸鎖乳突筋が、もっとも浅いところに広頸筋がある。広頸筋は顔面の表情筋(図2-2-8)と同じグループである。

軟口蓋にある筋の名称はすべて「口蓋○○筋」です。

（6）舌筋

図2-2-11 舌筋

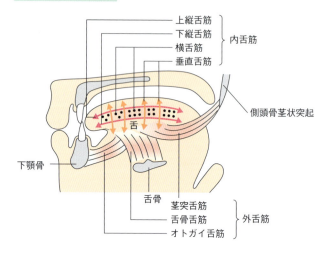

- 舌筋は、舌の内部にある**内舌筋**（舌の形を変えることができる）と、舌の外とをつないでいる**外舌筋**（舌の位置を変えることができる）がある（図2-2-11）。
- 内舌筋には上縦舌筋、下縦舌筋、横舌筋、垂直舌筋がある。外舌筋は筋の走行からわかるように、舌を前方に突出させるのはオトガイ舌筋で、舌を後退させるのは茎突舌筋、下げるのが舌骨舌筋である。舌筋の収縮（運動）は**舌下神経支配**である。

> **POINT 舌筋の名称**
>
> 舌筋の名称はすべて「〇〇舌筋」である。「〇〇舌骨筋」は舌骨につく筋であり舌筋ではないので注意すること。内舌筋の〇〇は方向用語、外舌筋の〇〇は舌の外の部位名である。

（吉田　篤）

3. 歯と歯周組織の構造

1）歯の種類と歯式

- ヒトを含む哺乳類の歯は異形歯性であり、表2-3-1でわかるように、ヒトの永久歯では切歯、犬歯、小臼歯、大臼歯の4歯種が、乳歯では乳切歯、乳犬歯、乳臼歯の3歯種がある。同じ歯種の歯の形態は似ている。
- ヒトは、一生歯性の歯（第一生歯）と二生歯性の歯（第二生歯）の両方を持つ。すべての乳歯と永久歯の大臼歯ははじめに生えるので第一生歯である。永久歯の大臼歯は乳歯の後方に生えるので加生歯とも呼ばれる。これに対し、永久歯の切歯、犬歯、小臼歯は乳歯と交代した代生歯であり第二生歯である。
- 歯の種類を表す記号には、表2-3-1、2-3-2に示すものがある。また歯の位置は └ などの線を用いて表す。FDIシステムは、2桁の数字で歯の種類と位置を同時に表している（図2-3-1）。
- 歯式は、他の動物との比較にも用いられる（図2-3-2）。

表2-3-1 歯の記号

歯の名称	永久歯	乳歯
中切歯（乳中切歯）	1	A
側切歯（乳側切歯）	2	B
犬　歯（乳犬歯）	3	C
第一小臼歯（第一乳臼歯）	4	D
第二小臼歯（第二乳臼歯）	5	E
第一大臼歯	6	―
第二大臼歯	7	―
第三大臼歯	8	―

表2-3-2 歯の記号

歯　種	英語名	永久歯	乳歯
切　歯	incisor tooth	I	i
犬　歯	canine tooth	C	c
小臼歯	premolar tooth	P	m
大臼歯	molar tooth	M	

図2-3-1 FDIシステム

```
              永久歯列
18 17 16 15 14 13 12 11 | 21 22 23 24 25 26 27 28
48 47 46 45 44 43 42 41 | 31 32 33 34 35 36 37 38

              乳歯列
      55 54 53 52 51 | 61 62 63 64 65
      85 84 83 82 81 | 71 72 73 74 75
```

図2-3-2 永久歯列と乳歯列の歯式

永久歯列　$I\dfrac{2}{2} C\dfrac{1}{1} P\dfrac{2}{2} M\dfrac{3}{3} = 32$

乳歯列　$i\dfrac{2}{2} c\dfrac{1}{1} m\dfrac{2}{2} = 20$

2）歯の形態

- ヒトの歯の外形は<u>歯冠</u>と<u>歯根</u>よりなる。それぞれの特徴を表2-3-3にまとめた（図2-3-3～図2-3-9）。
- 表2-3-3でわかるように、歯冠の基本形態は、切歯と犬歯では咬合面がないので唇側面、舌側面、近心面、遠心面の4面よりなり、この唇側面と舌側面は合して<u>切縁</u>を形成する（図2-3-4）。犬歯では切縁の中央部に<u>尖頭</u>が形成される。小臼歯と大臼歯は、咬合面を含む5面よりなり、咬合面には<u>咬頭</u>が存在する。小臼歯は、舌側咬頭と頬側咬頭の2咬頭を持つが、下顎第二小臼歯では遠心舌側咬頭（副咬頭）が出現した3咬頭が多い（図2-3-5）。
  上顎大臼歯は、近心舌側咬頭、近心頬側咬頭、遠心舌側咬頭、遠心頬側咬頭の4咬頭である。下顎大臼歯は、上顎大臼歯と同じ名称の4咬頭に遠心咬頭を加えた5咬頭である（図2-3-6、図2-3-7）。
- 基本的な根の数は表2-3-3の通りである。上顎第一小臼歯の50％は、舌側根と頬側根の2根を持つ（図2-3-8）。上顎大臼歯は、近心頬側根、遠心頬側根、舌側根の3根を持つ。下顎大臼歯は、近心根と遠心根の2根を持つ（図2-3-8）。
- 歯の顎側（左右側）の鑑別（歯の近心と遠心を決めることと同じ）には、<u>ミュールライターの3表徴</u>が使われる。
  - 彎曲徴：歯冠を切縁側（咬合面）からみると、唇側面から隣接面にかけての彎曲は、遠心より近心の方が突出している。
  - 隅角徴：歯冠を唇側（頬側）面からみると、遠心隅角より近心隅角の方が突出している。
  - 歯根徴：根尖は遠心に曲がっている。

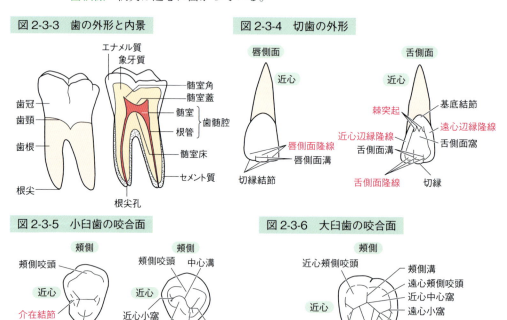

図 2-3-7　上・下顎大臼歯の咬頭

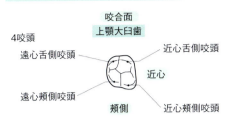

図 2-3-8　上・下顎大臼歯の歯根

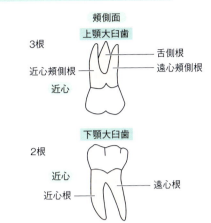

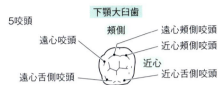

表 2-3-3　歯の外形とその特徴

上顎	中切歯	側切歯	犬歯	第一小臼歯	第二小臼歯	第一大臼歯	第二大臼歯
歯冠の特徴	4面と切縁（切端）	4面と切縁（切端）	4面と切縁（中央に尖頭）	咬合面を含む5面2咬頭	咬合面を含む5面2咬頭	咬合面を含む5面4咬頭	咬合面を含む5面4咬頭
	舌側面に棘突起	舌側面に斜切痕、盲孔	舌側面に棘突起、副隆線	咬合面に介在結節 逆彎曲徴、逆隅角徴		30％の近心舌側咬頭の舌側面にカラベリー結節 咬合面に斜走隆線(対角隆線)	
歯根の特徴	1根	1根	1根	2根または1根	1根	3根	3根
その他の特徴		退化傾向（栓状歯、円錐歯、矮小歯）		80％は2根管	強い退化傾向		
下顎	中切歯	側切歯	犬歯	第一小臼歯	第二小臼歯	第一大臼歯	第二大臼歯
歯冠の特徴	4面と切縁（切端）	4面と切縁（切端）	4面と切縁（中央に尖頭）	咬合面を含む5面2咬頭	咬合面を含む5面3咬頭または2咬頭	咬合面を含む5面5咬頭	咬合面を含む5面5咬頭（または4咬頭）
					遠心舌側咬頭の出現 中心結節	ドリオピテクス型（Y_5型） プロトスタイリッド	
歯根の特徴	1根	1根	1根	1根	1根	2根	2根 30％が樋状根
その他の特徴	最小歯						

- **ドリオピテクス型**：下顎大臼歯の咬合面溝がY字形（ドリオピテクス型）になるのが基本である（図2-3-9A）。
- **介在結節**：上顎第一小臼歯の近心辺縁隆線上にしばしばみられる小結節（図2-3-9B）。
- **中心結節（中央結節）**：小臼歯（とくに下顎第二小臼歯）の咬合面中央にみられる異常結節（図2-3-9C）。
- **カラベリー結節**（カラベリーの結節）：上顎第一大臼歯と上顎第二乳臼歯の近心舌側咬頭の舌側にみられる異常結節（図2-3-9D）。
- **プロトスタイリッド**：下顎の大臼歯（とくに第一大臼歯）と第二乳臼歯の近心頰側面にみられる異常結節（図2-3-9E）。

図2-3-9　特色のある歯冠形態

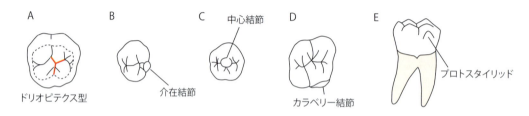

図2-3-9は、全国歯科衛生士教育協議会監修：歯・口腔の構造と機能　口腔解剖学・口腔組織発生学・口腔生理学［第1版］医歯薬出版，東京，2011年より引用改変

図2-3-10 歯の外形

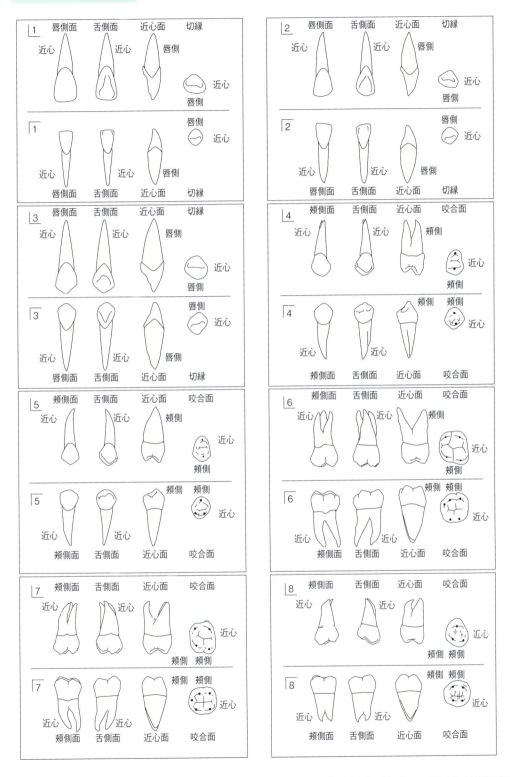

図2-3-3〜2-3-10、2-3-20は佐伯政友：歯科技工士教本 歯の解剖学. 医歯薬出版, 東京, 1994年より引用改変

第2章 歯・口腔の構造と機能

●乳歯の特徴 図2-3-11～2-3-16、表2-3-4
①歯冠が青白色。
②歯帯（したい）が、とくに下顎第一乳臼歯で顕著。
③歯冠に比べ、歯根が長い。
④歯根は、乳前歯では唇側に屈曲し、乳臼歯では著しく離開する。
⑤歯根は生理的に吸収される。
⑥歯の大きさの割に歯髄腔は大きい。

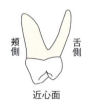

図2-3-11　上顎乳臼歯

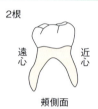

図2-3-12　下顎乳臼歯

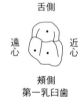
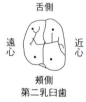

図2-3-13　上顎乳臼歯の咬合面

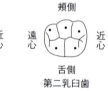

図2-3-14　下顎乳臼歯の咬合面

図2-3-11～2-3-15は酒井琢朗, 高橋和人：歯科衛生士教本　口腔解剖. 医歯薬出版, 東京, 1984年より引用改変

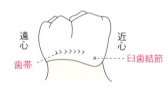

図2-3-15　下顎乳臼歯頬側面の臼歯結節と歯帯

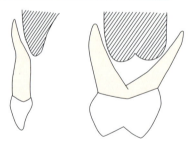

図2-3-16　乳歯根と代生歯との関係

図2-3-16、2-3-21は、藤田恒太郎：歯の解剖学［第22版］. 金原出版, 東京, 1995年より引用改変

表2-3-4　乳歯の特徴

上顎	第一乳臼歯	第二乳臼歯
歯冠の特徴	2咬頭または3咬頭	4咬頭
		カラベリー結節
歯根	3根	3根
下顎	第一乳臼歯	第二乳臼歯
歯冠の特徴	4咬頭または5咬頭	5咬頭
	歯帯と臼歯結節 トリゴニッド切痕 遠心トリゴニッド隆線	プロトスタイリッド
歯根	2根	2根

3）咬合

図2-3-17　永久歯列の上下歯の対向関係（青が上顎）

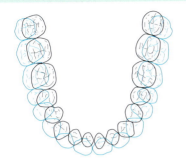

図2-3-18　上下顎切歯の対向関係による咬合分類

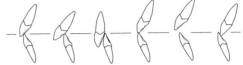

正常咬合　屋根咬合　過蓋咬合　鉗子咬合　離開咬合　反対咬合
（鋏状咬合）（上顎前突）　　　　（切端咬合）（開咬）

図2-3-17、2-3-18は井出吉信他：新歯科衛生士教本　解剖学・組織発生学・口腔解剖学［第2版］．医歯薬出版，東京，1996年より引用改変

図2-3-19　切歯の被蓋

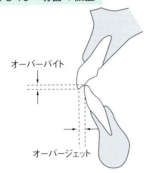

図2-3-20　上下歯の接触関係

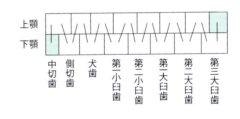

- 顎を閉じたときの、上下の歯列の対向関係を咬合という。正常では、上顎の歯列弓が下顎の歯列弓の外側（唇側および頬側）に位置する（図2-3-17）。
- 切歯部の対向関係は、図2-3-18に示すような種類があるが、鋏状咬合が正常である。オーバージェット（水平被蓋）は2〜3mm、オーバーバイト（垂直被蓋）は1〜2mmまたは下顎切歯の唇側面の1/4〜1/3被蓋が正常である（図2-3-19）。
- オーバージェットが大きいものが屋根咬合（上顎前突）、オーバーバイトが大きいものが過蓋咬合である。また、上下の歯の接触関係は図2-3-20でわかるように、下顎中切歯と上顎の最後臼歯が1歯対1歯の接触である以外は、1歯対2歯の接触をする。

POINT　上下歯の関係

屋根咬合（上顎前突）は黄色人種に多く、鉗子咬合（切端咬合）は乳切歯でみられることが多い。
上下の歯の接触関係は、とくに中切歯の歯冠の幅が、上顎歯に比べ下顎歯で小さいことが影響している（図2-3-18、2-3-20）。

第2章 歯・口腔の構造と機能

4）歯を構成する組織と歯周組織

図2-3-21 歯と歯周組織

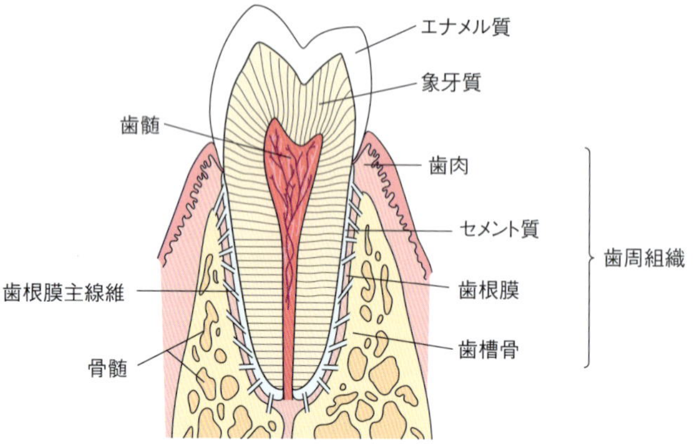

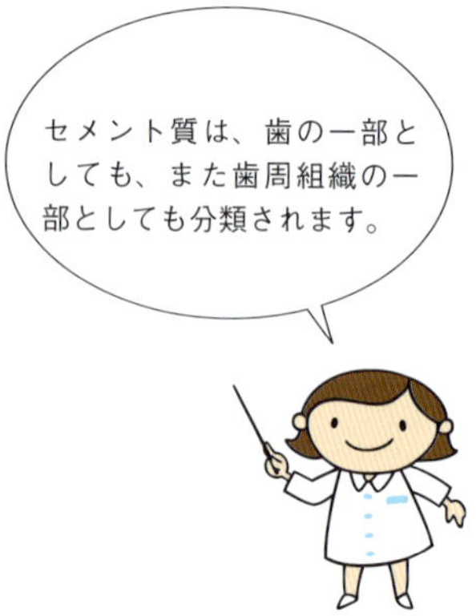

> セメント質は、歯の一部としても、また歯周組織の一部としても分類されます。

- 図2-3-3の内景でわかるように、歯冠と歯根の表面はそれぞれエナメル質とセメント質であり、それらの深部に象牙質があり、さらにその内部に歯髄がある。つまり、歯はエナメル質、象牙質、セメント質という3種の硬組織と、軟組織である歯髄よりなる（図2-3-21）。
- 歯の周りの組織を歯周組織と呼び、歯肉、歯根膜、歯槽骨とセメント質がある。

5）エナメル質

- エナメル芽細胞、象牙芽細胞、セメント芽細胞が、有機性基質（マトリックス）の形成とその部位の石灰化を続けながら後退していくことで、それぞれエナメル質、象牙質、セメント質が形成される（図2-4-1）。
- 図2-3-22～2-3-24でわかるように、エナメル質の基本構造はエナメル小柱であるが、1個のエナメル芽細胞が形成するのが1本のエナメル小柱である。エナメル小柱は1日に4μmずつ形成され、それが横紋として観察される。横紋は約10本間隔で濃くみえ、これがレチウス条となる。1本のレチウス条とその隣のエナメル小柱にできたレチウス条とは少しずれるので、レチウス条はエナメル質を斜めに走行するラインとして認められる。出生時にできたレチウス条はより太くなるので目立ち、新産線と呼ばれる（図2-3-29）。レチウス条がエナメル質表面に終わるとき、表面は浅くくぼみ、このくぼみは連なって歯の表面に多数の溝をつくる。これが周波条である。
- 1本のエナメル小柱はエナメル－象牙境から歯の表面まで達する。その小柱の方向はすべてが同じではなく交叉するものもあるので、エナメル質の断面をつくって観察すると、横断帯と縦断帯が交互に出現し、縞模様にみえる。これをシュレーゲル条（ハンター・シュレーゲル条）という。
- エナメル－象牙境に接して形成される3種の構造物がある。石灰化不良のエナメル小柱が集まって叢状にみえるのがエナメル叢である。エナメル－象牙境から歯の表面まで達する線状の石灰化不良がエナメル葉である。エナメル紡錘は、次の象牙質の構造でのべる象牙線維が、エナメル質に角度を変えて侵入し、先端が紡錘状にふくらんで終わったものである。

図 2-3-22　エナメル質の成長線

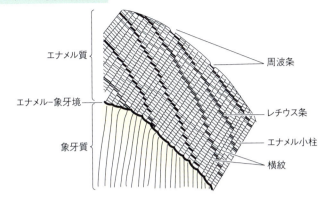

図 2-3-23　エナメル質にみられる構造

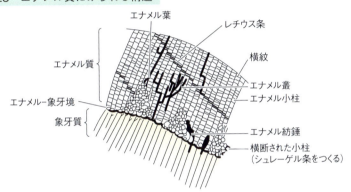

図 2-3-24　レチウス条とシュレーゲル条

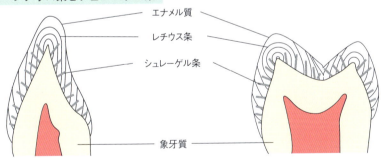

図 2-3-22〜2-3-25、2-3-27 は、東一善，高橋理：組織学・口腔組織学サイドリーダー．学建書院，東京，2002 年より引用改変

STEP UP

新産線は乳歯と第一大臼歯のエナメル質に認められる。周波条は上顎切歯と犬歯に顕著に認められる。レチウス条はレッチウス条とも呼ばれる。

6）象牙質

図 2-3-25　象牙質の基本構造

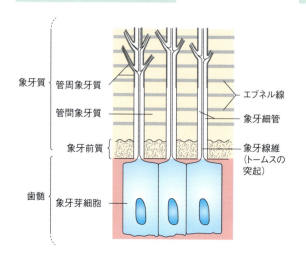

図 2-3-26　トームスの顆粒層

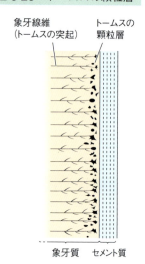

図2-3-26と2-3-30は久米川正好：口腔の発生と組織［第2版］．南山堂，東京，1998年より引用改変

図 2-3-27　球間象牙質

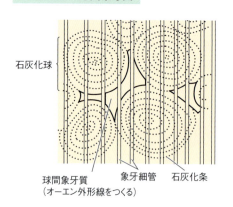

図 2-3-28　象牙質の成長線（エブネル象牙層板）

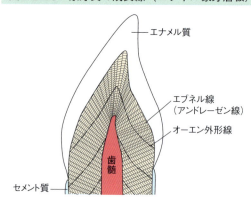

- 象牙質は、象牙芽細胞がエナメル－象牙境またはセメント－象牙境側に象牙線維（トームスの突起）を伸ばし（残し）、かつ有機性基質（マトリックス）を分泌し、さらにその部位の石灰化を行いながら歯髄側に後退していくことで形成される（図2-4-1）。
  図2-3-25でわかるように、象牙線維（トームスの突起）が入っている管が象牙細管であり、象牙細管はエナメル－象牙境またはセメント－象牙境から歯髄に至るまで伸びている。象牙質の基本構造は、この象牙細管とその間の象牙質基質である。象牙質基質のうち、象牙細管を取り囲んでいる石灰化が高いところが管周象牙質であり、それ以外の象牙質基質が管間象牙質である。象牙細管は細かな分枝を出すが、セメント質に接した歯根部の象牙質ではこの分枝が顆粒状のトームスの顆粒層として認められる（図2-3-26）。
- 象牙芽細胞によって形成されたばかりの象牙質は、石灰化はまだ起こっておらず有機性基質（マトリックス）のみよりなる象牙前質である（図2-3-25）。

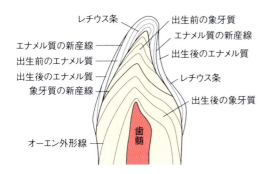

図2-3-29 乳歯の成長線

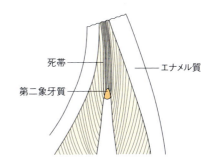

図2-3-30 死帯

図2-3-29、2-3-31は、平井五郎他：歯科衛生士教本 組織・発生［第2版］．医歯薬出版，東京，1990年より引用改変

- 象牙前質は象牙芽細胞の列に接して帯状にみられる。石灰化が球状に行われるとき、石灰化球のあいだに石灰化の低い球間象牙質が認められることがある（図2-3-27）。

  象牙質の形成は歯冠の切縁や咬頭に相当する部位から始まり、層状に進められていく（この層状に形成されることでつくられる成長線を総称して、エブネルの象牙層板と呼ぶ）。象牙質は1日に4μmずつ形成され、これに相当してエブネル線が形成される。何本かのエブネル線のうちの1本はとくに太くなって隣とつながって象牙質を横切る線となる、これをオーエン外形線という（図2-3-28）。

- 出生時にできたオーエン外形線が象牙質の新産線であり、エナメル-象牙境でエナメル質の新産線とつながっている。エブネル線、オーエン外形線、象牙質の新産線はすべてエブネルの象牙層板である（図2-3-29）。

- 歯（歯根）が完成した後に形成される象牙質を第二象牙質という（図2-3-30）。

- 第二象牙質には修復象牙質がある。修復象牙質は、歯に有害刺激が加えられたときに歯髄側に新たに形成される象牙質をいう。また、死帯や透明象牙質の形成もみられる。

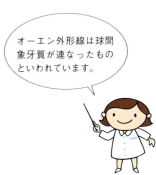

オーエン外形線は球間象牙質が連なったものといわれています。

7）セメント質

図 2-3-31　歯周組織の構造

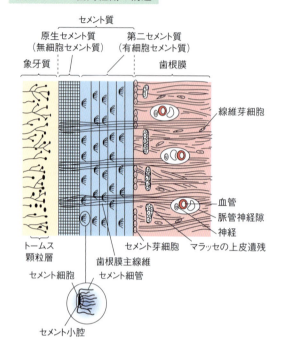

図 2-3-32　セメント質の分布

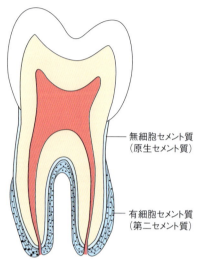

久米川正好他：口腔の発生と組織［第2版］．南山堂，東京，1998年より引用改変

- セメント芽細胞が、有機性基質（マトリックス）の分泌とその部位の石灰化を続けながら後退していくことで、セメント質が形成される（図2-4-1）。
  セメント芽細胞が基質の中に取り残されずに後退したのが無細胞セメント質（原生セメント質）であり、セメント芽細胞が基質の中に取り込まれて有細胞セメント質（第二セメント質）が形成される（図2-3-31）。
- 取り残されたセメント芽細胞はセメント細胞と呼ばれ、突起を栄養分がやってくる歯根膜側に出している。このセメント細胞とその突起が入っているセメント質内のスペースが、それぞれセメント小腔とセメント細管である。無細胞セメント質は歯頸側1/3の歯根に、有細胞セメント質は根尖側2/3の歯根に存在する（図2-3-32）。
- 歯根膜中の主線維はセメント質内に侵入する。歯根膜主線維の他端は歯根膜から歯槽骨に侵入し、歯を歯槽骨に固定する。歯根膜主線維のうち、セメント質と歯槽骨に埋入している両端部をシャーピー線維と呼ぶ。
- 加齢により、根尖部の（有細胞）セメント質は厚くなる。
- セメント－エナメル境の形態は、エナメル質の表面をセメント質が覆ってセメント小舌をつくっているものがもっとも多い。

STEP UP

セメント質は骨よりも吸収されにくい。この性質を利用し歯科矯正では歯の移動を行っている。

8）歯髄

- 軟組織である歯髄の表層には象牙芽細胞が一列にならんでいる（図2-3-33）。
- 歯髄中に多く存在する線維芽細胞を、歯髄細胞と呼ぶ。歯髄細胞（線維芽細胞）は、歯髄のコラーゲン線維（膠原線維）を分泌する。
- 細胞稀薄層から象牙芽細胞間を進み、象牙前質に達して広がっているコラーゲン線維をコルフの線維と呼ぶ。
- 歯髄の神経は、象牙芽細胞や象牙線維の周囲にも分布する。歯髄には、感染防御などの免疫に関与するリンパ球なども存在する。

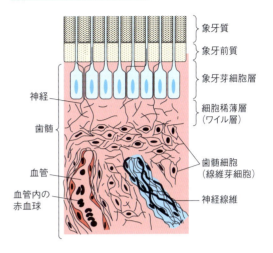

図2-3-33 歯髄の構造

東一善，高橋理：組織学・口腔組織学サイドリーダー．学建書院，東京，2002年より引用改変

9）歯根膜

- 歯のセメント質と歯槽骨との間にある薄い（厚みは0.1～0.4mm）強靭な結合組織の層を歯根膜という（図2-3-31、図2-3-34）。
- セメント質をつくるセメント芽細胞がセメント質に接してならび、骨をつくる骨芽細胞が歯槽骨に接してならんでいる。歯を吸収する破歯細胞や歯槽骨を吸収する破骨細胞も認められる。ヘルトビッヒの上皮鞘に由来するマラッセの上皮遺残が存在する。
- 歯根膜の中には多数の太いコラーゲン線維（膠原線維）の束（主線維と呼ぶ）があり、その端はセメント質と歯槽骨の中に侵入し、歯を歯槽骨に固定している。コラーゲン線維をつくる線維芽細胞も存在する。
- 神経、血管、感染防御などの免疫に関与するリンパ球なども存在する。
- 歯根膜の幅は、強い咬合圧がかかる歯は厚くなり、機能していない歯では薄くなる。高齢になると咬合圧が低下するので歯根膜は薄くなる。

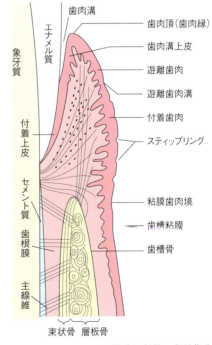

図2-3-34 歯根膜、歯槽骨、歯肉の構造

図2-3-34、2-3-35は、平井五郎他：歯科衛生士教本　組織・発生［第2版］．医歯薬出版，東京，1990年より引用改変

10) 歯槽骨

- 歯根膜に接する骨部は、歯根膜主線維束が侵入しているので**束状骨**といい、それ以外の歯槽骨を**層板骨**という（図2-3-34）。

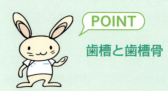

POINT 歯槽と歯槽骨

第2節（129ページ）に書かれているように、歯が植立する歯槽は、上顎骨の歯槽突起と下顎骨の歯槽部のうちの歯の周囲の部分である。つまり、歯槽骨という独立した骨は解剖学的には存在しないが、臨床ではこの歯槽突起または歯槽部がつくる歯槽を歯槽骨と呼ぶことが多い。国家試験でも「歯槽骨」の語は使われる。

11) 歯肉

- 歯肉は口腔粘膜の一部であり、**付着上皮**から**粘膜歯肉境**までの範囲をさす（図2-3-34、図2-3-35）。
- 歯肉のうちの歯肉頂付近は少し可動性がある。この可動性がある歯肉を**遊離歯肉**（自由歯肉、辺縁歯肉とも呼ばれる）、それ以外を**付着歯肉**という。付着歯肉には、**スティップリング**という浅く小さなくぼみが多数認められる。**歯肉溝上皮**と歯（エナメル質）との間の溝が**歯肉溝**であり、歯肉溝が病的に深くなったものを**歯周ポケット**と呼ぶ。
- 歯と歯とのあいだに突出した歯肉を**歯間乳頭**と呼び、その先端中央部のへこみが**歯肉コル**である。

図2-3-35 歯肉の外観

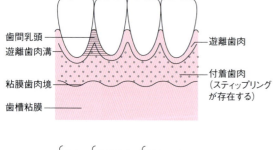

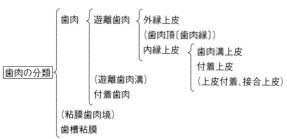

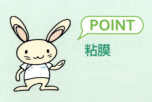

POINT 粘膜

粘膜は一般に粘膜上皮、粘膜固有層、粘膜下層の3層よりなるが、歯肉の粘膜は粘膜下層を欠き、粘膜固有層が直接骨膜に癒着しているので可動性は低い。ただし、遊離歯肉も同様の構造を持つが、深部に骨が存在せず骨膜の支えがないので少し可動性を持つ。

（吉田　篤）

4. 口腔組織の組成と機能

1) 歯の組成

- 歯は歯髄という軟組織とそれを取り囲むエナメル質、象牙質、セメント質という硬組織よりなる。象牙質の無機質（ミネラル）は約70%、有機質は約20%であり、この比率はセメント質および骨と類似している。これに対し、エナメル質の無機質は約95%と高く、有機質は約1%しかない。これがエナメル質がヒトの体の中でもっとも硬い理由である。
- 象牙質とセメント質の有機質の主体はⅠ型コラーゲンである。成熟エナメル質（完成されたエナメル質）はほぼ無機質のみからなるが、その形成期の幼若エナメル質はエナメル質タンパク（アメロゲニン、エナメリンなど）を含む。このエナメル質タンパクは石灰化が進みエナメルが完成するとそのほとんどが分解され消失する。
- エナメル質、象牙質、セメント質の無機質の主体はリン酸カルシウムで、ヒドロキシアパタイト（$Ca_{10}(PO_4)_6(OH)_2$）の結晶を形成している。エナメル質に含まれるマグネシウム（Mg）や炭酸はう蝕になりやすくするが、フッ素（F）はう蝕になりにくくする。

STEP UP

セメント質は、エナメル質や象牙質よりも軟らかいので、スケーリングで削れやすい。

2) 硬組織と石灰化

- エナメル質、象牙質、セメント質は、それぞれエナメル芽細胞、象牙芽細胞、セメント芽細胞が形成する（図2-4-1）。これらの芽細胞が、エナメル-象牙境またはセメント-象牙境側に、有機性基質（マトリックス）の分泌とその部位へのリン酸カルシウムの沈着（これを石灰化という）を続けながら後退していくことで形成される。
- エナメル質の石灰化の特徴は、エナメル形成の終了後、エナメル芽細胞が消失することである。よって、象牙芽細胞が第二象牙質を形成することができるのとは異なり、エナメル質完成後はエナメル質の追加的な形成はできない。
- セメント質の石灰化の特徴は、セメント芽細胞が基質の中に取り残されずに後退して形成された無細胞セメント質と、形成の速度が増し、セメント芽細胞が後退しきれずに基質の中に取り込まれて形成される有細胞セメント質があることである。
- 象牙質の石灰化の特徴は、象牙芽細胞が後退するとき、象牙線維（トームスの突起）を伸ばしながら（残しながら）後退することである。

3) 歯の脱灰と再石灰化

- 歯の脱灰は、歯の不溶性無機質（ミネラル）であるヒドロキシアパタイト（$Ca_{10}(PO_4)_6(OH)_2$）が酸（低いpH）によって溶け出すことである。う蝕の本質は、細菌がつくり出す酸によって引き起こされるこの脱灰である（図2-4-2）。

図 2-4-1 石灰化の様式

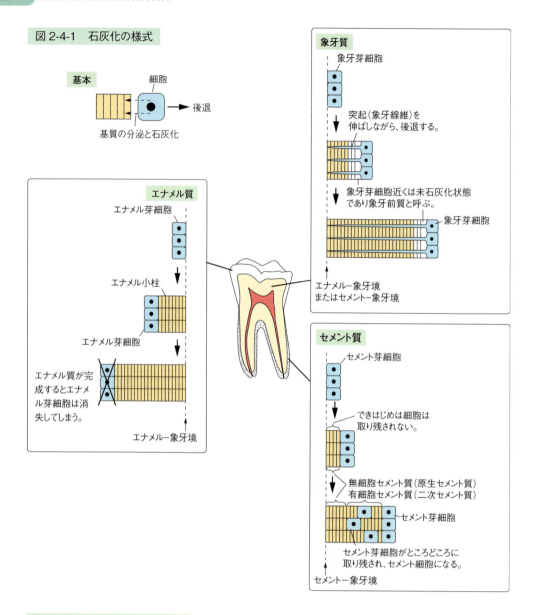

図 2-4-2 歯の脱灰と再石灰化

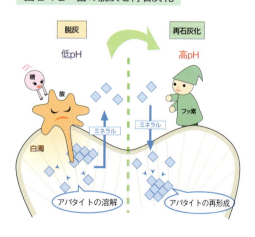

● 脱灰されたエナメル質が白濁してみえることがある。唾液中のカルシウムイオン Ca^{2+} は、エナメル質中の Ca^{2+} が唾液中に溶け出すのを防いだり、歯の萌出後のエナメル質の石灰化を進める。また初期のう蝕部位（脱灰部位）を再石灰化する。唾液中には微量のフッ素が存在するが、フッ素がエナメル質表層に取り込まれるとフルオロアパタイト（$Ca_{10}(PO_4)_6F_2$）が形成され、エナメル質の耐酸性が高まる。フッ化物溶液の塗布、洗口、歯磨剤への配合は、この耐酸性の向上を促すと期待される。

4）歯髄の機能

- 歯髄は象牙質に囲まれており、その境界部に象牙芽細胞が存在する（図2-3-33）。
- 歯髄の機能は、
  1. 象牙芽細胞を養い、象牙芽細胞の象牙質、第二象牙質、修復象牙質、透明象牙質の形成を助ける。これらの硬組織の形成によって、う蝕などの細菌感染や咬耗などの機械刺激、化学的刺激から歯髄は保護される。
  2. 歯髄の神経は象牙芽細胞や象牙線維の周囲に分布し、痛覚の伝達をする。歯痛は歯から発せられる警告である。
  3. リンパ球などの免疫細胞が存在し、う蝕などで侵入した細菌の感染防御などの免疫に関与する。

STEP UP

歯髄は、すべての刺激を痛みとして感じる珍しい組織であり、触圧覚はない。歯をたたいたときの感覚や「咬みごたえ」は歯髄ではなく歯根膜中の感覚神経で感じている。

5）歯周組織の組成と機能

- 歯の周りの組織を歯周組織といい、歯根膜、歯槽骨、歯肉とセメント質がある（図2-3-22）。

（1）歯根膜の機能

- 厚みが0.1～0.4 mmの強靭な結合組織であり、咬合圧を受け止めるクッションになる。
- 歯根膜のコラーゲン線維（主線維）はセメント質と歯槽骨とのあいだを結び、歯槽に対して歯を固定する（図2-3-31、図2-3-34）。
- 血管と神経が分布する。神経は触圧覚や痛覚を伝える。
- リンパ球などの免疫細胞が存在し、歯周炎などで侵入する細菌の感染防御などの免疫に関与する。
- セメント質をつくるセメント芽細胞、コラーゲン線維をつくる線維芽細胞、歯槽骨をつくる骨芽細胞や歯を吸収する破歯細胞、歯槽骨を吸収する破骨細胞が存在しており、これらを養っている。

（2）歯肉、歯槽骨、セメント質の機能

- 歯肉は歯頸部で歯に付着し、歯根や歯根膜を口腔環境から隔絶させ保護している。歯肉溝が形成される（図2-3-34）。
- 歯肉は、唾液、食物の流れを円滑にする。
- 歯肉には、血管と神経が分布する。
- 歯槽骨は、歯を入れる骨のくぼみを提供する。
- 歯槽骨は、歯根膜主線維が侵入する束状骨を形成し、歯槽に対して歯を固定する（図2-3-21、図2-3-34）。
- セメント質は、歯根膜主線維が侵入し、歯槽に対して歯を固定する（図2-3-31）。

セメント質は、歯の一部としても、また歯周組織の一部としても分類されます。

6）唾液

（1）唾液の成分

- 唾液をつくる腺細胞には、さらっとした唾液を作る漿液細胞と粘性のある唾液をつくる粘液細胞がある。耳下腺とエブネル腺は漿液細胞のみ、口蓋腺と後舌腺は粘液細胞のみよりなる。他の唾液腺は両方を持つ混合腺であるが、顎下腺は漿液細胞が多く、舌下腺は粘液細胞が多い（表2-1-4）。
- 唾液分泌は交感神経と副交感神経からなる自律神経によって調節され、食事中や安静時などに働く副交感神経は多量のさらっとした（漿液性の）唾液を、精神的緊張時などに働く交感神経は少量の粘り気のある（粘液性の）唾液を分泌させる（図2-1-4）。
- 1日の唾液分泌量は1.0〜1.5Lである。大唾液腺の分泌量は、顎下腺がもっとも多く、次に耳下腺である。唾液の99％は水分で、残りの1％が電解質（ミネラル）と有機質である。分泌量が多いと弱アルカリ性、少ないと弱酸性の唾液が分泌される。

STEP UP

唾液の粘性は粘液細胞がつくるムチンが原因である。食事中は食物をしめらせて食塊を形成する必要があるので、多量の漿液性の唾液が必要になる。

（2）唾液の作用

- 消化作用：唾液アミラーゼは消化酵素でありデンプンを分解する。
- 潤滑作用（円滑作用）：食物をしめらせて食塊の形成を助ける。また、粘膜表面をなめらかにし、嚥下や発音機能を円滑にする。
- 保護作用：唾液中のムチンは粘膜の表面に付着するので、粘膜の乾燥を防ぎ、化学物質の刺激から粘膜を保護する。
- 緩衝作用：唾液はそのpHをほぼ中性に保つ。
- 抗脱灰作用：唾液中のムチンなどのタンパクはエナメル質に吸着して獲得皮膜（ペリクル）を形成し、エナメル質の脱灰（歯のカルシウムが唾液に溶け出すこと）を防ぐ。また、唾液の緩衝作用により、細菌が産生した酸を中和し、脱灰を防ぐ。
- 洗浄作用：歯や粘膜に付着した食物残渣、細菌などを洗い流す。
- 味覚発現作用：乾燥した食物は唾液に溶解し味覚を生ずる。
- 抗菌作用：細菌の増殖を抑制または殺菌する。これには、唾液中のリゾチーム、ペルオキシダーゼ（過酸化酵素）、ラクトフェリン、分泌型免疫グロブリンA（分泌型IgA）が働く。

（3）唾液と疾患

- 歯の表面に形成される獲得皮膜（ペリクル）は歯を保護する反面、細菌が付着し繁殖する場となる。付着した細菌が食物残渣中の糖を利用して増殖し、歯に強く結合したものがプラークである。唾液や歯肉溝液中のカルシウムイオンが、このプラークにリン酸カルシウムなどとして沈着し歯石となる。

（吉田　篤）

5. 口腔の神経系

● 口腔に関与する脳神経には、三叉神経、顔面神経、舌咽神経、迷走神経、舌下神経がある。知覚神経（味覚神経は知覚神経の一種である）と運動神経を含むものを混合神経と呼ぶので、三叉神経、顔面神経、舌咽神経、迷走神経は混合神経である。副交感神経は、顔面神経や舌咽神経（動眼神経や迷走神経も）に含まれ、腺から唾液や涙を分泌させる。

1）三叉神経

図 2-5-1　三叉神経

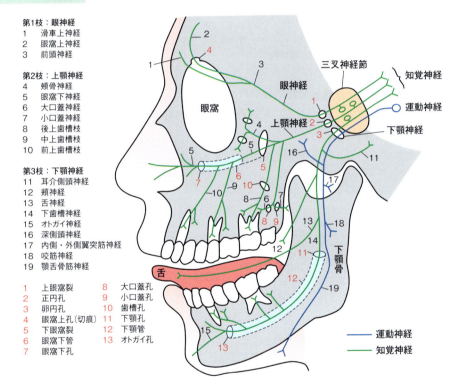

第1枝：眼神経
1　滑車上神経
2　眼窩上神経
3　前頭神経

第2枝：上顎神経
4　頬骨神経
5　眼窩下神経
6　大口蓋神経
7　小口蓋神経
8　後上歯槽枝
9　中上歯槽枝
10　前上歯槽枝

第3枝：下顎神経
11　耳介側頭神経
12　頬神経
13　舌神経
14　下歯槽神経
15　オトガイ神経
16　深側頭神経
17　内側・外側翼突筋神経
18　咬筋神経
19　顎舌骨筋神経

1　上眼窩裂　　8　大口蓋孔
2　正円孔　　　9　小口蓋孔
3　卵円孔　　　10　歯槽孔
4　眼窩上孔(切痕)　11　下顎孔
5　下眼窩裂　　12　下顎管
6　眼窩下管　　13　オトガイ孔
7　眼窩下孔

● 三叉神経は第5脳神経であり、3本の枝に分かれるので三叉神経と呼ばれる。第一枝が眼神経、第二枝が上顎神経、第三枝が下顎神経であり、それぞれ上眼窩裂、正円孔、卵円孔を通って脳から出て、おもに顔面と口腔内に分布する。眼神経と上顎神経は知覚神経であるが下顎神経は混合神経である。下顎神経の中の運動神経は閉口筋といくつかの開口筋を収縮させる。上顎歯には、上顎神経の枝である後上歯槽枝と上顎神経の枝である眼窩下神経から分かれた中上歯槽枝と前上歯槽枝とが分布し、下顎歯には下顎神経の枝の下歯槽神経が下顎孔から下顎管に入って分布する（表2-6-1に、動脈と一緒にまとめてある）。この下歯槽神経と眼窩下神経は、歯にいく枝を出した後、それぞれオトガイ孔と眼窩下孔から出て顔面皮膚に分布する（図2-2-1、図2-2-2A、図2-2-3）。顔面皮膚の知覚は、これらの三叉神経がつかさどり、顔面神経ではない。

2）顔面神経

図 2-5-2　顔面神経

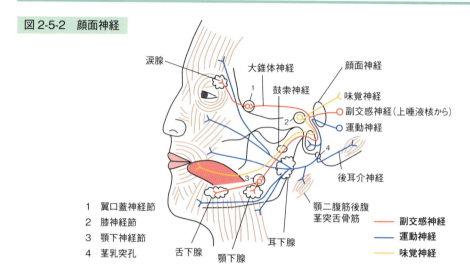

- ●顔面の表情筋を収縮させる運動神経を含むので顔面神経と呼ばれているが、味覚神経（味覚神経は知覚神経の一種である）を含むので混合神経であり、さらに副交感神経も含む。味覚神経は舌の前2/3（舌体）に分布し、副交感神経は顎下腺、舌下腺、涙腺から唾液や涙を分泌させる。この味覚神経と顎下腺、舌下腺にいく副交感神経をまとめて鼓索神経と呼ぶ（図2-1-4、表2-1-3）。

3）舌咽神経

図 2-5-3　舌咽神経

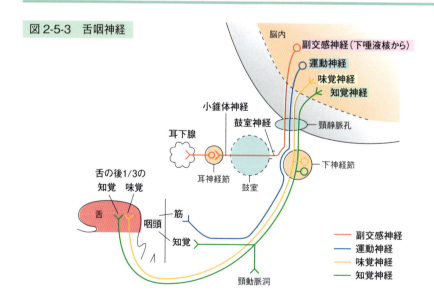

- ●おもに舌と咽頭に分布するので舌咽神経の名がついている。混合神経で副交感神経も含む。知覚神経は舌の後1/3（舌根）と咽頭の粘膜に分布し、味覚神経は舌の後1/3（舌根）の味覚をつかさどる。副交感神経は耳下腺から唾液を分泌させる（図2-1-4、表2-1-3）。

4）迷走神経

- 舌根の後部や咽頭と喉頭に分布する知覚神経と味覚神経、咽頭や喉頭の筋を収縮させる運動神経、心臓や胃などの内臓に分布する副交感神経を含む（表2-1-3）。

5）舌下神経

- 舌筋を収縮させる運動神経であり、「舌の運動」は舌下神経である。

> **POINT　神経をおぼえよう**
>
> 図2-5-1～2-5-3では、知覚神経を緑（ただし、味覚神経は知覚神経の一種であるが、別に黄で示した）、筋を収縮させる運動神経を青、腺から唾液や涙を分泌させる副交感神経を赤で表している。神経は分枝すると名称が変わるものが多く、すべての名称をおぼえるのは大変なので、まず図の中で大きな文字で書かれている重要な神経をおぼえよう。

（吉田　篤）

6. 口腔の血管系

1）血管

（1）動脈

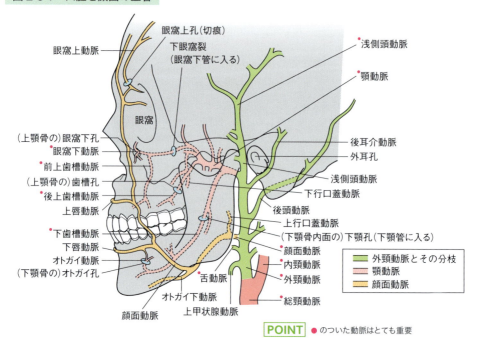

図2-6-1 口腔と顔面の血管

POINT ●のついた動脈はとても重要

- 口腔や顔面に血液を送るのは、内頸動脈（脳と眼に分布）ではなく外頸動脈の枝である（図2-6-1）。
- 外頸動脈は、最後は顎動脈と浅側頭動脈の2終枝となるが、その途中で多くの分枝を出す。舌動脈は舌に、顔面動脈が顔面の前方部に、浅側頭動脈が側頭部に、後耳介動脈と後頭動脈が後頭部に血液を送る。外頸動脈の枝のうち、口腔内に分布する顎動脈がもっとも重要である。
- 顔面動脈は上行口蓋動脈とオトガイ下動脈を分枝した後、顔面皮膚に血液を送る。顔面皮膚は、この顔面動脈に加え、浅側頭動脈と顎動脈（のオトガイ動脈と眼窩下動脈）が血液を送る。軟口蓋には、この顔面動脈の上行口蓋動脈と（顎動脈の）下行口蓋動脈の分枝の小口蓋動脈が血液を送る（表2-1-1）。

- 顎動脈の分枝の1つである下行口蓋動脈は大・小口蓋動脈となり、それぞれ硬口蓋と軟口蓋に血液を送る。上下顎の歯に分布する動脈を、すでに5項でのべた神経と一緒に表2-6-1にまとめる。

表2-6-1 上下顎の歯に分布する動脈と神経

				通路		分布する歯	歯に分枝した後に通る孔		分布
上顎歯	動脈	顎動脈	後上歯槽動脈	歯槽孔から入る	後上歯槽動脈	大臼歯 小臼歯			
			眼窩下動脈	眼窩下管を通る	前上歯槽動脈	前歯	眼窩下孔	眼窩下動脈	皮膚
	神経	上顎神経	後上歯槽枝	歯槽孔から入る	後上歯槽枝	大臼歯			
			眼窩下神経	眼窩下管を通る	中上歯槽枝	小臼歯	眼窩下孔	眼窩下神経	皮膚
					前上歯槽枝	前歯			
下顎歯	動脈	顎動脈	下歯槽動脈	下顎孔から入り下顎管を通る		すべての歯	オトガイ孔	オトガイ動脈	皮膚
	神経	下顎神経	下歯槽神経					オトガイ神経	

（2）静脈

- 静脈の特徴をあげる。
  ①内頸動脈と外頸動脈によって供給された頭頸部の血液は、外頸静脈が細いので、大半は内頸静脈に入って心臓に向かう。
  ②顎動脈によって口腔内に供給された血液は、翼突筋静脈叢から下顎後静脈を経て内頸静脈に入る。

POINT　血管の名称の覚え方

血管は神経と同様に、分枝すると名称が変わるものが多い。分枝の名称とともに分枝前の名称も重要である。まず外頸動脈の分枝名（顎動脈など）からおぼえ、次に分枝の分枝（下歯槽動脈など）をおぼえよう。静脈の名称は、動脈と同じ名称のものが多い（例えば、外頸動脈と外頸静脈、顔面動脈と顔面静脈）ので、そうではないもののみをおぼえておこう（例えば、下顎後静脈はあるが下顎後動脈はない）。また、神経と一緒に走行する血管は同じ名称がつくものも多いので、神経と一緒におぼえることも大切である（例えば、下歯槽神経と下歯槽動静脈）（表2-6-1）。

2）リンパ、リンパ節

- リンパ節は、リンパ球を産生し、異物や細菌を排除し、抗体の産生による免疫形成に働いている。オトガイ下リンパ節には下顎切歯部付近からリンパが集まる（図2-6-2）。顎下リンパ節には下顎切歯部付近以外の口腔内の大半からリンパが集まる。

図2-6-2 顎下リンパ節とオトガイ下リンパ節

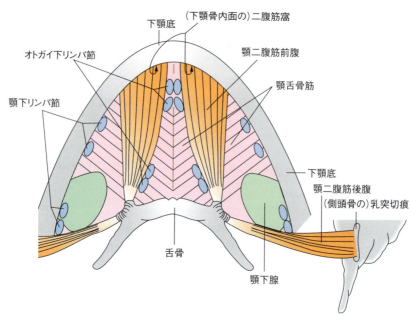

小林茂夫：歯科学生のための解剖学実習［改訂第2版］．南江堂，東京，1998年より引用改変

> **POINT　オトガイ下三角と顎下三角**
>
> オトガイ下三角は、左右の顎二腹筋前腹と舌骨で囲まれた三角形の領域（正中に1個）である。その中にオトガイ下リンパ節が存在する。顎下三角は、顎二腹筋前腹と後腹と下顎骨で囲まれた三角形の領域（左右に1個ずつ）である。その中に顎下リンパ節と顎下腺が存在する。

（吉田　篤）

7. 口腔の機能

1）歯と口腔の感覚

- 口腔機能には、①歯と口腔の感覚、②味覚、③唾液分泌、④咬合と咀嚼、⑤吸啜、⑥摂食、⑦嚥下、⑧嘔吐、⑨発声、⑩構音、⑪顎反射などがある。
- 口腔機能の特徴および重要性
  - 口腔は、摂食・消化機能、コミュニケーション機能、喜怒哀楽を表すなどの心理表現機能、呼吸機能など一部位で多様な役割を果たしている。
  - 口腔機能は「食べる」「話す」「歌う」など生きる楽しみと深く結びついている。
  - 1つの機能が他の機能と複雑に関連しながら、全体として統合された機能を発揮している（図2-7-1）。

図2-7-1 口腔機能とその他の機能との関連

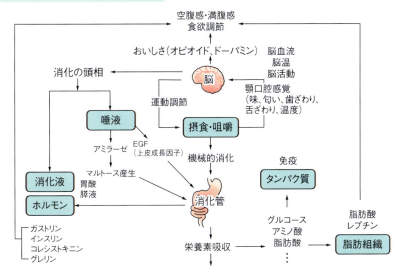

二ノ宮裕三 他：基礎歯科生理学 第6版. 医歯薬出版，東京，2014 より引用改変.

（1）歯の感覚

- 歯の感覚受容器は歯髄と歯根膜に存在する（図2-7-2）。
  - ①圧覚（触覚）：歯根膜
  - ②咬合感覚：歯根膜、咬筋、顎関節
  - ③位置感覚：歯根膜（明確）、歯髄（不明確）
  - ④歯髄感覚：痛みとして感じる。
  - ⑤関連痛：歯に疾患があっても、歯ではなく痛みが頭部や顔面部に現れる現象をいう。
- 象牙質の感覚（動水力学説）（図2-7-2）
  象牙質に加わった刺激は、象牙細管内のリンパの流動を生じ、それが象牙芽細胞周辺に存在する歯髄神経終末を興奮させ、痛覚を感じる。これを動水力学説という。

図 2-7-2 歯の感覚と象牙質の感覚

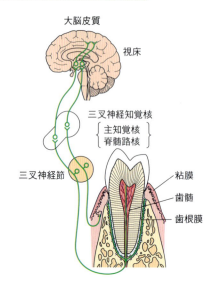
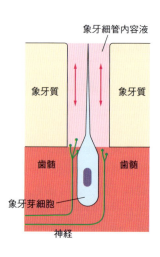

（2）口腔粘膜の感覚

- 感覚点の分布密度は皮膚よりも高く、口腔前方部は後方部よりも高い。
- 2点識別閾でみると、舌尖がもっとも敏感であり、頬粘膜がもっとも鈍感である。
- 第二大臼歯付近部から口角にかけての頬粘膜にはほとんど痛覚を感じないところがあり、この部位をキーゾウ領域（キーゾウの無痛域）という。
- 口腔粘膜のおもな感覚を以下に示す。
  - ①温度覚：食物の温度を感知する。
  - ②触覚、圧覚：食物の硬さや大きさを感知する。
  - ③痛覚：粘膜への機械的刺激、温度刺激、化学刺激などにより痛覚を生じる。
  - ④味覚：味覚の感覚受容器は味蕾であり、舌だけでなく軟口蓋、口蓋垂などにも分布している。
  - ⑤渇きの感覚：口腔は渇きを感じる。
  - ⑥空間覚：物の性状（形、大きさ、粗造感など）を感じる。

（3）口腔感覚の神経支配

- 味覚以外はほとんどが三叉神経支配である（「三叉神経」155 ページ参照）。
  - ①三叉神経
    - 三叉神経第Ⅱ枝（上顎神経）：頬、上唇、上顎歯、上顎歯肉、口蓋
    - 三叉神経第Ⅲ枝（下顎神経）：側頭部、下唇、下顎歯、下顎歯肉、咀嚼筋、舌前方2/3、顎関節
  - ②舌咽神経：咽頭、扁桃、舌後方1/3の知覚と味覚
  - ③迷走神経：喉頭部の知覚と味覚
  - ④顔面神経：舌前方2/3の味覚

(4) 味覚

- 舌乳頭や口腔粘膜には味蕾があり、この中に味を感じる受容器として味細胞が存在している（味覚器と味覚については48、127ページも参照）。
- この部分に唾液に溶けた呈味物質が接すると味覚が生じる。なお、味細胞の寿命は7〜10日といわれる。

A. 味覚の意義
①食欲の増進と精神的満足、②摂取食物の危険度の判別、③唾液の分泌調整、④胃液など消化液の分泌促進、⑤栄養や体液の恒常性の維持

B. 5基本味
①酸味：H^+、同じpHでは有機酸のほうが強い酸味を呈する。
②甘味：CH_2OH基（糖やアルコール）、$-OH$基、Be^{++}、ペプチド、タンパク質などにより生じる。
③塩味：Na^+など無機塩類の陽イオン、陰イオンがCl^-であるとき塩味を一番強く感じる。
④苦味：アルカロイド、無機塩類の陰イオン、配糖体、アミノ酸、ペプチドなどから生じる。
⑤うま味：グルタミン酸などのアミノ酸、イノシン酸などの核酸関連物質により生じる。

C. 舌の部位による味覚感受性の相違
- 以前は舌の先端部では甘みを、舌根部では苦みを感じるなど味覚の舌受容野が味覚地図として一般的に知られていた。しかし、近年のヒトの4基本味に対する閾値の測定実験結果により、味覚感受性は舌の各部位によって顕著な差はみられないことや、各味覚受容体が舌の全領域にわたって存在することから、「舌には明確な味覚地図がない」ということになっている。なお、旨味については舌後方葉状乳頭で特異的に鋭敏であるといわれている。

D. 味覚異常の要因
①加齢による生理的変化に伴う味覚の低下、②亜鉛の欠乏、③発熱、④内分泌系の機能異常、⑤精神的、心理的要因、⑥薬物中毒、⑦消化機能の病的変化、⑧嗅覚の障害、⑨味盲、⑩義歯の装着

2) 咬合と咀嚼

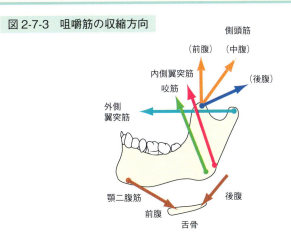

図2-7-3 咀嚼筋の収縮方向

図2-7-4 下顎運動

下顎運動	咬筋	側頭筋	内側翼突筋	外側翼突筋
挙上	○	○	○	
下制	おもに舌骨上筋が働く。			○
前進			○	○
後退		○		
左右運動			○	○
神経支配	下顎神経（三叉神経）			

a. 咬筋 b. 側頭筋 c. 外側・内側翼突筋

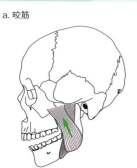
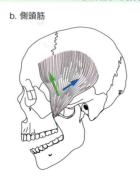
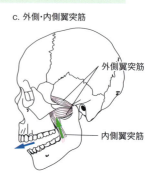

3）嚥下、吸啜、構音、顎反射、嘔吐

（1）嚥下と吸啜運動

図2-7-5 嚥下

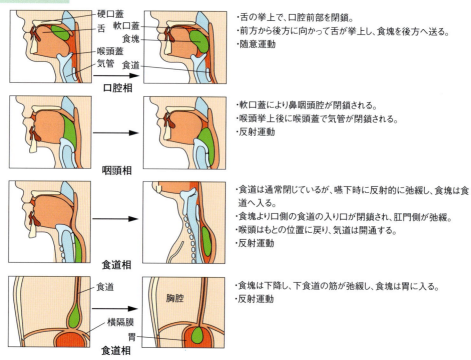

口腔相
- 舌の挙上で、口腔前部を閉鎖。
- 前方から後方に向かって舌が挙上し、食塊を後方へ送る。
- 随意運動

咽頭相
- 軟口蓋により鼻咽頭腔が閉鎖される。
- 喉頭挙上後に喉頭蓋で気管が閉鎖される。
- 反射運動

食道相
- 食道は通常閉じているが、嚥下時に反射的に弛緩し、食塊は食道へ入る。
- 食塊より口側の食道の入り口が閉鎖され、肛門側が弛緩。
- 喉頭はもとの位置に戻り、気道は開通する。
- 反射運動

食道相
- 食塊は下降し、下食道の筋が弛緩し、食塊は胃に入る。
- 反射運動

● 嚥下　図2-7-5

・第1相（口腔相）：食物が口腔から咽頭に送られるまでで、運動を意識的に調節できる**随意相**である。

- ・第2相（咽頭相）：食物が咽頭から食道に達するまでをいい、意識的には調節できない反射運動である。この反射を嚥下反射という。
- ・第3相（食道相）：食物が食道を通って胃に達するまでをいい、食道の蠕動運動により輸送される。

● 乳児型嚥下と成熟型嚥下
- ・嚥下にはおもに乳児型嚥下と成熟型嚥下とがあり、乳児型嚥下は哺乳に関連する嚥下である（図2-7-6）。

● 乳児型嚥下の特徴
- ・上下顎の歯槽堤間に舌が介在する。
- ・下顎は表情筋と上下顎間に介在する舌の動きによって固定される。
- ・上下口唇と舌知覚神経支配の連携により嚥下過程は制御される。

● 成熟型嚥下の特徴　図2-7-7
- ・上下顎歯が咬合する。
- ・嚥下時には、下顎は下顎挙上筋の働きにより固定される。
- ・舌尖は口蓋に接し、上顎切歯の上後方に位置する。
- ・口唇や表情筋の収縮はほとんどみられない（嚥下が始まると口唇と舌の間の感覚交換により、嚥下運動は誘導される）。

● 乳児型嚥下から成熟型嚥下への移行
- ・歯の萌出から始まる。8〜9か月頃。
- ・12〜15か月で成熟型嚥下のほとんどの特徴を会得する。

● 移行のための因子
- ・神経筋単位の成熟（三叉神経支配筋群が嚥下時の下顎固定、顔面神経支配筋群が　繊細で複雑な会話、表情機能の習得などが進む）
- ・直立した頭部の姿勢位に伴う下顎への重力のかかる方向性の変化
- ・咀嚼の本能的欲求
- ・きめ細かな食物摂取の必要性
- ・乳歯列の発育

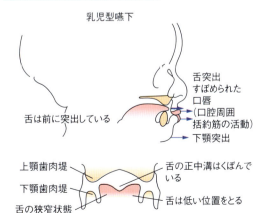

図2-7-6　乳児型嚥下の特徴

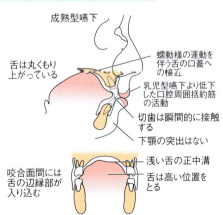

図2-7-7　成熟型嚥下の特徴

Graber T.M.：Orthodontics principles and practice. W.B.SANDERS,1966 より引用改変

● 吸啜運動　図2-7-8

乳首を口蓋部に押しつけ、口唇、舌、頬、上顎歯槽堤部で取り囲み、その後に舌の波状運動が起こると、囲まれた空間の容積が変化し、陰圧となるため乳汁が口腔内へと圧出する。その後、口腔内に乳汁がたまると嚥下反射が起こり、食道へと送られる。

図2-7-8　吸啜運動

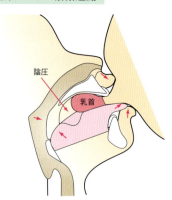

山田好秋：よくわかる摂食・嚥下のしくみ．医歯薬出版，東京，1999年より引用改変

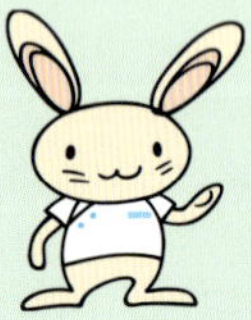

POINT
摂食・嚥下運動では、食物の移動に合わせて、認知期（先行期）、準備期（咀嚼期）、口腔期、咽頭期、食道期の5期に分類している。5期のうち口腔期以降の3期を嚥下の3期という。

（2）構音、顎反射

● 構音

構音とは構音器官を操作することによって、母音や子音を出す行動のことである。
言葉の明瞭度は、口唇、舌、軟口蓋など動的な構音器官の運動性および可動域と硬口蓋、歯槽部、歯など運動性のない静的な構音器官との位置関係によって決まる。

● 顎反射

口腔内、口唇の粘膜、歯および顔面の皮膚に加わった触・圧・痛などの刺激、あるいは下顎に加わった力によってさまざまな顎反射が誘発され、その反射効果により、閉口反射（下顎張反射、歯根膜咬筋反射、口腔粘膜刺激による閉口反射）と開口反射に大別される（図2-7-9、図2-7-10）。

・下顎張反射：下顎が急激に下がると閉口筋が収縮して起こる反射。
・歯根膜咬筋反射：弱い噛みしめ中に、前歯の歯根膜を刺激すると咬筋が収縮する反射。
・口腔粘膜刺激による閉口反射：舌根部や口蓋粘膜に軽い触刺激を与えると反射的に緩やかな閉口が起こる反射。
・開口反射：顔面口腔領域に対する侵害刺激によって急激な開口運動が引き起こされる反射。

図2-7-9　下顎張反射の反射経路（シナプスは ─◁ で示す）

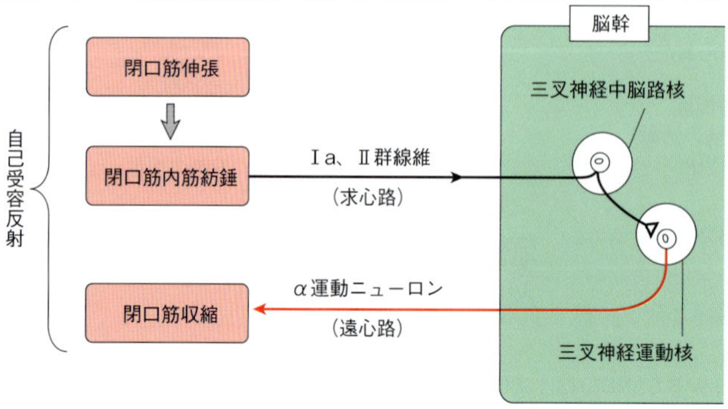

下顎張反射は、刺激が加えられた閉口筋に反射効果（収縮）が誘発される「自己受容反射」である。
誘発刺激：閉口筋の伸張
受容器：閉口筋筋紡錘
求心性神経：Ⅰa（筋紡錘一次終末）線維、Ⅱ群（筋紡錘二次終末）線維
反射中枢：脳幹（三叉神経中脳路核、三叉神経運動核）
遠心性神経：閉口筋支配のα運動ニューロン
反射効果：閉口筋収縮
反射の意義：下顎の位置調節、下顎安静位の形成に関与

図 2-7-10 歯根膜咬筋反射の反射経路（シナプスは ── ◁で示す）

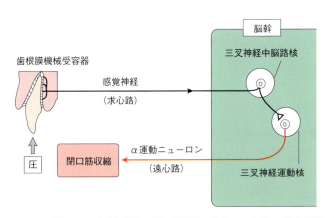

歯根膜咬筋反射は単シナプス反射である。
誘発刺激：咬合圧など、歯への機械的刺激
受容器：歯根膜機械受容器
求心性神経：三叉神経中脳路核に細胞体をも
　　　　　　つ歯根膜機械受容器支配の感覚
　　　　　　神経
反射中枢：脳幹（三叉神経中脳路核、三叉神
　　　　　経運動核）
遠心性神経：閉口筋支配のα運動ニューロン
反射効果：閉口筋収縮
反射の意義：咀嚼筋の咬合力調節

図2-7-9、図2-7-10とも塩澤光一 著，柳澤慧二 監修：スタディ口腔生理学．永末書店，2001．より引用改変

（3）嘔吐

図 2-7-11 嘔吐のしくみ

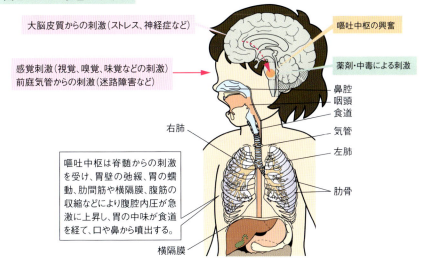

①嘔吐中枢の興奮
　・大脳皮質からの刺激が伝わる（ストレス、神経症、薬剤、中毒などによる刺激）。
②嘔吐中枢から脊髄への興奮の伝達。
③末梢の器官の興奮
　・胃壁の弛緩、胃の蠕動、横隔膜、肋間筋、腹筋の収縮
④胃の内容物の逆流
　・胃の内容物が食道を経て口や鼻から噴出する。

4）発声

● 発声発語器官　図2-7-12
- 発声器官は声帯であるが、声帯の機能を調節する喉頭部（喉頭軟骨、喉頭筋）も広義の発声器官である。
- 言語は発声器官によってつくられた原音が、構音器官（口腔、咽頭、口蓋、鼻腔、肺、気管など）によって共鳴、変調されつくられる。
- 喉頭軟骨：輪状軟骨、披裂軟骨、甲状軟骨など。
- 声帯：甲状軟骨と披裂軟骨間に張られたヒダ。
- 喉頭筋：喉頭軟骨に付着して声門の広さおよび声門の緊張度を調節する。

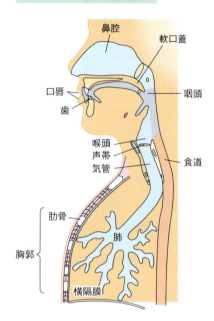

図2-7-12　発声発語器官

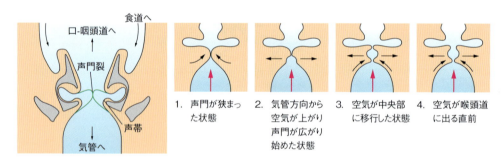

図2-7-13　喉頭（断面）と声帯の動き

1. 声門が狭まった状態
2. 気管方向から空気が上がり声門が広がり始めた状態
3. 空気が中央部に移行した状態
4. 空気が喉頭道に出る直前

A・デスポプロス他著，佐久間康夫訳：カラー図解よくわかる生理学の基礎．メディカル・サイエンス・インターナショナル，東京，2005年より引用改変

● 発声のしくみ　図2-7-13
- 気管支や気管からの空気は、声帯のあいだの声門裂を通過して咽頭道、口腔へと押し出される。このとき声帯が振動し音波が形成される。ヒトの声は強弱、高さの範囲が非常に広いことが知られている。
- これらに関与する声帯における因子は、気流の強さ、声帯の張力、声帯の形、幅であり、これが基音となる。それに喉頭、口腔の形の調節が加わり音色となる。

（西村　康・長谷則子）

8．口腔と歯の発生

1）鰓弓の発生

図2-8-1　鰓弓の発生

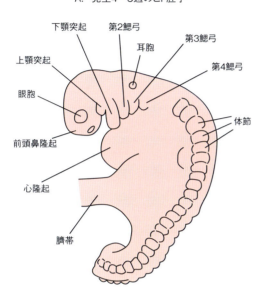

A. 発生4～5週のヒト胚子

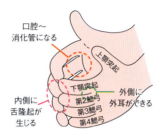

B. 鰓弓のイメージ

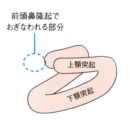

C. 上顎突起と下顎突起の構造

- 鰓弓とは、発生4～5週のヒト胚子・頭頸部に生じる6対の突起構造をいい、前方から順に第1～第6鰓弓と呼ぶ（図2-8-1A）。ただし、ヒトでは第5、第6鰓弓が退化してほとんどなくなっている。
- 第1鰓弓は顎になるので顎弓ともいい、つけ根から二分して上顎突起と下顎突起になる。この様子は両手をつかってカゴのような形をつくると理解しやすい（図2-8-1B）。指で囲まれた部分が後の口腔～消化管になる。人差し指は下顎突起で下顎になる。親指は上顎突起で、前方へと伸びていくが、先端の長さが足りないので、前頭鼻隆起（額から鼻をつくる部分）で不足部分をつなぐ（図2-8-1C）。この部分を顎間突起といい、人中（鼻の下の2本の隆起線ではさまれる部位）と一次口蓋部分（歯骨）になる。
- 第2鰓弓は舌骨になるので舌骨弓ともいう。
- 第3～第6鰓弓は魚類では鰓になるが、ヒトでは鰓弓間の内側の凹み部分（鰓嚢）が器官の原基となり、移動して胸腺や上皮小体などになる。これら鰓弓由来の器官を鰓弓器官という。
- 舌は第1～第3鰓弓の内側正中部に現れる舌隆起に由来する（図2-8-1B）。舌の前方2/3が第1鰓弓由来、残り1/3が第3鰓弓由来である。第2鰓弓は後退して舌骨になるので舌の発生には途中から関与しなくなる。
- 発生途中の舌に生じる舌盲孔という部位から甲状腺がつくられる。
- 内耳は耳胞からつくられるが、外耳は第1鰓弓と第2鰓弓の外側の凹み（鰓溝）の基部付近からつくられる（図2-8-1B）。

第2章 歯・口腔の構造と機能

2）口腔の発生

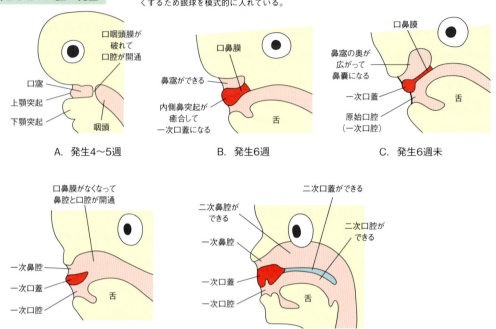

図2-8-2 口腔の発生

- 口腔の発生も発生4〜5週から始まる。この時期は上下顎が上顎突起と下顎突起の段階であるが、4つの突起に囲まれた領域にできる凹みを口窩といい、これが口腔の始まりである（図2-8-2A）。
- 口窩と腸管は体の前端と後端から陥入してきた管同士であって、発生4週では、口咽頭膜によってへだてられている。これが、徐々に破れはじめて5週末までには消失するので、口窩と腸管が交通するようになる（＝開通する）。開通後は、原始口腔または一次口腔という（図2-8-2A）。
- 6週になると上顎が顎間突起によって補われて前方でつながるが、同時に鼻の原基もできて、右と左にひとつずつ鼻窩という凹みができる（図2-8-2B）。
- 鼻窩は内部で広がって鼻嚢という将来の鼻腔に近いかたちができていく（図2-8-2C）。この鼻嚢の底部にある口鼻膜が次第に薄くなってきて破れると口腔と開通する。開通した鼻腔を原始鼻腔または一次鼻腔という（図2-8-2D）。
- 口鼻膜は前方部分が残り、人中と一次口蓋になる（図2-8-2D）。一次口蓋は歯骨とも呼ばれ、上顎左右側の中切歯と側切歯が植立する部位である。
- カエルやトカゲなどは一次口蓋のみを持つ動物であるが、哺乳類では二次口蓋という大きな隔壁ができて、鼻腔と口腔の連絡がずっと後方の咽頭部のみとなる（図2-8-2E）。これにより口腔と鼻腔が大きく分けられるので、哺乳時の吸引や呼吸、咀嚼時の呼吸が可能になる。二次口蓋によって新たにできた腔所を二次鼻腔と二次口腔という。鼻腔とは一次鼻腔と二次鼻腔が、口腔とは一次口腔と二次口腔が一体となった腔所なのである。

3）顎顔面の発生

図 2-8-3　顎顔面の発生

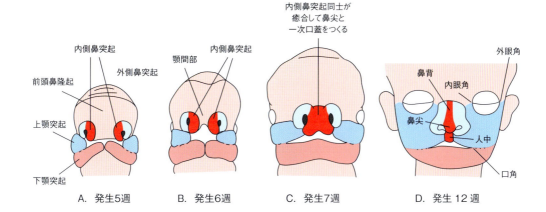

A. 発生5週　　B. 発生6週　　C. 発生7週　　D. 発生12週

- 発生5週のヒト胚子では、下顎のすぐ上に前頭鼻隆起と内側・外側鼻突起がある。鼻が顔面の多くを占めているが、左右に大きく分離している。下顎はほぼできあがっているが、上顎は未発達で左右に分離している（図2-8-3A）。
- 6〜7週になると左右の内側・外側鼻突起が正中に寄ってきて鼻らしくなってくる。上顎の中央部（顎間部）に配置して、上顎の一部となる。（図2-8-3B、C）。内部では口腔と鼻腔が開通し、一次口蓋ができた段階である。
- この後、顔面全体の発生と成長が進み、相対的に鼻が小さくなって、顎顔面部がほぼ完成する（図2-8-3D）。内部では二次口蓋ができた段階である。
- このように顎顔面は前頭鼻隆起、上顎突起、下顎突起に由来するので、顔面はふたつの線（内眼角と外眼角を結ぶ線と左右の口角を結ぶ線）で区分けることができる（図2-8-3D）。この区分は三叉神経の三枝（眼神経、上顎神経、下顎神経）の支配区分と一致する。

POINT　器官形成期

ヒトの発生第3〜8週（＝妊娠第5〜10週）は胚子期といい、体中のさまざまな器官が一斉にできる器官形成期にあたる。母体に過度の飲酒や喫煙、特定の薬物投与などがあると、胚子に先天異常や成長障害をもたらす時期でもある。主な発生事象は下記のとおり。

第4週：肢芽の発生開始、心臓拍動の開始
第4〜5週：鰓弓の発生、口腔の発生（口咽頭膜の消失）　｜
第6週：耳介、歯の発生（歯堤の出現）　　　　　　　　｜　胚子期
第7週：垂直位の口蓋突起（二次口蓋の形成開始）　　　｜（器官形成期）
第8週：歯胚の出現、水平位の口蓋突起　　　　　　　　｜
第12週：口蓋突起の正中癒合（二次口蓋の完成）　　　　　胎児期

4）二次口蓋の発生

- **垂直位の二次口蓋**とは、発生7週のヒト胚子の口咽頭部に下垂してくる板状の構造（口蓋突起）をいう（図2-8-4A）。第1鰓弓の上顎突起に由来する。
- **水平位の二次口蓋**とは、発生8週になり口蓋突起が水平になった状態をいう。鼻腔と口腔の境界面に配置する（図2-8-4B）。
- 水平位の二次口蓋は、前方では一次口蓋と癒合し、左右の癒合が前から後ろへと進む。また、上方では鼻腔を左右に分ける鼻中隔の下端と癒合する。この癒合部位を**口蓋突起癒合部**という。こうして、発生12週までに一次口蓋と2枚の二次口蓋が癒合して1枚の口蓋になる（図2-8-4C）。

図2-8-4　二次口蓋の発生　　上段は眼球位置での前頭断。下段は口腔側からみた口蓋のかたち。

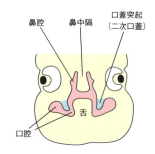
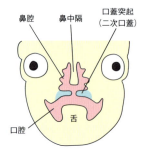
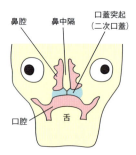
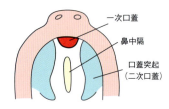
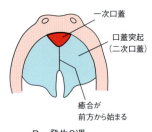

A．発生7週
（口蓋突起の垂直位）

B．発生8週
（口蓋突起の水平位）

C．発生12週
（口蓋突起の正中癒合）

> **POINT　上顎の発生異常**
>
> 上顎は左右の上顎突起と顎間突起、口蓋は一次口蓋と左右の二次口蓋が癒合してできる。これらの癒合はタイミングや位置が少しずれるとうまくいかず、唇裂、顎裂、口蓋裂などの異常となる。いわば口腔に亀裂が入っているため、母乳を吸うことに支障があり、将来の審美的な理由もあって、早期の治療が必要になるのである。

5）歯堤と歯胚の出現

- 歯の発生は発生6週の歯堤の形成に始まる。歯堤は上顎および下顎の口腔上皮が内部に落ち込むようにして（＝陥入して）形成される馬蹄型の構造で、将来の歯列のかたちとほぼ一致する。
- この歯堤の先が一定間隔でふくらんでできるのが歯胚である。歯胚は歯の原基であり、歯の数だけ歯の生える場所に現れる（図2-8-5A）。
- 歯胚の外観はほぼ球形であるが、上半分はエナメル質をつくるためのエナメル器、下半分は象牙質をつくるための歯乳頭という組織になっている。
- 鐘状期初期の歯胚では、内部の形が将来の歯の形になってきて、咬頭の数、位置、大きさなどがわかるようになる（図2-8-5B、図2-8-5C）。
- 乳歯歯胚のついている歯堤は途中で分岐して、新たな歯堤をつくる。分岐点までの歯堤を総歯堤といい、分枝をそれぞれ乳歯堤、永久歯堤という（図2-8-5A）。永久歯堤の先が一定間隔でふくらんできて、永久歯の歯胚ができる。
- 歯堤の少し外側にも歯堤とよく似た上皮の陥入がみられる。唇溝堤というが、歯堤とちがってふくらんだりはせず、陥入部が大きく裂けて溝のような構造になり、口腔前庭になる（図2-8-5A）。

図2-8-5　歯の発生

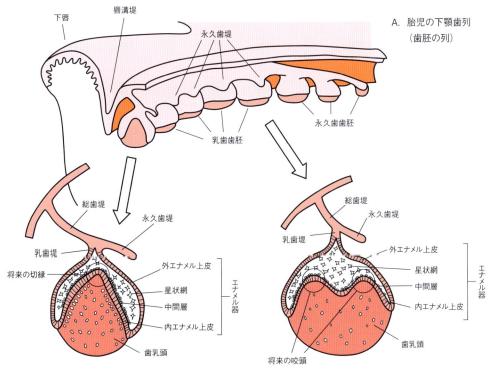

A．胎児の下顎歯列（歯胚の列）
B．乳切歯の歯胚（鐘状期初期）
C．乳臼歯の歯胚（鐘状期初期）

6）歯冠形成期

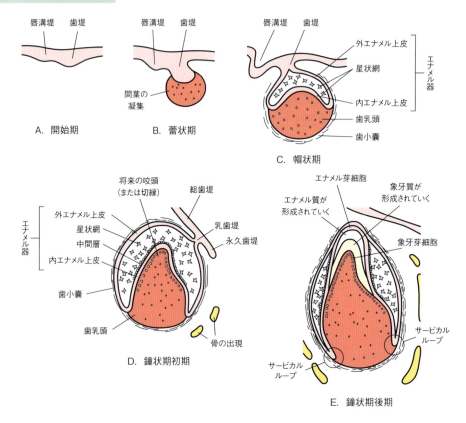

図2-8-6　歯冠形成期

- 歯冠形成期とは**歯胚発生の前半**で、**発生6週**から始まり、**歯冠が完成するまでの時期**をいう（図2-8-6）。
- **開始期**：口腔上皮が陥入し始める最初の段階をいう。上皮が肥厚するので、肥厚期ともいう（図2-8-6A）。歯胚はまだみられない。
- **蕾状期**：陥入した上皮の先に間葉（未分化な結合組織）の細胞が集まり始める。これが歯胚であり、この段階の歯胚を蕾状期歯胚または歯蕾という（図2-8-6B）。
- **帽状期**：上皮部分が大きくなって**エナメル器**となる。間葉部分は**歯乳頭**となる。エナメル器と歯乳頭はほぼ半球ずつを占める。子供が帽子をかぶっているようにみえるので帽状期歯胚という。エナメル器の中では内エナメル上皮、星状網、外エナメル上皮の3つの細胞がみられるようになる。また、**歯小嚢**という結合組織性の構造が歯胚を包むように現れて、歯胚の内外を分けるようになる（図2-8-6C）。
- **鐘状期初期**：エナメル器が吊り鐘のような形になり、将来の歯の形がわかるようになる。エナメル器には、帽状期で見られた3つの細胞に加えて中間層細胞が現れる。吊り鐘のてっぺんにあたる部分が**将来の咬頭**でここに近い細胞ほど分化が進んでいる（図2-8-6D）。
- **鐘状期後期**：吊り鐘のてっぺんにあたる部分から**象牙質**と**エナメル質**の形成が始まる。徐々に全体に広がっていき、歯冠のほとんどすべてをつくるまで続く。乳歯で数か月から数年、

永久歯だと6〜10年以上にもおよぶ（図2-8-6E）。なお、外エナメル上皮と内エナメル上皮の折り返し部分を**サービカルループ**という。続く歯根形成期ではここから歯根形成が始まる。

7）歯根形成期（歯の萌出）

●歯根形成期とは、**歯胚発生の後半で、歯根をつくりつつ、萌出する時期**をいう（図2-8-7）。萌出した分だけ歯根をつくるスペースが生まれるので萌出と歯根形成が同時に行われるのである。

図2-8-7　歯根形成期

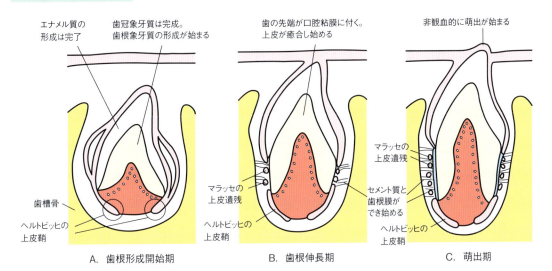

A. 歯根形成開始期　　B. 歯根伸長期　　C. 萌出期

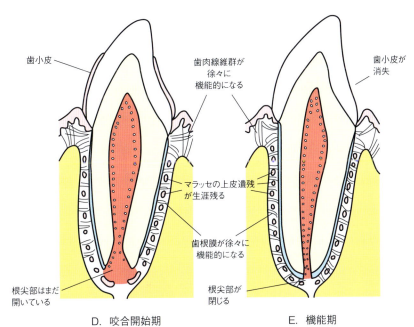

D. 咬合開始期　　E. 機能期

- ●歯根形成開始期：歯根形成の始まりはサービカルループの部分が伸び始めることである。この伸長部位が歯根形成の場であり、ヘルトビッヒの上皮鞘という（図2-8-7A）。
- ●歯根伸長期：ヘルトビッヒの上皮鞘が伸び続けて歯根のかたちができ始める。歯頸部付近の上皮鞘は断裂し始めるが、これによって歯根膜線維やセメント質をつくるための細胞が通過できるようになり、歯根表面にやってくる。この断裂した上皮は歯根膜に生涯残ることが知られており、マラッセの上皮遺残という（図2-8-7B）。歯胚全体は徐々にせり上がり始め、ついには咬頭付近を覆っている上皮が口腔上皮と接触する。
- ●萌出期：歯胚の先端が表に出る（図2-8-7C）。これを萌出という。口腔上皮と歯胚上皮が先に癒合しているので、非観血（出血がない）的に萌出する。
- ●咬合開始期：萌出と歯根形成が進んで歯冠のほとんどが表出すると、歯冠の先端で咬合が始まる（図2-8-7D）。咬合圧がかかるようになるのに適応して、歯根膜や歯肉の線維群の密度が増し、走行の向きも急速に変化し始める。
- ●機能期：咬合圧への適応が終わり、歯根象牙質やセメント質の形成も終わって歯が完成する（図2-8-7E）。根尖孔が閉じるが、血管と神経が連絡する細い穴が残り、歯髄との連絡路となる。

8）歯の交換

- ●歯の交換とは、先行歯が脱落して、代生歯が萌出してくることをいう。ヒトでは6歳ごろから歯の交換が始まり、すべての乳歯が脱落して、永久歯に生え替わる（図2-8-8）。
- ●乳歯の脱落：永久歯の歯胚は、乳歯の舌側もしくは下方に配置した状態で大きくなる。永久歯が大きくなってくると、乳歯は歯根の根尖付近から破歯細胞によって吸収されはじめ、歯頸部付近まで吸収されると、動揺するようになり、やがて脱落する。
- ●永久歯の萌出：乳歯の歯根吸収に伴って、永久歯が徐々にせり上がってくる。前歯群の場合は歯槽骨の舌側に開いた歯導管から萌出する（図2-8-8）。後歯群の場合は、歯導管は形成されず、先行歯が脱落したあとの穴を通路にして萌出してくる。
- ●第一〜第三大臼歯の萌出：先行歯がないので、単純に萌出するのみである。つまり、歯の交換はない。このような歯を加生歯という。第一大臼歯を6歳臼歯、第二大臼歯を12歳臼歯といい、第一大臼歯の萌出が歯の交換期の始まり、第二大臼歯の萌出が交換期の終わりの目安となる。

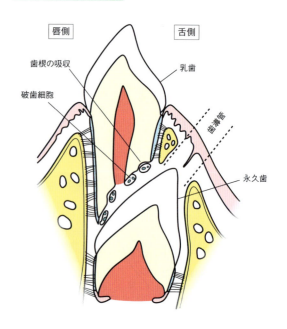

図2-8-8 歯の交換

9）歯の加齢変化

- 歯の加齢変化とは、完成した歯や咬合状態が年齢とともに病的、生理的に変化することをいう。咬耗やう蝕などによる歯質の変化とそれに対する生理的反応を指す（図2-8-9）。

図2-8-9 歯の加齢変化

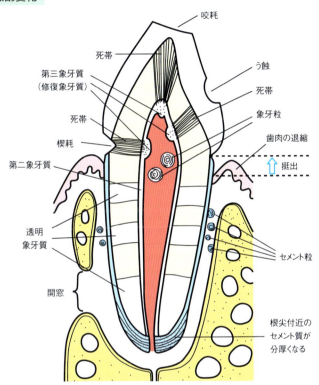

- 咬耗など：歯は硬い物を食べるために次第にすり減ってくる。先端付近のすり減りを咬耗、全体のすり減りを摩耗、歯ブラシなどによる歯頸部付近のすり減りを楔耗という。このほかう蝕によっても歯質が失われる。
- 死帯：咬耗やう蝕の下に現れる黒ずんだ象牙質を死帯という。死帯は変性した象牙質で、その直下の歯髄では炎症が起こっている。
- 原生象牙質：最初につくられた象牙質をいう。第一象牙質ともいう。
- 第二象牙質：原生象牙質の歯髄側に追加される象牙質。歯髄の最表層には原生象牙質をつくった細胞（象牙芽細胞という）が生き残っていて、歯の完成後もゆっくりとではあるが象牙質形成を継続するからである。第二象牙質は、歯冠・歯根を問わず均等に生じる。
- 第三象牙質：う蝕や摩耗などで歯質が部分的に失われた時につくられる象牙質。修復象牙質ともいう。第二象牙質と同じく歯髄の最表層部で行われる追加の象牙質形成であるが、第二象牙質よりも組織構造が不規則で局所的に生じるのが特徴である。
- 透明象牙質：高齢になると現れる透明な歯根象牙質。本来、象牙質には中空の細管（象牙細管という）がびっしりと走っているが、この細管が追加の象牙質で埋められてしまうために透明化する。補強のための加齢変化であり、高齢者の健康な歯にしばしばみられる。

- ●挺出：咬耗が進むと対合歯との噛み合わせが悪くなる。そこで、咬耗で減ったぶん、歯がせり上がって噛み合わせを維持する仕組みがある。このせり上がりを挺出という。実際には根尖付近で追加のセメント質がつくられることで、いわば下駄を履くようになって、歯が挺出されるのである。このため高齢者の健康な歯では挺出があり、歯頸部付近の歯根が露出しており、根尖部付近に厚いセメント質がみられるのである。
- ●その他、歯髄の中に象牙粒、歯根膜の中にセメント粒という石灰化構造が現れることがある。腎臓や尿路に現れる結石は炭酸カルシウムであるが、象牙粒、セメント粒は歯質と同じくリン酸カルシウムであることが多い。また、歯肉や歯槽骨が退縮し、歯槽骨の側面が薄くなって穴が開く（開窓）こともある。

（田畑　純）

第3章
疾患の成りたちと回復の促進

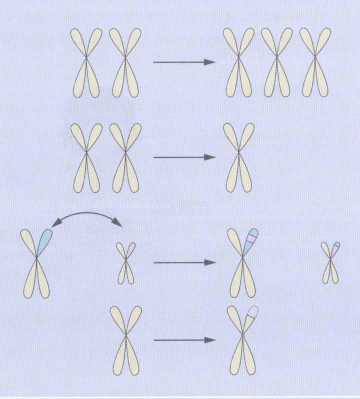

第3章 疾患の成りたちと回復の促進

1. 病気の原因（病因）

- 病因：病気にはさまざまな原因がある。病気の原因を病因という。病因には内因と外因があり、多くの病気は内因と外因の組み合せによって起こる。

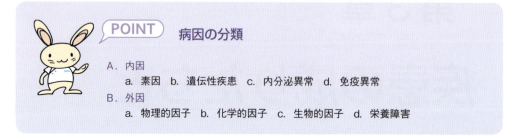

POINT　病因の分類

A. 内因
   a. 素因　b. 遺伝性疾患　c. 内分泌異常　d. 免疫異常
B. 外因
   a. 物理的因子　b. 化学的因子　c. 生物的因子　d. 栄養障害

1）内因

- 生体の内部に存在する病気にかかりやすい身体的性状をいう。

（1）素因

- 素因とは、各個人が共通に持っているものをいう。
- 人種素因：日本人や欧米人、白色人種や有色人種などでかかりやすい病気がある。
  日本人は欧米人に比べ胃癌、肝癌が多い。また、白人は有色人種に比べ皮膚癌が多い。
- 年齢素因（老化、加齢）：子どもや大人でかかりやすい病気に違いがみられる。
  幼小児期……水痘、麻疹などの感染症にかかりやすい。
  高齢者……動脈硬化症、高血圧症、糖尿病などの生活習慣病になりやすい。

図 3-1-1　臓器素因

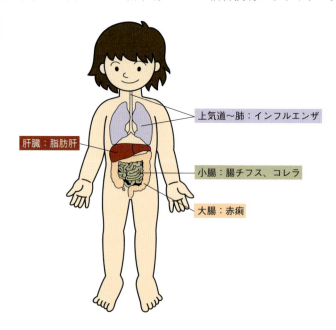

- 性素因：男性と女性で病気の発生頻度に異なるものがある（臓器の違いやホルモンに関連）。
- 臓器素因：病気によっては特定の部位に病変を形成しやすい。病原体感染経路の特異性や、臓器による物質代謝に違いに関連する（図3-1-1）。

　例）赤痢：大腸　腸チフス、コレラ：小腸　インフルエンザ：気道〜肺　脂肪肝：肝臓

（2）遺伝性疾患

- 遺伝とは、両親の形質が子孫に伝わる現象である。染色体の異常や遺伝子の異常があると、しばしば特有の疾患が多く発症することが知られている。
- 染色体異常：モノソミー、トリソミー、欠失、転座（図3-1-2）

　例）ダウン症候群、ターナー症候群、クラインフェルター症候群
- 遺伝病：常染色体優性遺伝病、常染色体劣性遺伝病、伴性遺伝病

　例）レックリングハウゼン病、フェニルケトン尿症、血友病

図3-1-2　染色体の異常

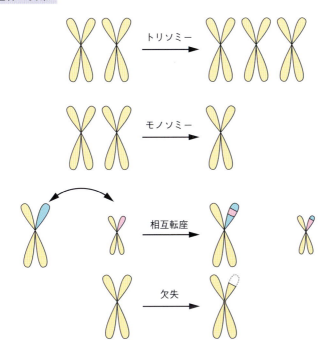

（3）内分泌異常

- 内分泌腺には、下垂体、甲状腺、副腎、膵ランゲルハンス島などがある。各ホルモンを産生する内分泌腺に異常が生じると、ホルモン分泌の過剰や低下が生じ、特徴的な症状を示す病気が発症する（表3-3-1）。

表 3-1-1 主な内分泌異常と疾患

器官	ホルモン	機能亢進	機能低下
下垂体	成長ホルモン	巨人症	小人症
甲状腺	サイロキシン	バセドウ病	クレチン病
副腎皮質	コルチゾル	クッシング症候群	アジソン病
膵ランゲルハンス島	インスリン	低血糖症	糖尿病

(4) 免疫異常

- 免疫とは、本来「病気を免れる」という意味であるが、そのメカニズムは複雑で個体差も大きい。
  過剰な免疫反応としてアレルギーが知られており、自己成分に対して免疫反応を起こすものとして自己免疫疾患があげられる。
- アレルギー疾患：花粉症、食物アレルギー、接触性皮膚炎
- 自己免疫疾患：全身性エリテマトーデス、関節リウマチ、シェーグレン症候群

2）外因

- 病因のうち、身体の外部を取り巻く環境が作用するものを外因といい、おもに物理的因子、化学的因子、生物学的因子に分けられる。

(1) 物理的因子

- 過剰な物理的諸因子により、細胞や組織を直接傷害する。
- 機械的傷害：切傷、刺傷、挫傷、骨折など。
- 温度による変化：熱傷や凍傷がある。
- 気圧の変化：潜函病や高山病がある。
- 電気：心臓障害や中枢神経障害がある。
- 光線：紫外線照射は皮膚炎や皮膚癌と関連がある。
- 放射線：皮膚炎や造血障害、腸粘膜傷害などと関連がある。

(2) 化学的因子

- 高濃度の化学物質は、細胞や組織を直接傷害したり、物質代謝障害を引き起こす。
- 強酸、強アルカリ：組織の腐蝕や破壊をきたす。
- 重金属：有機水銀や鉛は中枢神経系を障害する。
- 一酸化炭素：一酸化炭素は赤血球のヘモグロビンと強く結合し、低酸素や無酸素状態を引き起こす。

(3) 生物学的因子

- 生体に侵入した微生物は、さまざまな病気（感染症）を引き起こす。
- ウイルス：インフルエンザ、狂犬病、肝炎、エイズ（AIDS）、風疹、ヘルペスなど

- 細菌：化膿性炎、結核、食中毒（サルモネラ）、破傷風など
- スピロヘータ：梅毒など
- 真菌：カンジダ症、アスペルギルス症など
- 原虫：マラリア、アメーバ赤痢、フィラリア、トキソプラズマなど
- 寄生虫：日本住血吸虫、アニサキスなど

（4）栄養障害

- 栄養素の欠乏や過剰摂取により、物質代謝障害をきたす。
  栄養失調症、栄養過多（肥満、糖尿病）
- ビタミンの欠乏と疾患：ビタミン欠乏はさまざまな疾患を引き起こす（表3-1-2）
- 無機塩類
  - カルシウム（Ca）、リン（P）：欠乏により骨や歯の形成不全が生じる。
  - 鉄（Fe）：不足により鉄欠乏性貧血を生じる。
  - ナトリウム（Na）、カリウム（K）：Na、Kのバランスは体液の恒常性維持に不可欠。

表3-1-2　ビタミンの欠乏と疾患

欠乏ビタミンの種類	疾患
A	夜盲症
B_1	脚気（四肢麻痺）
B_2	口角炎、口唇炎
B_3（ニコチン酸）	ペラグラ（皮膚炎）
B_{12}	悪性貧血
C	壊血病
D	くる病、骨軟化症
K	血液凝固障害

（岸野万伸）

2．疾患の病理と病態

1）先天異常

- 遺伝性疾患と、母体に対して作用した環境因子が関与する異常がある。
- 出生以前に病因が作用して起こる異常を先天異常という。

（1）遺伝性疾患

- 遺伝性疾患には、染色体異常によるものと、遺伝子の異常によるものとがある。

A．常染色体の異常による疾患

- ダウン（Down）症候群
  常染色体の 21 番目が 3 本存在する（G 21 トリソミー）。高齢出産に比較的多い。特徴ある顔貌を有し、精神発育遅滞、心奇形、歯列不正、巨舌等の異常を伴う。
- フィラデルフィア染色体
  慢性骨髄性白血病の患者にみられる染色体異常。

B．性染色体の異常を伴うもの

- ターナー（Turner）症候群
  X 染色体が 1 本少ない女性（X モノソミー）。第二次性徴に乏しく、子宮や卵巣の発育がわるい。
- クラインフェルター（Klinefelter）症候群
  X 染色体が 1 本多い男性。精子形成不全、女性型乳房などを伴う。

C．遺伝病

遺伝子の異常に基づく疾患である。

- 伴性遺伝病
  X 染色体上の遺伝子の異常に基づく疾患で、通常男子のみに出現する。
  ・血友病：血液凝固因子の異常。
- 常染色体優性遺伝病
  常染色体上の遺伝子の異常により優性遺伝をする疾患がある。家族性大腸ポリポージス、神経線維腫症（レックリングハウゼン病）などがある。
- 常染色体劣性遺伝病
  常染色体上の遺伝子の異常により劣性遺伝をする疾患がある。フェニルケトン尿症、パピヨン・ルフェーブル症候群などがある。

（2）奇形

- 奇形とは胎児の発育中に生じた形態の異常をいう。大多数の奇形は発生 3 か月までの時期に発生する。

A．奇形の種類

- 単体奇形：特定の部分に特有の形態異常がみられる（唇裂、口蓋裂）。
- 重複奇形

- ・1個の受精卵が発育異常をきたし、複数になって生じる。
- ・分離している二重体：非対称性二重体（無心体）
- ・連絡している二重体：対称性二重体（シャム双生児）、非対称性二重体（寄生体）

B．奇形の原因

- ●原因は多様で、特定の原因が不明のものが多い（遺伝的・環境的要因）。
- ●環境的影響：
  - ・生物学的因子：風疹ウイルス（心奇形、白内障、難聴）、梅毒（先天梅毒、ハッチソンの歯）
  - ・物理的因子：放射線（小頭症）、酸素欠乏（眼、脳や脊髄の障害）
  - ・化学的因子：薬物（サリドマイド：四肢の奇形）

2）退行性病変（代謝障害）

●障害因子の影響や環境の変化により細胞・組織は代謝障害に陥ることがあり、その結果、正常と異なる形態学的変化を生じる。このような形態学的変化を退行性病変という。
退行性病変には変性、萎縮、壊死がある。

（1）変性

●代謝障害の結果、生理的に存在しない異常な物質が出現したり、生理的にみられる物質でも異常な量または異常な場所に出現をみることを変性という。

POINT　変性の分類

- A．タンパク質変性
  - a. 空胞変性　b. 硝子滴変性　c. 角質変性　d. 粘液変性
  - e. 硝子変性　f. アミロイド変性
- B．脂肪変性
- C．石灰変性
- D．色素変性

A．タンパク質変性

●水腫変性（空胞変性）　図3-2-1
- ・細胞は膨化し、胞体が淡明となった状態をいう。
- ・細胞質内にタンパク質を含む液体の貯留あるいは大小多数の空胞がみられる。

●硝子滴変性　図3-2-2
- ・胞体内に硝子質（ヒアリン）の小滴が出現した状態をいう。
- ・腎障害で腎尿細管上皮にしばしば出現する。

●角質変性：病的角化　図3-2-3
- ・生理的に表皮の最表層には角質層（角化）が存在し、病的に角質（ケラチン）が増加した状態を角質変性（角化）という。例として、胼胝（たこ）、魚の目がある。

●粘液変性　図3-2-4
・細胞質内や結合組織に粘液が高度に貯留した状態をいう。
　例）粘液産生腫瘍（粘液腫、粘液癌）、甲状腺機能低下症（粘液水腫）

●硝子変性　図3-2-5
硝子質（ヒアリン）が細胞間質に沈着したものをいう。瘢痕組織、動脈硬化症の血管壁などにみられる。

●アミロイド変性
・正常組織では認められないアミロイドが細胞間隙に沈着したものをいう。
・局所性アミロイドーシスと全身性アミロイドーシスに分類される。
・多くは続発性アミロイドーシスとして起こり、多発性骨髄腫、長期透析などに続発する。

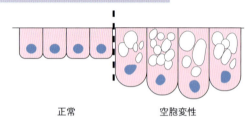

図3-2-1　水腫変性（空胞変性）

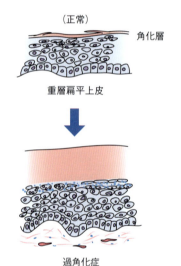

図3-2-3　角質変性（病的角化）

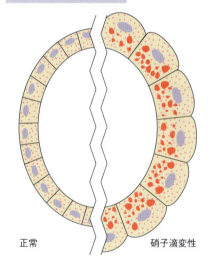

図3-2-2　硝子滴変性

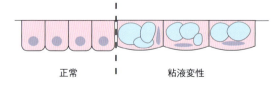

図3-2-4　粘液変性

図 3-2-5 硝子（様）変性

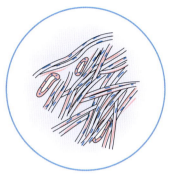
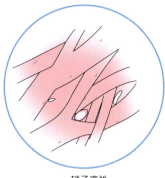
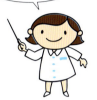

正常：線維性結合組織　　　硝子変性

結合組織線維に硝子質（ヒアリン）が沈着して線維が束状に太くなり、線維構造が不明瞭となります。

B．脂肪変性

- 脂肪が病的に細胞や組織内に出現した状態をいう。
- **肝の脂肪沈着**：肝臓は脂肪代謝の中心的な臓器であることから、脂肪沈着も起こりやすい。慢性アルコール中毒や毒物中毒、肥満などで脂肪沈着が生じやすく、脂肪変性が肝全体の10％以上におよぶと脂肪肝と呼ばれる。
- **動脈の粥状硬化症（アテローム性動脈硬化症）**：コレステロールなどの脂質が動脈内膜に沈着することにより発症する。そのため内膜は肥厚し、線維化や石灰化を生じ、弾力を失って硬くなる。

図 3-2-6 アテローム動脈硬化症

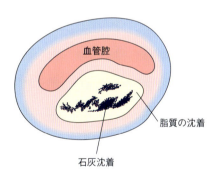

C．石灰変性（石灰化）　図 3-2-6

- 石灰塩が正常ではみられない組織に沈着したものをいう。石灰塩はおもに古い壊死組織や、硝子変性を伴って動脈硬化巣に沈着しやすい（異栄養性石灰化）。

D．色素変性（色素沈着）

- 種々の色素が生体内に沈着した状態をいう。色素には体内で産生される体内性色素と、体外から入ってくる体外性色素がある。

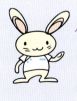

POINT　色素変性の分類

A．体内性色素（内因性色素）
　a．メラニン
　b．リポフスチン
　c．ヘモジデリン
　d．ビリルビン（黄疸）

B．体外性色素（外来性色素）
　炭粉、ケイ酸、金属、刺青

a．体内性色素（内因性色素）
- メラニン
  - メラニン色素は皮膚などに生理的に存在する黒褐色の色素である。
  - 紫外線による日焼けでは皮膚にメラニンが増加する。アジソン病、色素性母斑、悪性黒色腫などの疾患ではメラニン沈着がみられる。
- リポフスチン（消耗性色素）
  - 加齢により心筋細胞、肝細胞にリポフスチンの高度の沈着がみられる。
- ヘモジデリン
  - ヘモグロビン由来の鉄を含む褐色色素である。
  - 出血巣では、赤血球が崩壊し、ヘモグロビンが分解してヘモジデリン沈着が生じる。
- ビリルビン（黄疸）
  - ヘモグロビン由来の黄褐色の色素（鉄を含まない）で、胆汁色素として分泌される。ビリルビンが血中に増加し、皮膚その他の組織が黄染される病態を黄疸という。

b．体外性色素（外来性色素）
- 炭粉症：肺や肺門リンパ節に炭粉が沈着する。
- 珪肺症：ケイ酸を含む粉塵を長年にわたり吸い込むことにより起こる。
- 刺青（入れ墨）

（2）萎縮

- 一度正常の大きさに成長した臓器や組織の容積が減少した状態をいう。
- 萎縮には個々の細胞の容積が減少して生じる単純萎縮と、細胞の数が減少して生じる数的萎縮がある。一般には両方の萎縮が同時に生じることが多い（図3-2-7）。
- 原因による分類
  ①生理的萎縮：加齢や老化現象の一部として生じる。脳、肝、筋肉、閉経後の子宮などにみられる。
  ②病的萎縮：病的状態に伴う萎縮をいい、圧迫萎縮、廃用性萎縮などがある。
  ・圧迫萎縮：持続的に臓器、組織が圧迫される場合に起こる。脳水腫や水腎症では、脳や腎の実質組織の圧迫萎縮が生じる。
  ・廃用性萎縮（無為萎縮）：機能が抑制されたり、使用されなくなった臓器、組織にみられる。骨折による長期間のギプス固定や長い臥床により四肢の筋肉は萎縮する。

図 3-2-7　萎縮

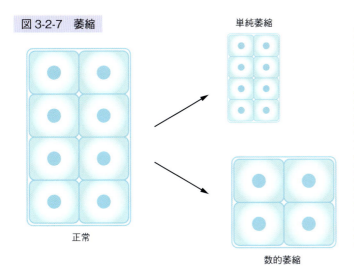

その他の病的萎縮
- 神経性萎縮：神経麻痺、神経切断により支配神経に関連する筋萎縮や臓器の萎縮が起こる。
- 内分泌性萎縮：ホルモンの減少や欠如により内分泌腺組織に萎縮が生じる。下垂体の病変により甲状腺や副腎皮質などに萎縮が生じる。

（3）壊死（ネクローシス）

- 生体内で起こった組織・細胞の局所的な死を壊死という。
- 壊死に陥った細胞の核は崩壊・消失し、細胞膜や細胞内小器官は壊れる。

A．壊死の種類

- 壊死には凝固壊死、融解壊死（液化壊死）、壊疽がある。
- 凝固壊死　図3-2-8
  - タンパク凝固を起こした壊死をいう。心筋梗塞や腎梗塞の壊死巣でみられる。
  - 凝固壊死を起こした直後は、一定時間もとの組織構造が保たれる。
- 融解壊死（液化壊死）
  - 壊死組織が溶けて軟化、液状となったものをいう。脳梗塞の壊死巣でみられる。
  - 脳は脂肪が豊富なため融解壊死が起こる。脳梗塞のことを脳軟化症ともいう。

図 3-2-8　腎の凝固壊死（腎梗塞）

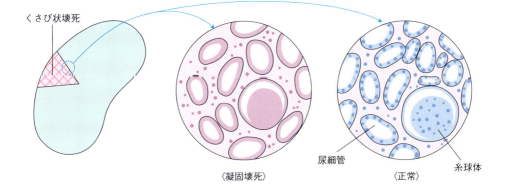

●壊疽　図3-2-9
・壊死組織に腐敗菌が感染して、腐敗をきたした状態を壊疽という。
・湿性壊疽：組織の融解や破壊が強く、暗赤褐色から黒色を呈し、悪臭（腐敗臭を放つ）。
・乾性壊疽（ミイラ化）：壊死巣の水分の蒸発し乾燥が著しい場合にみられる。

図3-2-9　壊疽

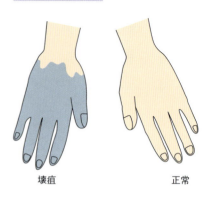

壊疽　　　正常

（4）アポトーシス　図3-2-10

●遺伝的にプログラムされた細胞死をアポトーシスという。壊死（ネクローシス）と区別される。
●組織の発生や分化の過程、生体の恒常性を維持するために起こる。
　例）オタマジャクシの尻尾の消失、胎生期における手足の指の形成など

図3-2-10　アポトーシス

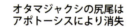

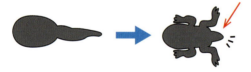

オタマジャクシの尻尾はアポトーシスにより消失

3）循環障害

●循環には体循環系、肺循環系、門脈循環系、微小循環系などがあり、血液循環やリンパ液循環がある。体液の分布のバランスがくずれたり、なんらかの原因で血液やリンパ液の流れが妨げられた状態を循環障害という。局所性と全身性の循環障害がある。また、末梢部（局所）では細動脈〜毛細血管〜細静脈の微小循環がある（図3-2-11）。

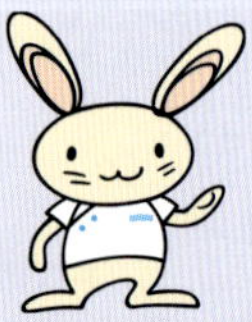

POINT　循環障害の分類

A．循環血液量障害
　a．充血
　b．うっ血
　c．虚血（局所貧血）
　d．出血
　e．ショック

B．閉塞性障害
　a．血栓症
　b．塞栓症
　c．梗塞
　d．水腫（浮腫）

図 3-2-11　微小循環（局所）

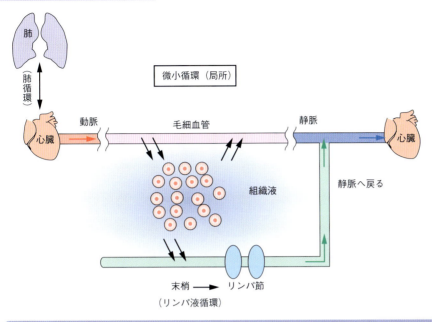

（1）循環血液量障害

A．充血　図 3-2-12

- 充血とは、局所の動脈血が増加した状態をいう。
- 臨床症状：局所の発赤、温度上昇、膨隆、拍動などを呈し、組織・臓器は鮮紅色、容積増大、温度上昇などを生じる。通常、機能障害はみられない。
- 分類　図 3-2-12

①機能性充血

　組織・臓器の機能亢進時に生じる。食事後の胃壁や運動時の筋肉には充血がみられる。

②神経性充血

　血管運動神経の刺激により、充血が生じる。興奮による顔面の紅潮や風呂上がりの皮膚の紅潮などでみられる。

③炎症性充血

　炎症の際に血管が拡張し、充血がみられる。急性炎症で顕著である。

B．うっ血　図 3-2-12

- 静脈の流れが妨げられ、組織・臓器の静脈血が滞った状態をいう。うっ血では皮膚や粘膜は紫色を呈し、冷たく感じる。このような状態をチアノーゼという。
- 原因：

①局所的原因：圧迫や、血栓形成による静脈腔の狭窄・閉塞によりうっ血を引き起こす。

②全身的原因：心不全では肺循環障害（肺うっ血）や体循環系の障害（全身性うっ血）がみられる。

- うっ血の結果

・うっ血が持続すると、細胞は代謝障害に陥り、臓器・組織の機能不全につながる。

・うっ血により毛細血管圧が上昇し、うっ血性水腫を引き起こす。

図 3-2-12 微小循環（局所）の充血とうっ血

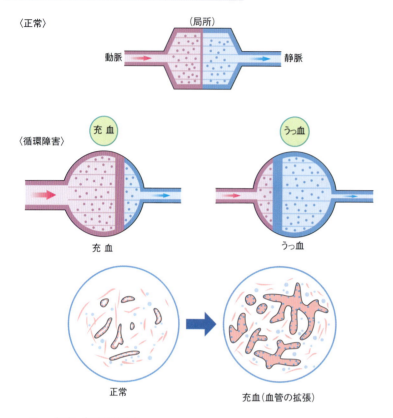

C．虚血（局所貧血）

- 末梢領域に動脈からの血液供給量が著しく低下したり、供給されない状態をいう。局所貧血による変化としては局所（皮膚、粘膜など）の蒼白、温度低下や機能低下がある。
- 原因による分類
  - ①圧迫性貧血：圧迫による動脈腔の狭窄
  - ②閉鎖性貧血：異物や血管壁の病変による動脈腔の狭窄
  - ③神経性貧血：血管収縮神経の興奮や平滑筋の著しい収縮による血液量の減少
- 局所貧血の結果
  - ・局所の栄養障害や酸素欠乏が生じると、細胞・組織は退行性病変に陥り、臓器は機能障害を引き起こす。

D．出血

- 血液の全成分が血管外に流出することをいう。
- 出血の種類
  - ①血管壁の性状による　図3-2-13
    - ・破綻性出血：血管壁が破れて出血する場合をいう。
    - ・漏出性出血：血管壁は破れずに血管壁の小孔から血液が漏れ出る場合をいう。
  - ②出血の源による：動脈性出血、静脈性出血、毛細血管性出血などの出血がある。
  - ③出血部位による：外出血、内出血（血腫を生じる）がある。
  - ④臓器との関連による

- 吐血：食道や胃から出血した血液が口から吐き出される場合をいう。
- 喀血：肺や気管支から出血した血液が口から喀出される場合をいう。
- 下血（メレナ）：胃や十二指腸から出血した血液が、便に混じって出る場合をいう。
- 血尿：尿路系器官からの出血で、尿に血液が混じる場合をいう。

図 3-2-13　破綻性出血と漏出性出血の比較

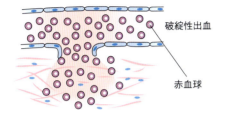
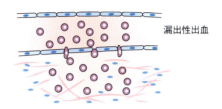

● 出血の原因

①破綻性出血の原因　図 3-2-14
- 外傷：切傷、刺傷、裂傷、挫創、骨折（外傷性出血）
- 血管が破れやすくなる病変：動脈硬化症、動脈瘤（例：脳内出血、くも膜下出血）
- 血管周囲の病変：胃潰瘍、肺結核、炎症、腫瘍

②漏出性出血の原因：血管壁の破綻はなく、末梢の小静脈や毛細血管の小孔が開いて血液が漏れ出す出血をいう。
- 出血性素因（出血傾向）：先天性または後天性に出血しやすい状態のことをいう。全身に出血斑をつくる（図 3-2-15）。
- その他の原因：血管壁の異常、血小板の異常、血液凝固因子の異常などがある。

図 3-2-14　脳の出血

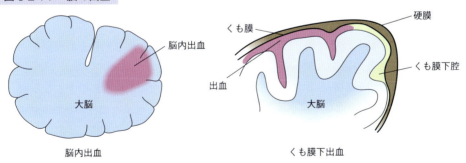

図 3-2-15　出血斑（出血性素因）

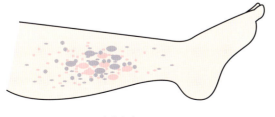

> **STEP UP　血友病**
> 血友病は伴性劣性遺伝病の一つで、X染色体上の遺伝子の異常により、通常、男性にのみ発現する。血液凝固因子の欠乏がみられる。血小板の数や機能は正常であるが、重篤な出血では止血せず出血が持続する。

- ●出血の結果
    - ・出血量が多いと、血圧低下や貧血を生じる。
    - ・血管壁の損傷部では止血機構が働き、治癒に向かう。

E．ショック
- ●ショックとは、急速に循環血液量が低下し、全身に十分な血液供給が行われなくなった状態である。
- ●ショックの症状：急激な血圧低下、顔面蒼白、冷汗、チアノーゼ、呼吸促進、意識障害など一連の症状をきたす。
- ●ショックの分類：臨床的に一次性ショックと二次性ショックに分類される。
    - ①一次性ショック（神経性ショック）
        - ・副交感神経反射により末梢血管が急激に拡張し、発症する。多くは一時的なもので失神することもあるが、安静により回復する。外傷、激痛、激情（精神的緊張）などの直後に生じる。歯科医院で起こすショックはほとんどが一次性ショックである。
    - ②二次性ショック（遅発性ショック）
        - ・血漿の喪失、有効循環血液量の減少、心拍出量の減少に基づいている。受傷後、一定の潜伏期間（30分〜12時間）をおいて発現することが多い。大量出血、外傷、細菌感染、アレルギーなどでみられる。二次性ショックでは、長時間続くことにより多臓器不全をきたし、死に至ることもある。

（2）閉塞性障害

A．血栓症
- ●生体の血管や心臓の中で血液が固まった病的状態を血栓症という。凝固により生じた凝血塊を血栓と呼ぶ（図3-2-16）。
- ●血栓の発生条件（原因）：①血管壁の異常　②血流の異常　③血液の性状の変化がある。
    - ①血管壁の異常：とくに血管内皮細胞の障害
        - 血管壁の損傷、動脈硬化症などの病変があると、血液凝固が生じ血栓を形成する。
    - ②血流の異常：血流の緩徐（うっ滞）、血流の乱れ
        - 動脈瘤や静脈瘤などがあると、血流の異常をきたし、血栓が形成されやすくなる。
    - ③血液の性状の変化：赤血球や血小板の増加、血漿の変化などにより血液の粘性が高まり、血栓が生じやすくなる。
- ●血栓のできやすい部位
    - ・動脈：動脈硬化症の部、心臓の弁膜
    - ・静脈：下肢の静脈
- ●血栓の運命　図3-2-16
    - ・融解：血栓が小さい場合溶解し、血栓は縮小、消失する。
    - ・器質化：血栓の吸収とともに肉芽組織で置き換えられる。石灰化することもある。
    - ・再疎通：器質化した血栓中に新しい血流路が形成され、血流が再開されることをいう。
    - ・剝離：剝離した血栓が血流によって運ばれ、血管腔を閉鎖すると塞栓症となる。
- ●血栓の影響：血栓により局所の循環障害を生じる。
    - ・静脈性血栓：うっ血や水腫（浮腫）が生じる。

・動脈性血栓：末梢領域の虚血を生じる。

図 3-2-16　血栓転帰

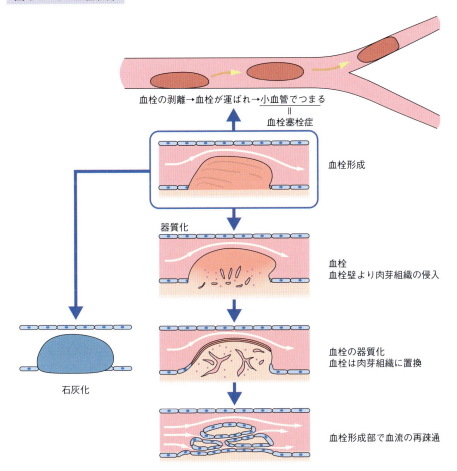

B．塞栓症

- 血管内の固形物や血管内に入ってきた異物が、血管腔を閉鎖した状態を塞栓症という。血管内につまったものを塞栓（栓子）と呼ぶ。
- 栓子には血栓、脂肪、骨髄、気泡、腫瘍細胞塊、羊水、細菌塊、寄生虫（卵）などがあるが、この中で血栓が最も多い。
- 塞栓症の影響
  ・局所の循環障害とくに虚血が生じ、細胞、組織に機能障害を生じる。
  ・虚血により末梢領域に梗塞や壊疽を起こす。

C．梗塞

- 動脈の狭窄または閉塞に起因する虚血によって、その末梢領域が壊死に陥ることを梗塞という。
- 梗塞の種類　図3-2-17
  ①貧血性梗塞：吻合肢を持たない小動脈（終動脈）の閉塞による末梢組織の壊死。
  ・好発部位：腎、心、脳に多い。これらの臓器には終動脈が多い。

②出血性梗塞：梗塞部は赤褐色で血液成分が多い。二重の動脈支配を受ける臓器（肺・肝）に起こり、高度のうっ血を前提とする。

③梗塞の経過
- 梗塞部は実質組織や細胞に変性、壊死が生じる。
- 貧血性梗塞巣は小さいものでは器質化され、瘢痕化する。大きいものは被包化、石灰化、嚢胞化などが生じる。

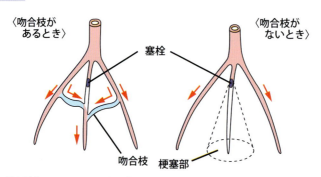

図 3-2-17　梗塞

岩田隆子監修：わかりやすい病理学　改訂第5版．南江堂，東京，2008 より引用改変

D．水腫（浮腫）

- 循環障害の結果、組織内に多量の組織液が貯留した状態をいう。
- 水腫（浮腫）は皮下組織に起こりやすく、指で圧迫すると圧痕ができる。
- 炎症性水腫：炎症部では血管の透過性亢進により水腫を生じる。
- うっ血性水腫：静脈の閉塞や心不全によりうっ血が生じると、静脈の毛細血管圧が上昇し、水腫を生じる。
- 肝性浮腫・腎性浮腫：肝硬変や腎障害により、低タンパク血症をきたし、血漿膠質浸透圧が減少し、水腫を生じる。
- リンパ浮腫：外傷や手術によりリンパ管の流れが障害されると、水腫を生じる。
- 水腫（浮腫）による障害
  - 脳の水腫により頭蓋内圧が高まる→脳を圧迫する。
  - 喉頭水腫→気道閉鎖、呼吸障害を起こす。
  - 肺水腫→呼吸困難、肺炎を併発しやすい。

4）進行性病変

- 環境から受けるストレスや刺激が一定の範囲内であれば、細胞や組織は適応という現象によって、新たな定常状態を維持しようとする。この際に現れる変化を進行性病変といい、肥大、過形成、再生、化生などがある。

（1）肥大と過形成（増生）

- 肥大：組織、臓器が、それを構成する固有細胞が大きくなることで容積を増すことをいう。
- 過形成（増生）：組織、臓器が、それを構成する細胞の数の増加により容積を増すことを

いう。
- しばしば肥大と過形成が合併していることが多い（図3-2-18）。

図3-2-18 肥大・増生

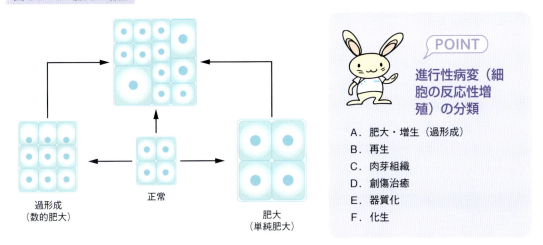

A．分類

- **生理的肥大**：筋肉労働者の骨格筋、運動選手の心筋、妊娠時の子宮、思春期や授乳期の乳腺などにみられる。
- **代償性肥大**：対で存在する腎臓は、一側を摘出すると他側の腎が肥大し、機能を代償する。同様の肥大は対で存在する副腎や唾液腺などにもみられる。
- **病的肥大**：心臓弁膜症や高血圧症における心肥大、成長ホルモン過剰による末端肥大などがある（図3-2-19）。

図3-2-19 心筋の肥大

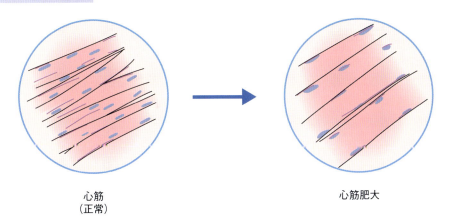

（2）再生

- 欠損した細胞、組織を同一種類の細胞、組織の増殖により補充（修復）することをいう。
- 完全再生と不完全再生がある。

A．生理的再生
- 完全再生がみられる。皮膚・粘膜の上皮細胞、血液細胞などでみられる。

B．病的再生（修復）
- 不完全再生が多い。大きな外傷による瘢痕組織や、肝硬変などでみられる。

C．再生能力
- 再生能の強いもの：血液細胞、上皮細胞、血管、結合織、骨など
- 再生能の弱いもの：横紋筋、平滑筋、軟骨など
- 再生能を持たないもの：脳神経細胞、心筋細胞

（3）肉芽組織

- 外傷や炎症による組織傷害の際、修復過程の初期に現れる幼若な結合組織のことをいう。肉眼的に赤く軟らかい組織である。

A．肉芽組織の構成成分
①線維芽細胞
②新生毛細血管
③炎症細胞：好中球、リンパ球、形質細胞、マクロファージ（組織球）

B．肉芽組織の転帰
- 肉芽組織は線維芽細胞により膠原線維が形成され線維化が起こり、瘢痕組織となる。

（4）創傷の治癒

- 生体は、外力により組織の離断や欠損など創傷を受けると、周辺の組織、細胞の再生能に応じて、徐々に治癒する。

A．創傷治癒過程　図3-2-20
- 皮膚や粘膜の治癒は、次のような順序を経て治癒する。

①外傷部からの出血→凝血が生じる。傷害を受けた細胞、組織は変性、壊死を伴う。
②壊死組織や血液成分の分解、マクロファージによる吸収がみられる。
③肉芽組織の形成：線維芽細胞と毛細血管の増生がみられる。
④上皮の再生：創傷周囲の上皮細胞から増殖、伸展が起こり、創面を再生上皮が覆う。
⑤線維化（瘢痕化）：肉芽組織から膠原線維が形成されるとともに細胞成分は減少し、線維化（瘢痕化）を生じる。

図 3-2-20　創傷治癒過程（皮膚の損傷）

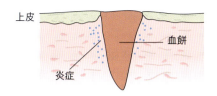

血餅期

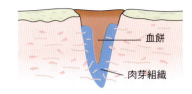

肉芽組織の増生と
血餅の器質化

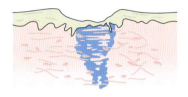

肉芽組織の増生
表層は上皮で被覆

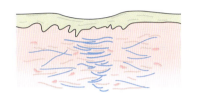

治癒期
肉芽組織→ { 線維性結合組織
　　　　　　瘢痕組織

●骨折の治癒　図3-2-21
①血餅期：骨折部の出血→血腫を形成する。
②肉芽組織期：骨片や凝血の吸収とともに肉芽組織が形成される。
③仮骨期：肉芽組織内に骨芽細胞が増殖して、類骨（幼若な新生骨）を形成する。
④治癒期：類骨組織はしだいに骨梁が太くなり、石灰化して成熟した骨となる。さらに、形成された骨にはリモデリング（骨の吸収と添加）が生じる。

図 3-2-21　骨折の治癒過程

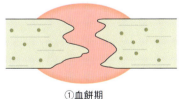

①血餅期

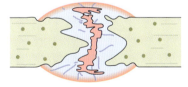

②肉芽組織期

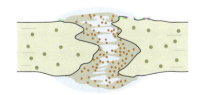

③仮骨期（骨梁期）

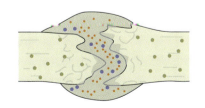

④治癒期（骨改造期）

B．一次治癒
- 組織の欠損が少なく、感染もなく、縫合により創面が密着するような場合にみられる治癒をいい、肉芽組織の形成量が少なく、そのためほとんど瘢痕を残さずに治癒する。

C．二次治癒
- 傷口が大きく、組織の挫滅や欠損が広い範囲である場合あるいは感染を伴った場合などにみられる治癒で、多量の肉芽組織が形成され、瘢痕を残して治癒する。

（5）異物処理

A．肉芽組織を伴う異物処理
- 器質化：異物に対して肉芽組織が増殖し、結合組織で置き換える機転をいう。血栓、壊死組織などは器質化される。
- 被包化：肉芽組織による置換が完全に行われない（処理困難な異物）場合、線維組織による被包化がみられる。すなわち壊死巣（異物）などの病巣を周辺に増殖した肉芽組織が取り囲む。被包化により、周囲の正常な組織と境される。

B．肉芽組織を伴わない異物処理
- 吸収：少量の異物や可溶性の物質は吸収される。
- 貪食：小さな異物や壊死物質は、好中球やマクロファージに貪食される。
- 融解：線維素などは、好中球が有するタンパク分解酵素により融解された後に吸収される。

（6）化生

- いったん分化した細胞・組織が形態的、機能的に他の細胞・組織へと変わる現象をいう。
- 原因として慢性の刺激（慢性炎症、物理的、化学的）などの刺激があげられる。
  - 扁平上皮化生：線毛円柱上皮→重層扁平上皮（気管支粘膜）　図3-2-22
  - 腸上皮化生：胃の腺窩上皮→腸上皮

図3-2-22　化生

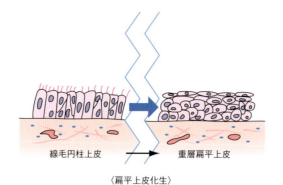

〈扁平上皮化生〉

5）炎症

●炎症の定義
炎症とは刺激に対して生体が示す一連の防御反応である。生体は刺激に対して反応し被害を局所にとどめるとともに、有害物質を排除し、傷害された部を修復して生体を防護しようとする生体防御反応といえる。

（1）炎症の5大徴候（臨床症状）

●炎症部では臨床的に5大徴候がみられる。
　①発赤　②発熱　③腫脹　④疼痛　⑤機能障害
●5大徴候の組織学的（形態学的）な変化
臨床的な5大徴候には、以下のような病理組織学的（形態学的）変化がみられる。
①発赤（赤くなる）・・・・・充血（動脈血の増加）による。
②発熱（灼熱感がある）・・・充血（動脈血の増加）による。
③腫脹（腫れる）・・・・・・血管透過性亢進、滲出および炎症性水腫による。
④疼痛（痛む）・・・・・・・充血や浮腫による組織圧の上昇および疼痛性物質（ブラジキニンなど）の産生による。
⑤機能障害・・・・・・・・・腫脹と疼痛により、運動や機能が著しく障害される。

（2）炎症の原因と免疫反応

●炎症の原因は生物学的、物理的、化学的原因の3つに大別される。

A．生物学的原因
●炎症の原因としてもっとも重要である。病原微生物としては細菌、ウイルス、リケッチア、スピロヘータ、真菌、原虫などがある。

B．物理的原因
●機械的刺激、温熱的刺激、電気的刺激、紫外線、放射線など多数ある。

C．化学的原因
●強酸、強アルカリなどの化学物質や種々の毒物がある。

（3）炎症の組織学的変化（基本病変）

●刺激が加わった局所には、形態的に大きく3つの基本病変（生体反応）がみられる。
●炎症の基本病変
　①局所の退行性病変（組織の障害）
　②局所の循環障害と滲出（局所の血管反応）：急性炎症で著明
　③組織の増生（肉芽組織の増生）：慢性炎症でみられる

A．局所の退行性病変（組織の障害）
●起炎性刺激が作用した局所の細胞・組織には、種々の程度に退行性病変（変性、壊死）が生じる。

B．局所の循環障害および滲出（局所血管反応）
●おもに急性炎症でみられる基本病変である。

- 退行性病変が生じた結果、種々のケミカルメディエーター（化学伝達物質：ヒスタミン、セロトニン、プロテアーゼ、プロスタグランジンなど）が放出される。
- ケミカルメディエーターの作用により局所血管反応が生じ、循環障害と滲出が起こる。
  - 血管拡張、充血、うっ血、出血、血管透過性の亢進による滲出

> **血管の拡張、充血、うっ血**
> 起炎性因子が作用すると、一過性の血管収縮の後に、すぐに細動脈の拡張、充血が起こる。
> ［臨床症状：発赤、灼熱］

> **滲出：血管透過性亢進による水腫と白血球の遊走を生じる。**
> 血管壁の透過性が亢進し、血漿成分が血管外（組織内）へ滲出する。

> 組織間隙に滲出液が貯留し、炎症性水腫を生じる。［臨床症状：腫脹］
> pHの低下およびブラジキニンなどの作用で周辺の神経を刺激する。［臨床症状：疼痛］
> 白血球が血管外へ遊出するようになる（炎症性細胞浸潤）。

- **白血球の遊走（浸潤）**
  - 白血球浸潤ははじめに好中球の浸潤が生じ、遅れてマクロファージ、リンパ球、形質細胞の浸潤がみられる。
- **ケミカルメディエーター（化学的伝達物質）**
  内在性因子で、炎症の経過中に局所で産生され、種々の作用を引き起こす。
  ①血管拡張作用：ヒスタミン、ブラジキニン、プロスタグランジンなど
  ②血管透過性亢進：ヒスタミン、ブラジキニン、補体、ロイコトリエンなど
  ③白血球遊走促進：ロイコトリエン、補体、サイトカインなど
  ④疼痛作用：ブラジキニン、プロスタグランジンなど

C．組織の増生（増殖）

- 慢性炎症の主体をなす。
- 急性炎症から慢性炎に移行すると、毛細血管や線維芽細胞およびリンパ球、形質細胞、マクロファージなどの細胞浸潤からなる炎症性肉芽組織の増殖がみられる。

（4）炎症に関する細胞と機能 (図3-2-23、図3-2-24)

- 血液中を流れる赤血球、白血球、血小板などの細胞成分はすべて骨髄中の多能性造血細胞から分化する。
- 骨髄系前駆細胞は免疫系の顆粒球と単球、マクロファージ、マスト細胞などの前駆細胞である。顆粒球は核の形から多形核白血球ともいわれ、好中球、好酸球、好塩基球がある。また、リンパ球系前駆細胞はBリンパ球やTリンパ球となる。さらにBリンパ球は活性化すると形質細胞に分化して抗体を産生する。

図 3-2-23

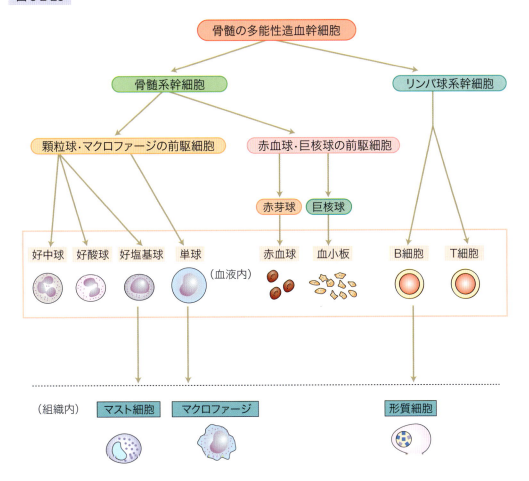

図 3-2-24 炎症性細胞

好中球
・急性炎症とくに急性化膿性炎症で顕著に出現する。
・おもな機能は貪食とタンパク分解である。細菌や組織破片を貪食し、殺菌、分解、消化にあたる。

好酸球
・寄生虫感染などで顕著に浸潤する。
・Ⅰ型アレルギーによる炎症巣にみられる。

好塩基球
・細胞質内にヒスタミンやヘパリン、セロトニンを含む好塩基性の大きな顆粒を有する。
・抗原接触などにより脱顆粒が生じ、Ⅰ型アレルギー反応に関与する。

組織球、マクロファージ
・急性炎症、慢性炎症、肉芽腫性炎など広く炎症病巣にみられる。
・おもな機能として、抗原処理や伝達（抗原提示細胞）、病原菌や異物の貪食処理などを行う。

リンパ球
・T細胞（胸腺依存性リンパ球）とB細胞（骨髄由来非胸腺依存性リンパ球）がある。
・T細胞は細胞表面が平滑で、細胞性免疫に関与する。

形質細胞
B細胞が分化したもので、抗体を産生、分泌を行う。
車軸核

（5）炎症の分類

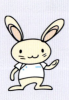

POINT　性状（形態学的所見）による分類

A．滲出性炎
　a．漿液性炎　　b．カタル性炎　　c．線維素性炎
　d．化膿性炎　　e．出血性炎　　　f．壊疽性炎
B．増殖性炎
C．肉芽腫性炎（特異性炎）

A．滲出性炎

- 血管からの滲出がとくに顕著な炎症で、おもに急性炎症でみられる。歯科の炎症性疾患（歯髄炎、根尖性歯周炎など）はこのタイプが多い。
- 滲出物の性状によって漿液性炎、カタル性炎、線維素性炎、化膿性炎、出血性炎、壊疽性炎に分類される。

- 漿液性炎
  - 漿液の滲出を主とする炎症である。漿液性滲出物は血漿由来のタンパク質を含んだ液で、細胞成分は少ない。
  - 漿液性炎では炎症性水腫を起こし、腫脹が生じる。
  - 火傷の水ぶくれや湿疹、腹膜炎にみられる腹水などがこれにあたる。

- カタル性炎
  - 粘膜表層における滲出性炎であり、深部組織の破壊は伴わない。粘膜表面には漿液の滲出がみられ、粘液の分泌亢進も伴う。また、上皮の剥離や粘膜の水腫がみられる。

- 線維素性炎
  - 血管透過性亢進が高度となり滲出液中に多量の線維素（フィブリン）を含む炎症をいう。粘膜、漿膜、肺胞などにみられ、線維素の析出による偽膜を形成することがある。ジフテリアによる喉頭咽頭炎や大腸の偽膜性炎が知られている。

- 化膿性炎
  - 多数の好中球の滲出と黄白色の膿の産生を特徴とする炎症である。膿は、好中球が脂肪変性した膿球や組織崩壊産物と血漿がおもな成分である。化膿性炎の原因としてブドウ球菌、緑膿菌、連鎖球菌、肺炎双球菌などの感染があげられる。（図3-2-25）。
    ① 膿瘍：限局性化膿
      多数の好中球が組織内に限局して浸潤し、膿汁が貯留している病変を膿瘍という。膿瘍部では好中球の浸潤が顕著であり、変性した好中球である膿球がみられる。
    ② 蜂窩織炎：びまん性化膿
      好中球が組織間にびまん性に広がっているのを特徴としている。口腔底蜂窩織炎や虫垂炎などでみられる。
    ③ 蓄膿：副鼻腔や胸腔などの体腔内に膿が貯留した状態をいう。上顎洞蓄膿症が知られている。

図 3-2-25　化膿性炎

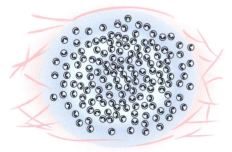 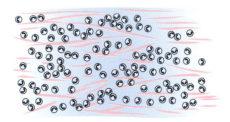

膿瘍
（限局性化膿）　　好中球　　蜂窩織炎
（びまん性化膿）

- 出血性炎

  滲出物に多量の出血を含んでいる炎症をいう。毒力の強い菌やウイルスなどでは組織障害が強いため小血管が破壊され、出血性炎を生じる。

- 壊疽性炎（腐敗性炎）

  炎症巣に腐敗菌の混合感染が生じたもので、タンパク質の腐敗分解により、悪臭を放つ。

B．増殖性炎　図3-2-26

- 慢性炎症の主体をなすもので、弱い持続性の刺激に対して生じ、炎症性肉芽組織や線維性結合組織などの増殖がみられる。

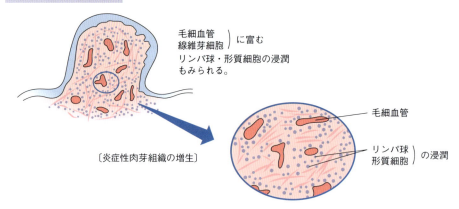

図3-2-26　増殖性炎

毛細血管・線維芽細胞に富む
リンパ球・形質細胞の浸潤もみられる。

〔炎症性肉芽組織の増生〕

毛細血管
リンパ球・形質細胞の浸潤

C．肉芽腫性炎（特異性炎）

- 類上皮細胞の増殖からなる特異な結節状の肉芽腫を形成する炎症で、特徴的な病巣からある程度病原体を推測できる。肉芽腫性炎には結核の結核結節、梅毒のゴム腫、癩菌によるハンセン病、原因不明のサルコイドーシスなどがある。

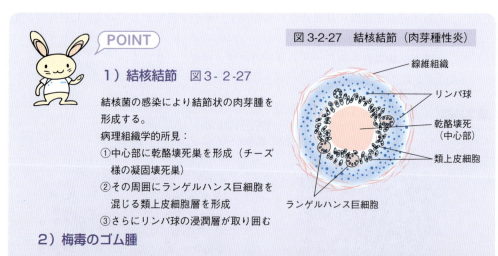

POINT

図3-2-27　結核結節（肉芽種性炎）

1）結核結節　図3-2-27

結核菌の感染により結節状の肉芽腫を形成する。
病理組織学的所見：
① 中心部に乾酪壊死巣を形成（チーズ様の凝固壊死巣）
② その周囲にランゲルハンス巨細胞を混じる類上皮細胞層を形成
③ さらにリンパ球の浸潤層が取り囲む

線維組織
リンパ球
乾酪壊死（中心部）
類上皮細胞
ランゲルハンス巨細胞

2）梅毒のゴム腫

トレポネーマ・パリダム（スピロヘータ）の感染により梅毒を発症する。初期硬結、硬性下疳（浅い潰瘍形成）、皮膚の梅毒疹を経て、感染約3年後には第3期梅毒（臓器梅毒）に進展し、肝、睾丸、その他にゴムのような弾性と硬度を持つ結節状病変を形成する。

6）腫瘍

- 腫瘍の定義：腫瘍とは身体の細胞が自律的に過剰増殖してできた組織塊である。腫瘍の自律性とは生体の調節機構を逸脱し勝手に増殖することで、腫瘍は無秩序、無目的に増殖し、しばしば無制限に増殖する。

（1）腫瘍の形態

A．肉眼的形態　図3-2-28

腫瘍は周囲組織と異なった形態、色、硬さを示す。

腫瘍の外観：隆起状、ポリープ状、カリフラワー状、噴火口状などがある。

腫瘍の大きさ：さまざまであるが、悪性腫瘍は急速に大きくなることがある。

腫瘍の色：一般に灰白色であるが、赤色、黒色などの色調を呈する。

腫瘍の硬度：細胞成分に富む腫瘍は軟らかく、線維成分（間質）が多くなると硬くなる。

図3-2-28　腫瘍の肉眼的所見

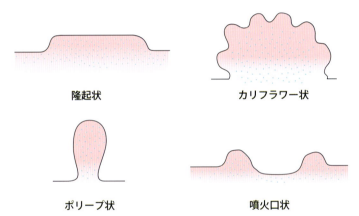

J.C.E.Underwood 編著：カラー版 アンダーウッド病理学．西村書店，東京，2002 より引用改変

B．組織学的形態

- 腫瘍実質と間質　図3-2-29、図3-2-30
  - 腫瘍実質は腫瘍細胞からなる部分で、間質はそれを取りまく結合組織であり血管を含む。実質細胞は一般に1種類の細胞からなり、発生母組織や母細胞の形態的特徴を保っているが、良性腫瘍と比較して、悪性腫瘍ほどもとの細胞や組織と形態が異なる。これを異型性という。

  細胞異型：細胞や核の大小不同、核・細胞質比の増大、核小体明瞭化など。

  構造異型：細胞配列の乱れ。

図3-2-29　腫瘍の組織形態

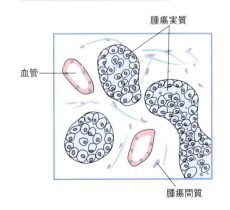

図 3-2-30　正常組織と癌組織の違い（異性型）

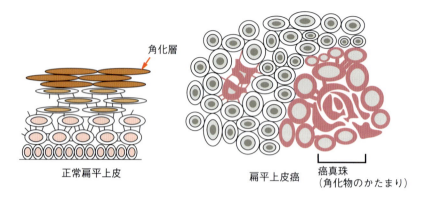

岩田隆子監修：わかりやすい病理学　改訂第5版．南江堂，東京，2008 より引用改変

（2）腫瘍の発育形式

● 発育形式には、膨張性発育、浸潤性発育がある。

A．膨張性発育

● 増殖する腫瘍組織が周囲の組織を圧迫、排除しながら発育するもので、被膜を形成して増殖するので周囲との境界は明瞭である。良性腫瘍に特徴的な発育様式である（図3-2-31）。

B．浸潤性発育

● 腫瘍細胞（腫瘍胞巣）が組織間隙にもぐりこむように増殖し、周囲に広がっていくもので、腫瘍は被膜を有していないため周囲組織との境界が不明瞭である。悪性腫瘍に特徴的にみられる発育様式である（図3-2-31）。

図 3-2-31　腫瘍の発育様式

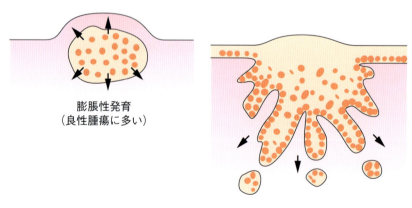

（3）腫瘍の再発

● 腫瘍が手術などで一度消失したのち、再び同じ腫瘍が発生することを再発という。取り残した腫瘍細胞が再び増殖（局所性再発）することもある。再発は悪性腫瘍の特徴であるが、手術の取り残しによる局所再発は、良性腫瘍においても起こる。

（4）腫瘍の転移

● 悪性腫瘍は原発部位から遠く離れた部位に、原発腫瘍と同じ腫瘍を形成することがある。これを転移といい、悪性腫瘍にみられる最大の特徴である。
● 転移の分類　図3-2-32
　①リンパ行性転移：腫瘍細胞がリンパ管を侵し、リンパの流れによって運ばれる。腫瘍が存在する領域の所属リンパ節に転移しやすい（口腔癌は所属リンパ節の頸部リンパ節に転移）。
　②血行性転移：腫瘍細胞が血管を侵し、血管内に入る。さらに血流によって運ばれ、遠隔部で定着・増殖し、転移巣を形成する。肺や肝臓への転移が多くみられる。
　③播種性転移（体腔内性転移）：胸腔、腹腔など体腔内で、腫瘍細胞が播種性に（種を播いたように）胸膜、腹膜に転移する。肺癌や胃癌などでみられる。

図3-2-32　腫瘍の転移

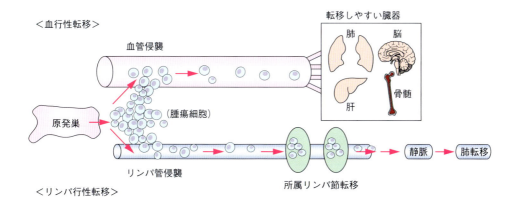

（5）腫瘍の宿主に対する影響

A．局所性影響

● 腫瘍の機械的圧迫、浸潤性増殖により周囲組織が破壊され、合併症として出血、病的骨折、管腔臓器の狭窄、呼吸障害などがある。

B．全身性影響

● 腫瘍の進展により栄養障害、貧血、尿毒症、内分泌障害、悪液質など全身的な影響がみられる。
● 癌性悪液質：悪性腫瘍の末期に生じる。極度の体重減少を伴う重症の衰弱状態をいう。

（6）腫瘍発生の原因

● 腫瘍の発生には、体細胞の遺伝子異常（癌遺伝子と癌抑制遺伝子）が深く関与している。発生原因については、外因としての物理・化学・生物的因子、内因としての遺伝やホルモン、免疫などがあげられる。

A．外因：発癌因子による

● 化学的発癌因子：芳香族炭化水素（ベンツピレン：タバコ、タール）、ベンゼン類、芳香族アミン、などは発癌性が知られている。

● 物理的発癌因子
・放射線：白血病など悪性腫瘍の発生に関与している。
・紫外線：皮膚癌の発生に関与している。

● 生物的発癌因子：子宮頸癌とヒトパピローマウイルス（HPV）、エプスタインバーウイルス（EBV）とバーキットリンパ腫・上咽頭癌、ヒトT細胞白血病ウイルス（HTLV）と成人T細胞白血病など、ウイルスと腫瘍発生との関連がみられる。

B．内因

● 遺伝的素因：遺伝性腫瘍として、家族性大腸腺腫症、多発性神経線維腫症、網膜芽細胞腫などがある。

● ホルモン：乳癌、子宮癌、前立腺癌などはホルモンの影響で増殖が高まることが知られている。

● 免疫：生体の免疫力が低下すると、癌が発生しやすく、腫瘍増殖が促進される。エイズ患者では悪性リンパ腫やカポジ肉腫の発生が多くみられる。

（7）腫瘍の分類　表3-2-1

● 腫瘍は良性腫瘍と悪性腫瘍に分けられ、さらに組織学的には上皮性腫瘍と非上皮性腫瘍に分けられる。

表3-2-1　良性腫瘍と悪性腫瘍の比較

	良性腫瘍	悪性腫瘍
発育速度	遅い	速い
発育様式	膨張性発育	浸潤性発育
被膜	あり	なし
周囲との境界	明瞭	不明瞭
再発	少ない	多い
転移	ない	多い
全身への影響	少ない	多い
異型性	軽度	高度

> **POINT　前癌病変**
> ・現時点では癌ではないが、将来癌になる可能性が高い病変。
> ・形態学的変化（異型性）を伴う：癌化過程の中間段階と考えられる。
> ・口腔では白板症や紅板症、大腸ポリープ（腺腫）などがこれにあたる。

A．上皮性腫瘍と非上皮性腫瘍

- **上皮性腫瘍**：表皮、粘膜上皮、腺組織や実質臓器などは上皮性組織からなっており、ここから発生する腫瘍を上皮性腫瘍という。すなわち発生母地が上皮性組織である。
- **非上皮性腫瘍**：発生母地が結合組織、脂肪組織、筋組織、血管、神経、その他非上皮性組織であるものをいう。
- **混合腫瘍**：異なった2種以上の組織成分（上皮成分と非上皮成分）からなるものをいう。

B．良性上皮性腫瘍

- **乳頭腫、腺腫**
  - 乳頭腫：表皮や粘膜の上皮から発生する。乳頭状に隆起して発育増殖する（図3-2-33）。
  - 腺腫：腺上皮から発生する。腺管構造を形成し、唾液腺、胃、大腸、乳腺などにみられる。

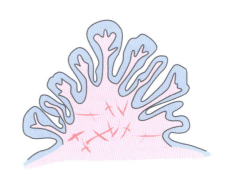

図3-2-33　乳頭腫

C．悪性上皮性腫瘍（癌腫）

- **扁平上皮癌、腺癌**
  - 扁平上皮癌：表皮や粘膜の上皮から発生する。口腔領域の癌の中でもっとも多い（図3-2-30）。
  - 腺癌：腺上皮から発生する。胃癌や大腸癌の多くは腺癌である（図3-2-34）。

D．良性非上皮性腫瘍

- **上皮以外の細胞に由来する腫瘍**である。線維腫、脂肪腫、骨腫、血管腫などがある。
  - 線維腫：線維芽細胞由来の細胞が結合組織線維を形成しながら腫瘍性に増殖する。
  - 脂肪腫：脂肪組織の腫瘍性増殖がみられる。
  - 骨腫：骨組織の腫瘍性増殖がみられる。顎骨にも生じる。

  その他、軟骨腫、平滑筋腫、横紋筋腫、血管腫、リンパ管腫などがある。

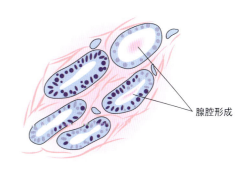

図3-2-34　腺癌

腺腔形成

E．悪性非上皮性腫瘍（肉腫）

- **線維肉腫、脂肪肉腫、骨肉腫**などがある。

F．特殊な腫瘍

- 色素性母斑、神経鞘腫、神経線維腫、悪性黒色腫、悪性リンパ腫、白血病などがある。

7）免疫異常と移植免疫

（1）アレルギー

- 免疫の基本は、生体が自己と非自己（病原体や異種タンパクなど）を識別することであり、非自己は免疫反応により生体から排除される。免疫反応は、病気にならずにすむために生じるが、ときに生体組織に障害性に作用し、病的状態を惹起することがある。このような生体に不利に働く過剰な免疫反応をアレルギー反応（過敏症）と呼ぶ。
  アレルギーは機序によってⅠ～Ⅳ型に分類される。Ⅰ～Ⅲ型アレルギーでは体液性免疫が関与し、Ⅳ型アレルギーでは細胞性免疫が関与する。

A．Ⅰ型アレルギー（アナフィラキシー型反応）

- 体内に入った抗原が、肥満細胞の表面に結合しているIgE抗体と反応すると、肥満細胞の脱顆粒現象が起こり、顆粒内に含まれるヒスタミンなどケミカルメディエーターが細胞外に遊離する。遊離したヒスタミンは血管拡張、血管透過性の亢進や平滑筋の強い収縮に働き、その結果、アレルギー性炎症や気管支収縮による喘息、呼吸困難を引き起こす。花粉症、アトピー性皮膚炎、気管支喘息などはⅠ型アレルギーが関与する（図3-2-35）。

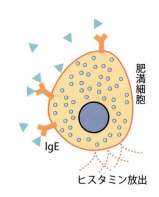

図 3-2-35　Ⅰ型アレルギー

- Ⅰ型アレルギーの中で、反応が激しく、ショック状態に陥り死に至ることがある。これをアナフィラキシーショックという。スズメバチ毒、そばなどの食物アレルギーなどによるショック死が知られている。

B．Ⅱ型アレルギー（細胞傷害型反応）

- 細胞膜上の抗原に抗体が結合することで、細胞破壊などが起こるものをいう。血液型不適合輸血やRh血液不適合などで赤血球の破壊（溶血反応）が生じる（図3-2-36）。

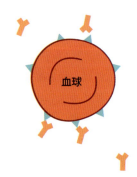

図 3-2-36　Ⅱ型アレルギー

C．Ⅲ型アレルギー（免疫複合体反応、アルサス反応）

- 抗原と抗体が結合した免疫複合体が小血管壁に沈着して、血管周囲で炎症が起こる（図3-2-37）。Ⅲ型アレルギーによる疾患として、急性糸球体腎炎などがある。

D．Ⅳ型アレルギー（遅延型過敏症）

- 細胞性免疫機序による組織傷害が生じる。抗原と接触したT細胞からサイトカインが産生され、活性

化マクロファージ、細胞傷害性T細胞などが作用し、細胞・組織を傷害する（図3-2-38）。例として、接触性皮膚炎、結核、金属アレルギーなどがあげられる。

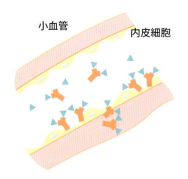

図3-2-37　Ⅲ型アレルギー

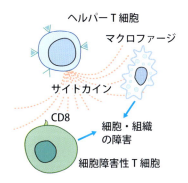

図3-2-38　Ⅳ型アレルギー

（2）自己免疫疾患

- 免疫の基本は、自己と非自己（病原体や異種タンパクなど）を識別することであり、自己の抗原に対しては免疫寛容により、通常、免疫反応による自己の細胞排除（破壊）は生じない。しかし、ときに自己抗体や自己反応性のT細胞が形成されることがあり、特有の疾患が生じる。これを自己免疫疾患という。
- 自己免疫疾患には、全身性エリテマトーデス、慢性関節リウマチ、シェーグレン症候群などがある（表3-2-2）。

表3-2-2　自己免疫疾患

全身性エリテマトーデス（SLE）	皮膚炎（しばしば顔面に蝶形紅斑）、壊死性血管炎、糸球体腎炎などを生じる。
慢性関節リウマチ（RA）	全身の関節に多発性の関節炎を生じ、疼痛や変形をきたす。
シェーグレン症候群	涙腺や唾液腺が破壊され、乾燥性角膜炎や口腔乾燥症を生じる。

（3）免疫不全

- 免疫の機構（体液性免疫、細胞性免疫）に欠陥があり、免疫機能が低下したり、機能しない状態を免疫不全といい、感染や腫瘍発生に対する抵抗力が著しく低下する。先天性免疫不全（ディジョージ症候群、伴性無γグロブリン血症など）とエイズ（AIDS：後天性免疫不全症候群）がある。

A．エイズ（AIDS：後天性免疫不全症候群）

- HIV（ヒト免疫不全ウイルス）の感染が原因である。HIVはヘルパーTリンパ球に感染し、これを減少させる。そのため細胞性免疫系機構が障害され、さまざまな感染症や腫瘍が発生する。
- 感染症ではカンジダ症（真菌症）やカリニ肺炎など日和見感染症を多く発症する。また、腫瘍ではカポジ肉腫や悪性リンパ腫がしばしばみられる。

（4）移植免疫

- 近年、わが国でも臓器移植が本格的に行われるようになったが、供与者（ドナー）から移植された臓器を受容者（レシピエント）の免疫系が"非自己"と認識した場合、免疫反応が起こる。これを拒絶反応という。
- 拒絶反応の原因は主要組織適合性抗原であり、ヒトではHLA（ヒト白血球抗原）がこれに相当する。HLAは個体間での多型性が非常に大きいので、すべて一致するのは非常に困難である。
- 一卵性双生児や兄弟間でHLAが一致する可能性があるが、通常、移植に際しては拒絶反応を抑えるために、免疫抑制剤が使用される。

（岸野万伸）

> **POINT　移植片対宿主病（GVHD）**
>
> 白血病の治療などで導入されている骨髄移植では、移入された骨髄細胞に免疫細胞が含まれていることから、これが受容者の臓器細胞を"非自己"と認識して、傷害を引き起こす可能性がある。この病態を移植片対宿主病（GVHD）といい、皮膚や口腔粘膜、消化管などが標的となって傷害される。

3. 感染と感染症

1）感染（定義、種類、経路）

（1）感染の種類

図3-3-1　感染の種類

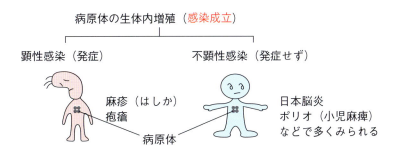

- 感染とは、病原体が生体内に付着・侵入して定着し、増殖を始めることで生体になんらかの反応が起こることである。感染成立後、臨床症状を呈する場合を発症、病原体の付着・侵入から発症までの期間を潜伏期という（図3-3-1）。
- 病原体の生体内増殖が認められても症状がはっきり現れない感染を不顕性感染、症状がはっきり現れるものを顕性感染という。日本脳炎ウイルスやポリオウイルス感染の多くは不顕性感染であり、一方免疫のない人が麻疹ウイルス、疱瘡ウイルスの感染を受けると例外なく発症（顕性感染）する。
- 症状が消失しても病原体の排出が続く場合の宿主を、無症候性保菌者（キャリア）といい、感染源となる。
- 常在微生物による感染を内因感染というが、このような感染は抵抗力の弱った宿主（易感染性宿主）で起こりやすく、常在微生物だけでなく弱病原菌、または通常無害な微生物による感染を日和見感染という。結核やコレラのような外界から侵入してきた微生物により起こる感染を外因感染という。

（2）感染経路

- 感染経路とは、感染源から病原体が生体に侵入する経路である（図3-3-2）。
- 感染源がヒト（保菌者）で、ヒトからヒトへの感染を直接感染という。呼吸器系の感染症（結核、インフルエンザ）、性感染症（エイズ、梅毒）、母体から胎児あるいは子どもへの垂直感染（先天性梅毒）が含まれる。
- 病原体が動物、昆虫、食物などを介して生体に侵入する感染を間接感染という。鳥インフルエンザ、日本脳炎、A型肝炎などが含まれる。

図 3-3-2　感染経路

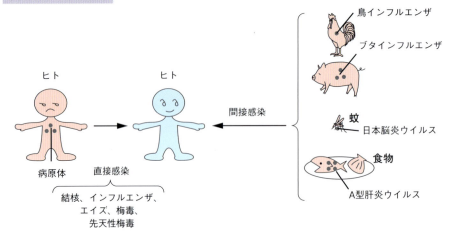

（3）病原体の宿主内侵入と増殖

- 多くの病原体は生体に侵入後、粘膜表面（ピロリ菌）や組織間隙（ブドウ球菌、レンサ球菌）など細胞外で定着、増殖し病原性を発揮する（図 3-3-3）。
- ウイルス、リケッチア、クラミジアは生きた細胞内でなければ（偏性：必ず）増殖できず、偏性細胞内寄生性を示す。
- 細胞内、外ともに（通性：共通して）増殖しうるものを（通性）細胞内寄生性といい、結核菌、チフス菌、レジオネラ菌、リステリア菌などが含まれる。

図 3-3-3　病原体の宿主内侵入と増殖

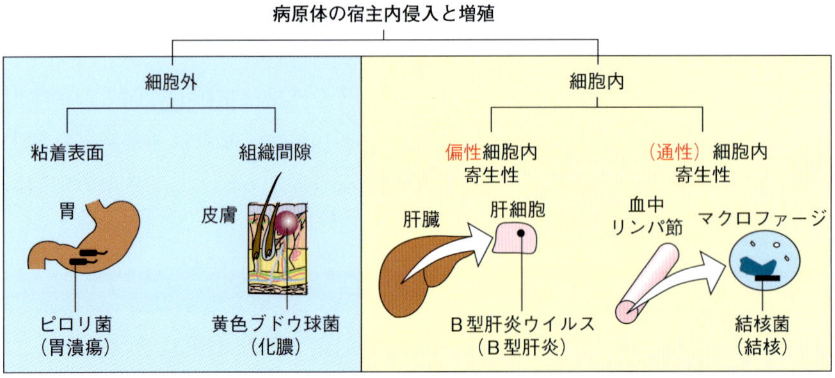

2）微生物の一般性状と観察方法

（1）細菌の構造と機能

図 3-3-4　細菌の構造と機能

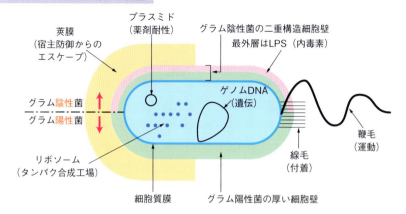

- 細胞壁は細菌の形態を保持する機能を有する（図 3-3-4）。
- 細菌をグラム染色するとその細胞壁構造の違いにより、アルコールで脱色されず青紫に染まる陽性と、脱色されてしまい後染色により赤色に染まる陰性のいずれかに二分される。
- グラム陽性菌の細胞壁はおもにペプチドグリカンからなる厚い構造を示し、グラム陰性菌では、薄いペプチドグリカン層とリポ多糖（LPS）からなる外膜二重構造をとる。
- LPS は生物活性を示し内毒素ともいう（図 3-3-11）。
- 細菌は核膜を持たず原核細胞である。
- 遺伝の本体であるゲノム DNA、薬剤耐性遺伝子を有するプラスミド、タンパク質の合成の場であるリボソームなどを含む原形質を脂質二重膜からなる細胞質膜が包む。
- 莢膜は細胞壁の外側におもに多糖体からなる層状構造を示すもので、おもに感染宿主の防御機能を免れる（エスケープ）役割を有する。
- 線毛は電子顕微鏡でしか認められない微細構造で、おもに感染宿主への付着機能を有する。
- 鞭毛は回転により菌体に運動性を与える。

（2）細菌の増殖

- 細菌は必要な環境と栄養が整うと形態が球状（球菌）であれ、棒状（桿菌）であれ、二分裂増殖する。もっとも活発に二分裂を示す時期を対数増殖期という。この時期に至るまでを誘導期、増殖が停止する時期を静止期といい、やがて死滅期に入っていく（図 3-3-5）。
- 細菌の増殖にとって不利な条件下（環境の悪化）では、芽胞と呼ばれる耐久型の菌体を形成し、休眠状態でその場をしのぐ細菌も存在する。

図 3-3-5　細菌の増殖

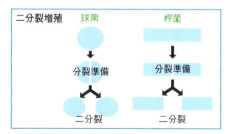

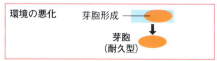

（3）増殖と酸素の関係

図 3-3-6　増殖と酸素の関係

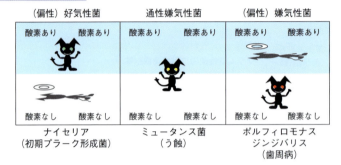

- 細菌の増殖における酸素の必要性により3つに分類される（図3-3-6）。
- 酸素を必要とする細菌を（偏性）好気性菌といい、ナイセリア（清掃後の歯に付着しプラーク形成にかかわる）などが属する。
- 酸素があってもなくても発育するが、あればこれを利用することもできる細菌を通性嫌気性菌といい、う蝕原性細菌のミュータンス菌など多くの病原菌がこれに属する。
- 酸素があると増殖できないか、死滅してしまう細菌を（偏性）嫌気性菌といい、歯周病原性細菌のポルフィロモナスジンジバリスなどはこれに属する。

（4）ウイルス粒子の構造と機能

図 3-3-7　ウイルス粒子の構造と機能

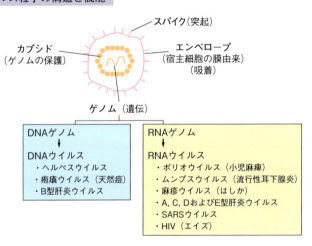

- ウイルスは細菌、真菌（カビ、酵母）、原虫（原生動物）といった微生物と異なり、細胞構造を持たない。
- ウイルス粒子の基本構造は遺伝情報を担うDNAあるいはRNAからなるゲノムとそれを保護するカプシド（タンパク質の殻）である（図3-3-7）。
- ウイルスの種類によってはカプシドの外側に宿主細胞の脂質二重膜（細胞膜、核膜）由来のエンベロープを持つウイルスもある。カプシドやエンベロープは次の細胞への吸着の際に重要な役割を果たす。

- ゲノムとしてDNAゲノムを持つDNAウイルスとRNAゲノムを持つRNAウイルスが存在する。DNAウイルスにはヘルペスウイルス、疱瘡ウイルス、B型肝炎ウイルスなどがある。RNAウイルスにはポリオウイルス、ムンプスウイルス、麻疹ウイルス、A型、C、DおよびE型肝炎ウイルス、SARSウイルス、HIVなどが含まれる。

（5）ウイルスの増殖

- ウイルスは生きた細胞に感染し、その細胞の代謝系を借りなければ増殖できない偏性細胞内寄生体である（図3-3-8）。
- ウイルス粒子はその表面（カプシドあるいはエンベロープ）のタンパク質と宿主細胞（標的細胞）表面のタンパク質（ウイルスレセプター）の結合により、宿主細胞表面に特異的に吸着する。すなわちウイルスが感染する細胞（標的細胞）はウイルスの種類により決まっている。
- 吸着したウイルスは、細胞の取り込み作用（エンドサイトーシス）や細胞膜とウイルスエンベロープの膜融合（この段階でエンベロープは外れる）により細胞内に侵入し、さらにゲノムとカプシドが分離する脱殻が起こる。

図3-3-8　ウイルスの増殖

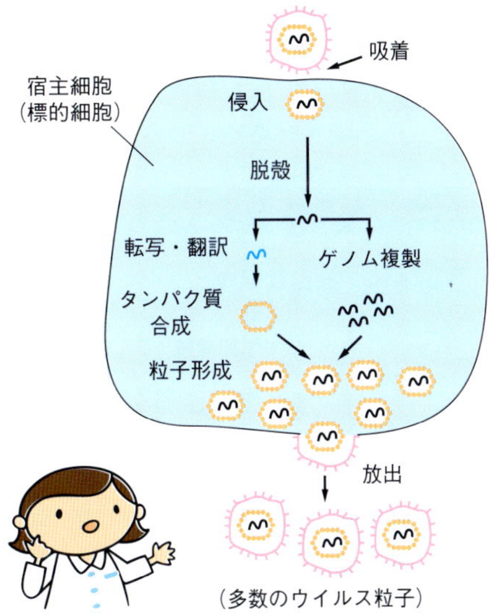

- ゲノムの複製と同時に、一方では遺伝子転写・翻訳を経たタンパク質合成が起こる。
- 複製されたゲノム、合成されたカプシドが集合しウイルス粒子が多数形成される。
- 新しいウイルス粒子は細胞外に放出される。この際エンベロープを持つウイルスの場合、宿主細胞の脂質二重膜を覆って放出される。
- 細胞に感染したウイルスが細胞内で脱殻を受け、再び粒子が形成されるまでのウイルス粒子消失期間を暗黒期という。

（6）真菌と原虫

- 真菌および原虫は細胞内に核膜を有する真核生物である。口腔にみられる真菌としてカンジダ、原虫として歯肉アメーバ、口腔トリコモナスが知られている。カンジダは日和見感染によるカンジダ症を起こす。口腔にみられる原虫の病原性は不明である。

（7）プリオン

- プリオンとはゲノム（総遺伝子）を持たない感染性のタンパク質である。哺乳類が有する正常型プリオンが異常化し蓄積することで発症する。

第3章 歯・口腔の構造と機能

（8）培養方法

- 病原細菌や病原真菌を臨床検体から分離したり、研究目的で増殖するには、必要な栄養素を調整した液体培地や固形培地を用いる。とくに特定の病原体を分離する目的で調整された培地を選択（分離）培地という（図3-3-9）。
- ウイルスは生きた細胞内でしか増殖できないので、発育鶏卵、動物、培養細胞などに感染させ増殖させる。

図3-3-9 培養方法

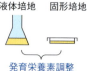
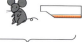

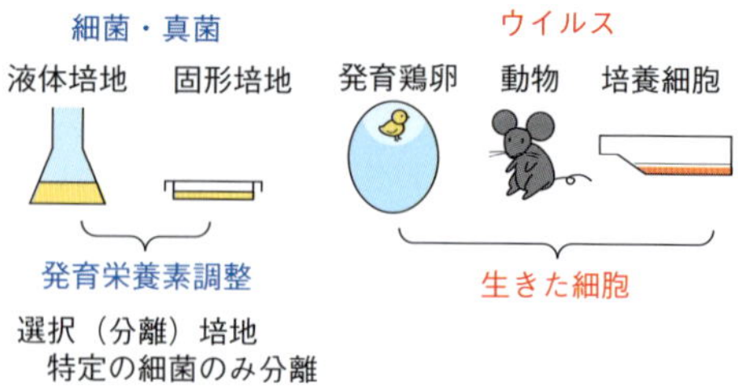

細菌・真菌：液体培地、固形培地（発育栄養素調整）
選択（分離）培地：特定の細菌のみ分離
ウイルス：発育鶏卵、動物、培養細胞（生きた細胞）

（9）顕微鏡観察

図3-3-10 顕微鏡観察

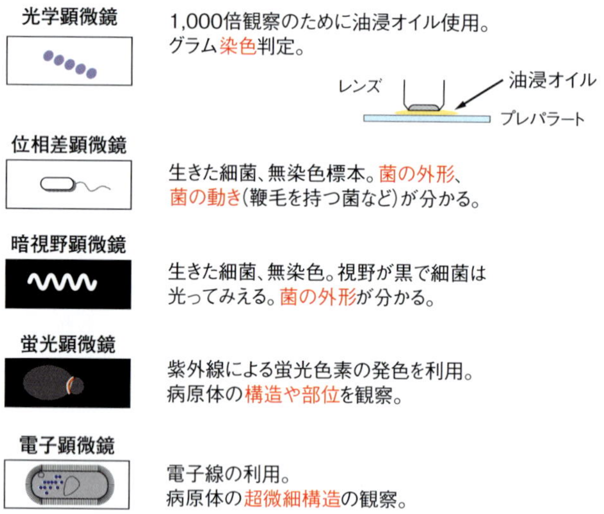

 光学顕微鏡：1,000倍観察のために油浸オイル使用。グラム染色判定。（レンズ、油浸オイル、プレパラート）

 位相差顕微鏡：生きた細菌、無染色標本。菌の外形、菌の動き（鞭毛を持つ菌など）が分かる。

 暗視野顕微鏡：生きた細菌、無染色。視野が黒で細菌は光ってみえる。菌の外形が分かる。

 蛍光顕微鏡：紫外線による蛍光色素の発色を利用。病原体の構造や部位を観察。

 電子顕微鏡：電子線の利用。病原体の超微細構造の観察。

- 光学顕微鏡：細菌の標準的大きさは1μmである。人間の眼の解像力は150～300μmなので、1,000倍に拡大して観察する。光学顕微鏡での1,000倍観察のためには、光の散乱を防止するためにガラスと屈折率の近い油浸オイルを使用する。おもに染色標本の観察に用いる。
- 位相差顕微鏡：細菌の厚みによる透過光のずれを明暗の差に変えて、無染色標本をみやすくした顕微鏡。生きた細菌や運動性細菌の観察に用いる。
- 暗視野顕微鏡：顕微鏡の直進光を遮り視野を黒にし、斜め光の乱反射により細菌が光ってみえる。無染色でとくにスピロヘータの観察に用いる。
- 蛍光顕微鏡：組織の特異的な部位等を蛍光色素でラベル（貼りつけ）し、おもに紫外線などで蛍光色素を発色し観察する。
- 電子顕微鏡：光線の代わりに電子線を用いる。微生物の微細構造の観察に用いる。

3）微生物の病原性

（1）毒素

A. 外毒素と内毒素の特徴　図3-3-11

- 外毒素は菌体外に分泌されるタンパク質で、熱に弱く、しかも作用は特異的（溶血毒、腎臓毒、神経毒、腸管毒）で強い（ng〜mg量で作用する）。抗体産生性が強く、産生されると毒素を中和するように働く（中和抗体）。ホルマリンで無毒化されたトキソイドは、中和抗体産生を促す抗原性は保たれるので、ワクチン作成に利用される（図3-3-12）。
- 内毒素はグラム陰性菌の細胞壁成分リポ多糖（LPS）で、菌体が破壊されることで遊離する。熱に強いが、外毒素に比べ毒性は弱い（μg〜mg量で作用）。感染時の発熱、ショックなどの反応を惹起する（図3-3-13）。

図3-3-11　外毒素と内毒素の特徴

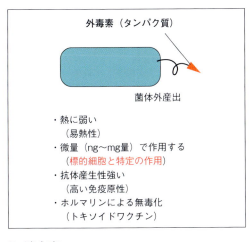
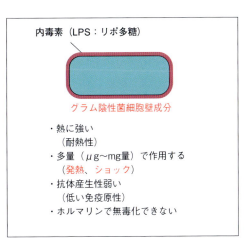

B. 溶血毒

- 化膿レンサ球菌、ウエルシュ菌、黄色ブドウ球菌は赤血球の細胞膜を破壊し溶血活性を示す溶血毒（ヘモリジン）を産生する。
- 黄色ブドウ球菌産出のロイコシジンや歯周病原菌のアクチノバチルスアクチノミセテムコミタンス産出のロイコトキシンは、白血球を障害する。

C. 腎臓毒

- 腸管出血性大腸菌 O157：H7 が産生するベロ毒素は、脳、腎臓、大腸の血管内皮細胞に作用し、それぞれ急性脳症、溶血性尿毒症、出血性大腸炎を引き起こす。

D. 神経毒（ニューロトキシン）

- 創傷感染により体内奥に入り込んだ破傷風菌は嫌気的条件下で増殖後、自己融解による毒素放出を行う。
- 破傷風菌の毒素テタノスパスミンは神経シナプスに作用し、興奮伝達物質の継続的分泌促進による強直を起こす。顔面では牙関緊急（開口障害）を示す。

E. 腸管毒（エンテロトキシン）

- コレラ菌のコレラ毒素、毒素原性大腸菌の易熱性毒素は、腸管上皮細胞を刺激して水、電

解質を分泌させる腸管毒である。
- 黄色ブドウ球菌の腸管毒はスーパー抗原といい、作用機序はまだよく分からない。特定のTリンパ球が過剰活性化し、多量のサイトカインが産生され、発熱やショックなどの全身症状や中枢性嘔吐、下痢を引き起こす。

図 3-3-12　外毒素

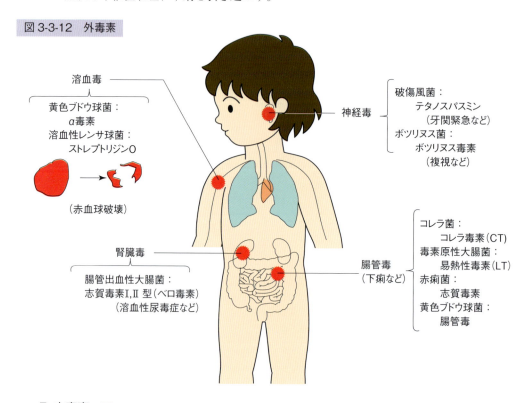

F. 内毒素　図 3-3-13

- 感染部位から血中に遊離した内毒素は血中タンパク質とともにマクロファージに作用し、マクロファージはIL-1、IL-6、TNF-α などの炎症性サイトカインを産生する。それにより宿主は発熱や炎症を呈す。

図 3-3-13　内毒素

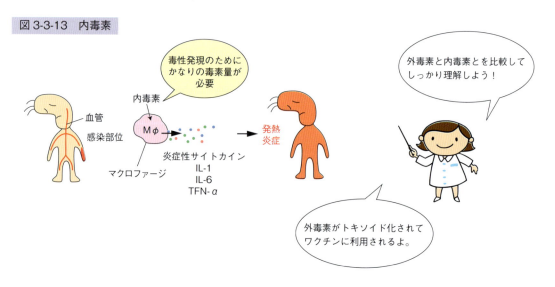

（2）菌体表層物質による定着性

図3-3-14　菌体表層物質による定着性

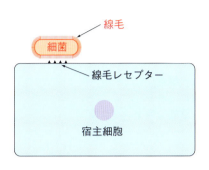
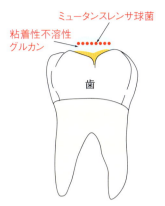

- 細菌が感染を起こすには、宿主の標的細胞に付着し増殖するという定着が必要である。線毛は重要な定着因子である。線毛に存在する付着タンパク（アドヘジン）が宿主細胞表面に存在する糖タンパク（線毛レセプター）と結合する。この特異的な結合により細菌は宿主の特定の細胞に定着する（図3-3-14）。
- 付着に関する菌体表層物質として、線毛以外にグラム陽性菌の細胞壁タンパクやグラム陰性菌の外膜タンパクなどが機能する場合がある。また、う蝕原性ミュータンスレンサ球菌は、スクロースが存在すると粘着性の不溶性グルカンを産生し、歯面に付着する。
- 鞭毛で運動しながら定着する細菌もある。

（3）組織破壊酵素

- 細菌はさまざまな組織破壊酵素を産生し、組織内への侵入、生体防御因子（抗体など）の破壊、炎症の拡大に関与する（図3-3-15）。
- 例えば、結合組織をつくるヒアルロン酸を分解するヒアルロニダーゼ、組織中のコラーゲンを分解するコラゲナーゼ、抗体IgAを分解するプロテアーゼなどがある。

図3-3-15　組織破壊酵素

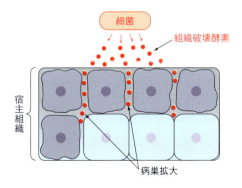

4）宿主の抵抗性

（1）体液中の抗菌物質（体液性抗菌物質）

A. 唾液中の感染防御因子　図3-3-16

図3-3-16　唾液中の感染防御因子

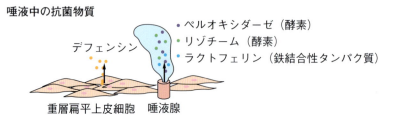

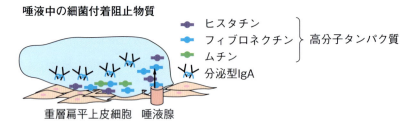

- 唾液中に存在する抗菌物質のうちデフェンシンは重層扁平上皮細胞から産生される。
- 酵素活性を示すペルオキシダーゼおよびリゾチーム、鉄結合性タンパク質のラクトフェリンは唾液腺から分泌され抗菌作用を示す。
- 唾液中の高分子タンパク質であるヒスタチン、フィブロネクチン、ムチン、さらに分泌型IgAはいずれも唾液腺から分泌され、重層扁平上皮細胞を覆い細菌が細胞に付着するのを阻止する。

B. 補体の働き方　図3-3-17

- 補体とは、生体の血中や組織に備わった一連の酵素群である。
- 補体の活性化には3通りの道筋がある。
  ①細菌表面に抗体が結合した抗原抗体複合体に補体C1が結合することに始まる古典経路。
  ②炎症時に血清中に急性誘導されるマンノース結合レクチンタンパク質は補体C1と構造が類似し、これが細菌表面に結合することで始まるレクチン経路。
  ③血清中で補体C3が自然分解し、その成分C3bが細菌細胞壁に結合することで始まる第二（副、別）経路。
- 古典経路では抗原、抗体複合体表面で補体C1、C4、C2、C3と連鎖反応し、レクチン経路では補体C4、C2、C3と反応が進む。いずれの経路でもC3はC3aとC3bに分解する。C3bはC5に作用し、C5aとC5bに分解する。C3aとC5aは炎症にかかわる。細菌の表面に結合したC3bは食細胞の補体レセプターと結合することで、オプソニン化（貪食促進）として働く。C5bはC6、C7、C8、C9と連鎖反応し、その複合体により細菌の表面に孔を形成し、溶菌に至る。

図 3-3-17 補体の働き方

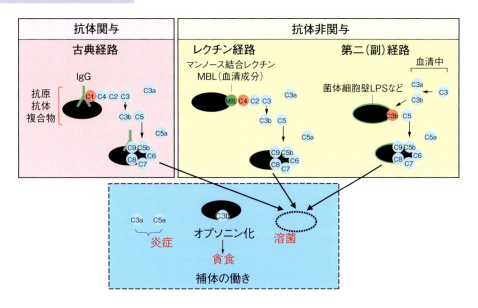

C. 補体系活性化による局所炎症反応　図3-3-18

- 一連の補体反応の途中でC3a、C5aが出現し血管壁に直接作用すると、血管の透過性が亢進する。またC3a、C5aがマスト細胞（肥満細胞）に作用すると脱顆粒し、ヒスタミンなどの炎症性伝達物質により血管の透過性が亢進する。
- この反応がアレルギー症状に似ていることから、C3a、C5aをアナフィラトキシンという。
- 血管透過性亢進に伴い血中のマクロファージ、好中球、リンパ球、抗体、補体などの内容物が血管外へと滲出し、局所炎症反応を起こす。

図 3-3-18 補体系活性化による局所炎症反応

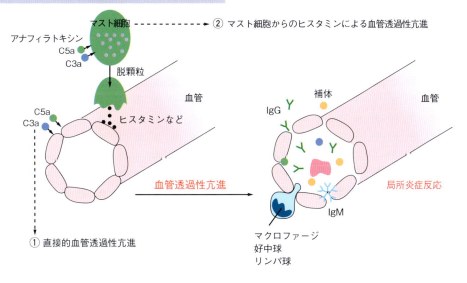

（2）食細胞

A. 食細胞の働き　図3-3-19

- 好中球とマクロファージは自然免疫で重要な働きを示す食細胞である。これらの細胞はその表面の種々の微生物認識レセプターを介して微生物と結合し、細胞内へ微生物を取り込む。細胞内では種々の抗菌物質により微生物を消化殺菌する。
- 好中球は正常時は血中に存在する。また好中球は短命で1回の食作用後に死滅し、膿のおもな構成成分となるが、その動員数は多く、細胞内殺菌力も高い貪食専門の食細胞である。
- マクロファージは組織中に存在する。好中球とほぼ同様の細胞内殺菌を示すが、獲得（適応）免疫の開始機能を有する。マクロファージ細胞内で消化された微生物の断片はMHCクラスⅡ分子（主要組織適合遺伝子複合体）と結合し、細胞表層へと転送され、抗原を提示する。また、種々のサイトカインを産生し、T細胞、B細胞を主体とする獲得（適応）免疫を誘導する。

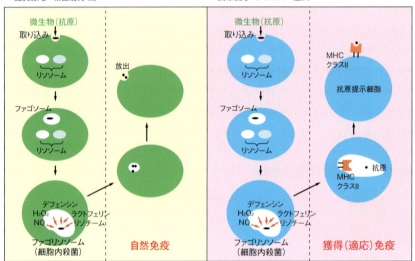

図3-3-19　食細胞の働き

B. 抗体・補体のオプソニン作用　図3-3-20

- 病原体や異物粒子を抗体や補体で覆うことをオプソニン化といい、その後食細胞表面に存在する抗体、補体それぞれのレセプターを介して貪食される。
- このような抗体、補体による貪食促進の働きをオプソニン作用という。

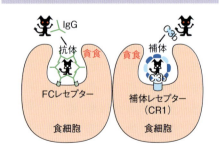

図3-3-20　抗体・補体のオプソニン作用

（3）インターフェロン（IFN）-α、β の働き

- ウイルス感染細胞はインターフェロン（IFN）-α、βを分泌し、さらなるウイルス感染に対する防御作用を示す（図3-3-21）。
- インターフェロン（IFN）-α、βはウイルス感染、ウイルス標的細胞に結合し、ウイルスの増殖抑制に働く。→①
- NK細胞を活性化する。→②
- 感染細胞にMHCクラスⅠの発現を増大する。→③

図 3-3-21　インターフェロン（IFN）-α、βの働き

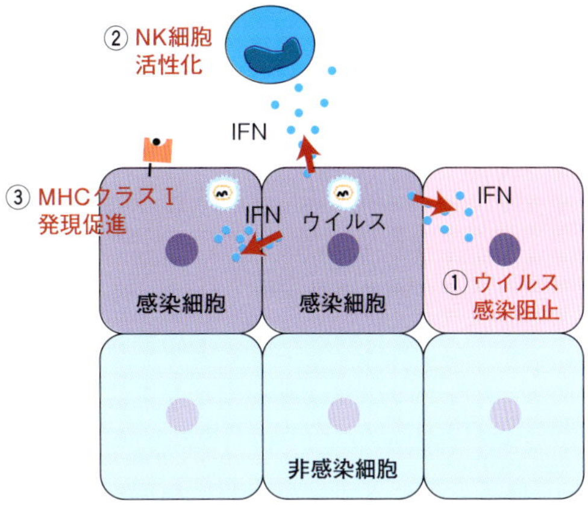
② NK細胞
活性化
IFN
③ MHCクラスⅠ
発現促進
IFN
ウイルス
IFN
① ウイルス
感染阻止
感染細胞
感染細胞
非感染細胞

5）おもな病原微生物と感染症

（1）口腔に病変を示す感染症と病原体

図 3-3-22　口腔に病変を示す感染症と病原体

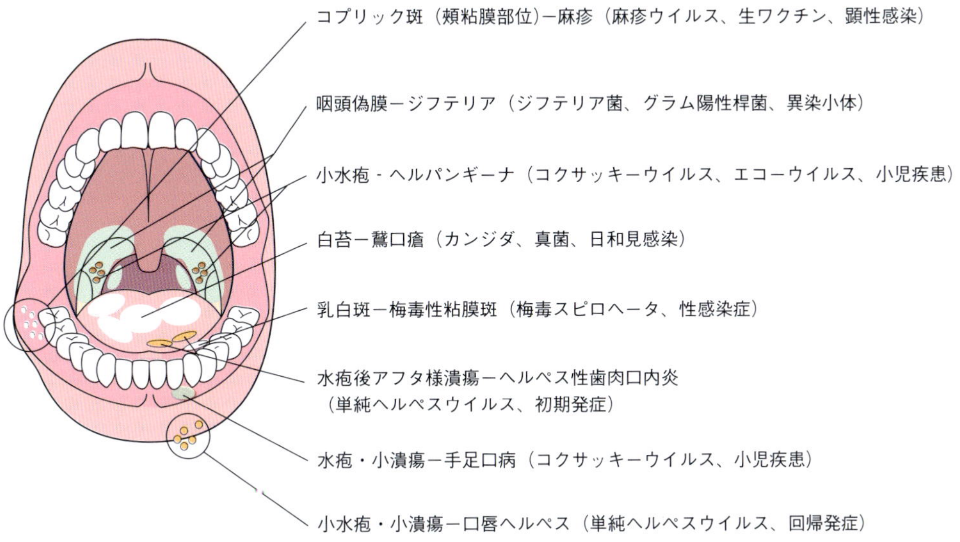
コプリック斑（頬粘膜部位）－麻疹（麻疹ウイルス、生ワクチン、顕性感染）
咽頭偽膜－ジフテリア（ジフテリア菌、グラム陽性桿菌、異染小体）
小水疱 - ヘルパンギーナ（コクサッキーウイルス、エコーウイルス、小児疾患）
白苔－鵞口瘡（カンジダ、真菌、日和見感染）
乳白斑－梅毒性粘膜斑（梅毒スピロヘータ、性感染症）
水疱後アフタ様潰瘍－ヘルペス性歯肉口内炎
（単純ヘルペスウイルス、初期発症）
水疱・小潰瘍－手足口病（コクサッキーウイルス、小児疾患）
小水疱・小潰瘍－口唇ヘルペス（単純ヘルペスウイルス、回帰発症）

- ジフテリアでは、扁桃、咽頭に灰白色の偽膜がみられる。幼小児では偽膜による気道閉塞で窒息死が起こることがある。原因菌のジフテリア菌は好気性のグラム陽性棍棒状桿菌である。菌体の特徴として、ポリリン酸からなる異染小体（ボルチン課粒）を有する。感染局所でのみ増殖しつつ大量の外毒素を産生する。毒素の作用により心臓麻痺や運動神経麻痺を起こす。ジフテリア毒素のトキソイドは破傷風、百日咳、不活化ポリオとともに四種混合ワクチンに含まれる。

第3章 歯・口腔の構造と機能

- ヘルパンギーナは咽頭後部に小水疱が出現する小児に多い急性炎症である。コクサッキーウイルス（RNAウイルス）A型、B型、エコーウイルス（RNAウイルス）による。
- 性感染症の梅毒では、感染後2～3か月頃に第2期症状として、口腔粘膜斑（乳白斑）が認められる。原因は梅毒スピロヘータである。感染の診断はワッセルマン反応で行う。
- 鵞口瘡（がこうそう）は口腔内に白苔が生じる口腔カンジダ症である。原因菌は真菌（真核生物）のカンジダアルビカンスである。この菌は口腔内常在菌であるが、生体防御能の低下したヒトにおける日和見感染症の起炎菌となる。
- 麻疹の初期には口腔内頬粘膜面にコプリック斑（粟粒大の白斑）が出現する。原因は麻疹ウイルス（RNAウイルス）による。弱毒生ワクチンを受けていなければ、しぶき感染による顕性感染を示す。
- 手足口病は口腔粘膜、手のひら、足の裏や側面に水疱が出現する小児のウイルス感染症である。コクサッキーウイルスA10型、A16型（RNAウイルス）やエンテロウイルス71型（RNAウイルス）による。
- 多くのヒトでは小児期に単純ヘルペスウイルス1型（DNAウイルス）の不顕性感染を受けるが、ウイルスは体内から排除されず一生三叉神経節に潜伏する。初期感染で発症した場合、水疱からアフタ様潰瘍となるヘルペス性歯肉口内炎を呈す。その後ストレスなどをきっかけに口唇周囲に小水疱が出現する口唇ヘルペスが回帰発症する。

（2）口腔化膿性感染症と病原体

図 3-3-23　口腔化膿性感染症と病原体

咽頭の痛み－小児咽頭炎
A群溶血性レンサ球菌：
ストレプトコッカス ピオゲネス
（グラム陽性レンサ球菌、ASLO、病巣感染）

歯、歯周部の痛み－歯髄炎・根尖病巣－混合感染

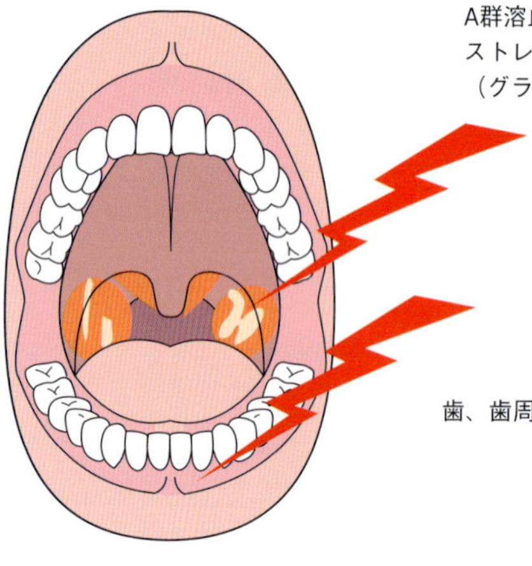

- 咽頭部の化膿性炎には、A群溶血性レンサ球菌（ストレプトコッカスピオゲネス）による小児咽頭炎がある。本菌はグラム陽性で、溶血毒（ストレプトリジンO）やデイック毒素（発赤毒）を産生する。溶血毒に対して出現した抗体はASLO（アンチストレプトリジンO）といい、本菌による感染症の診断に利用される。本菌による猩紅熱の診断には、デイック毒素に対する抗体の有無を調べるデイックテストがある。本菌による小児咽頭炎が原病巣となり、遠隔臓器に関節リウマチや糸球体腎炎などを発症する病巣感染が現れることがある。
- 歯、歯周部位の痛みには、進行性のう蝕などから感染する歯髄炎、感染が根尖部に進行した根尖病巣によるものなどがある。これらの感染はう蝕や歯周病関連細菌の混合感染である。

（3）開口障害を伴う感染症と病原体

- 顎放線菌症はグラム陽性の口腔常在菌アクチノマイセスイスラエリーによる内因感染症である。顎、顔面部に板状硬結（硬い部分）を伴う腫脹で始まり、顆粒状の菌塊（ドルーゼ）を含む膿瘍が形成される。病巣の拡大により開口障害を伴う。

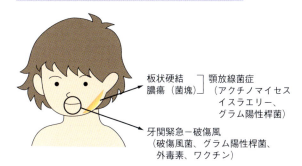

図 3-3-24　開口障害を伴う感染症と病原体

- 破傷風は土壌中などに分布する破傷風菌が創傷感染して起こる。破傷風菌は嫌気状態で局所的増殖を示しながら外毒素テタノスパスミン（神経毒）を産生し、運動神経に障害を与える。本菌はグラム陽性で菌体の端に芽胞を形成し、太鼓のバチ状桿菌である。運動神経障害として嚥下障害、牙関緊急（開口障害）、痙笑（ひきつり）、全身の後弓反張（背中の筋肉が毒素の作用により強い痙攣を起こしてエビぞりになる症状）などが現れる。トキソイドによるワクチンがあり、四種混合ワクチンに含まれる（221、222ページ参照）。

（4）血液を介して感染する病原体

- B型肝炎は、B型肝炎ウイルス（HBV）が感染した肝細胞を細胞傷害性T（Tc）細胞が攻撃することにより肝炎となる。血清診断の判定：ウイルス抗原（HBs抗原、HBc抗原、HBe抗原）が陽性であれば、現在の感染を示す。免疫応答による抗体産生でとくにHBs抗体陽性（抗HBs抗体＋）は、過去の感染歴やワクチン接種歴を示す。

図 3-3-25　血液を介する感染症

B型肝炎
（HBV：エンベロープ有DNAウイルス、成分ワクチン、健常人の感染は一過性）

C型肝炎
（HCV：エンベロープ有RNAウイルス、感染は通常慢性化、インターフェロン治療）

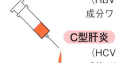
（HIV：エンベロープ有RNAウイルス、無症状時期の長い持続感染、CD4⁺T細胞破壊）

- C型肝炎では、肝細胞に感染したC型肝炎ウイルス（HCV）は変異しやすく、宿主の免疫応答を回避して持続感染し、肝炎の慢性化さらに肝硬変、肝癌に至る。治療には、インターフェロン療法（IFN-α、IFN-β）が行われる。

- AIDS（後天性免疫不全症候群：エイズ）は、ヒト免疫不全ウイルス（HIV）がマクロファージ、樹状細胞、CD4+T細胞に感染し、宿主の免疫機能を障害する。またHIVは変異しやすく持続感染となり、長期間の無症候状態を経て全身症状や日和見感染症（CD4+T細胞数が200/μl以下になるとカポジ肉腫などを発症）を示す。

（5）院内感染

図 3-3-26 歯科診療時に注意を要する院内感染

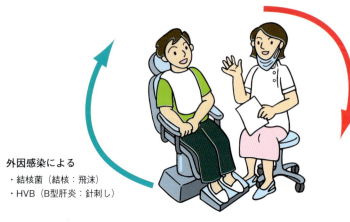

内因感染による
- MRSA
  （メチシリン耐性黄色ブドウ球菌）
- VRE
  （バンコマイシン耐性腸球菌）
- 緑膿菌
- カンジダ

外因感染による
- 結核菌（結核：飛沫）
- HVB（B型肝炎：針刺し）

- 院内感染とは、病院内の感染すべて（広義）をいう。常在微生物が易感染性宿主に医療行為や医療従事者を媒介し日和見感染を起こすこと（狭義）が大きな問題である。
- メチシリン耐性黄色ブドウ球菌（MRSA）、バンコマイシン耐性腸球菌（VRE）、緑膿菌、カンジダなどの常在菌による場合が多い。
- 外来強毒微生物による感染、例えば結核患者からの飛沫感染、B型肝炎患者に使用した注射針の針刺し事故などの場合もある。

（6）最近話題の感染症

図 3-3-27 最近話題の感染症

呼吸器系感染症

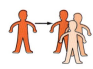

- SARS（重症急性呼吸器症候群）
  （SARSコロナウイルス）
- インフルエンザ―タミフルが有効

 HA（亜型H5）
NA（亜型N1）

A香港型インフルエンザウイルス

- 新型インフルエンザウイルス（H1N1）
- レジオネラ感染（肺炎）
- 麻疹（生ワクチン）
- 百日咳（成分ワクチン）
- 結核（ツベルクリン反応、BCG：生ワクチン）

胃腸疾患

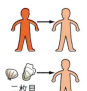

- ピロリ菌感染（胃潰瘍、胃癌）
  （グラム陰性らせん菌、ウレアーゼ産生）
- ノロウイルス感染（下痢、嘔吐）

二枚貝

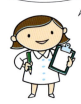

トリに感染するインフルエンザウイルスはHA（H1～15）、NA（N1～9）の全亜型を有す。このことが新種のインフルエンザを生みやすく、さらに渡り鳥により伝播される。

- SARSは2002年から2003年に中国、東南アジアで流行した新型コロナウイルス（RNAゲノム）による重症急性呼吸器症候群である。
- インフルエンザはインフルエンザウイルス（RNAウイルス）の感染により起こる。本ウイルスはトリに感染し、渡り鳥により伝播される。その結果スペイン風邪、アジア風邪など歴史的大流行を繰り返してきた。新型インフルエンザウイルスはスペイン風邪のウイルスと同様の亜型（A型HINI）である。最近のインフルエンザにはタミフルが有効である。
- レジオネラは淡水、冷却塔、湿った土壌などに生息するグラム陰性桿菌である。レジオネラを含んだしぶきを吸入し、肺炎を起こす。マクロファージ内で増殖を示す（通性）細胞内寄生性細菌である。
- 再流行が懸念される感染症。麻疹（はしか）はウイルス疾患で顕性感染を示す。生ワクチンで予防する。百日咳は百日咳菌（グラム陰性桿菌）が上気道に付着、増殖して起こり、菌は百日咳毒素を産生する。成分ワクチンで予防する。結核は結核菌（グラム陽性桿菌）によって起こる。ツベルクリン反応で感染の有無を診断する。BCG（生ワクチン）で予防する。
- 多くのヒトに感染がみられるピロリ菌（ヘリコバクターピロリ）はグラム陰性らせん菌で、胃炎、胃潰瘍の起炎菌である。胃癌との関係も注目されている。胃酸の中での生息のためにウレアーゼを産生し、アンモニアをつくって胃酸を中和する。
- 生カキ（二枚貝）による食あたりは小型球形ウイルスによるもので、2002年に名称統一でノロウイルスとされた。

6）感染への対応：化学療法、滅菌と消毒

（1）化学療法薬の作用機序

A. 殺菌的作用の薬剤のターゲット　図3-3-28、表3-5-2

- β-ラクタム系は細胞壁（ペプチドグリカン）合成酵素に結合し、細胞壁合成を阻害する。ペニシリン系やセフェム系などがある。
- ポリペプチド系はグラム陰性菌の外膜（LPS）を破壊する。ポリミキシンBやコリスチンなどがある。
- アミノグリコシド系は複数の作用点があるが、タンパク質合成の場であるリボソーム30sサブユニットをおもに阻害する。ストレプトマイシン、カナマイシンなどがある。
- キノロン系はDNAのらせん構造形成にかかわる酵素に作用し、DNA合成阻害を示す。オールドキノロン、ニューキノロンなどがある。

B. 静菌的作用の薬剤のターゲット　図3-3-29、表3-5-2

- 静菌的薬剤は殺菌的薬剤に比べ、その治療効果の発揮は生体の防御機構に大きく依存する。
- テトラサイクリン系はタンパク質合成の場であるリボソーム30sサブユニットを阻害する。テトラサイクリン、ミノサイクリンがある。
- クロラムフェニコール系はタンパク質合成の場であるリボソーム50sサブユニットを阻害する。クロラムフェニコールがある。

図 3-3-28 殺菌的作用の薬剤のターゲット

図 3-3-29 静菌的作用の薬剤のターゲット

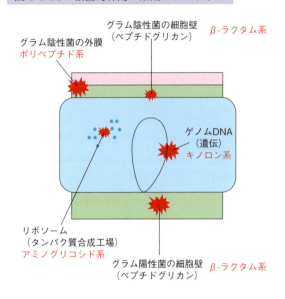
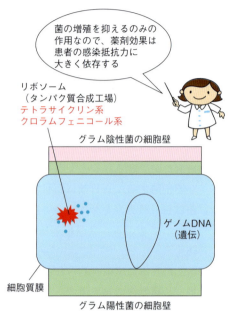

（2）抗菌薬の有効微生物範囲（スペクトル）

- スペクトルとは、化学療法薬の有効範囲のことである（図3-3-30）。
- ペニシリンGのようにおもにグラム陽性菌にのみ有効である場合、狭域スペクトルという。
- テトラサイクリンやセフェム系のようなグラム陽性、陰性の広い範囲で有効な場合、広域スペクトルという。

図 3-3-30 抗菌薬の有効微生物範囲（スペクトル）

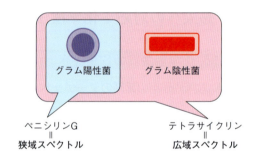

（3）黄色ブドウ球菌における耐性菌の出現

- 黄色ブドウ球菌では新しい抗生薬に対し、次々に耐性菌が出現する（図3-3-31）。
- β-ラクタム剤の作用機序は、β-ラクタム剤が細胞壁成分のアミノ酸と類似構造であるために細胞壁合成酵素が誤ってβ-ラクタム剤に結合し、その結果細胞壁合成が阻害される。
- ペニシリンに耐性を示す菌は、β-ラクタム環を切断するβ-ラクタマーゼ（ペニシリナーゼ、セファロスポリナーゼ）を産生し、β-ラクタム剤を失活させる。
- メチシリン耐性黄色ブドウ球菌（MRSA）は、β-ラクタム剤と結合しない細胞壁合成酵素（PBP2'）を持つようになり耐性を獲得した。
- バンコマイシン耐性ブドウ球菌は、バンコマイシン耐性腸球菌から耐性能を示すプラスミドが黄色ブドウ球菌に入りこんだことで、耐性を獲得した。

図 3-3-31　黄色ブドウ球菌における耐性菌の出現

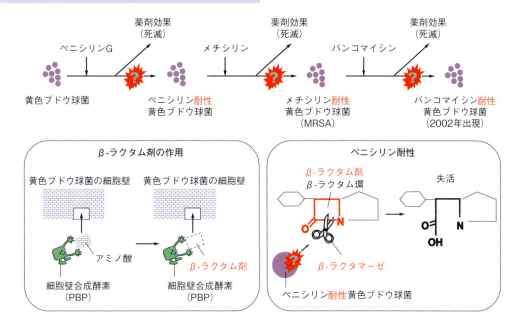

（4）薬剤の副作用

●細菌を殺菌あるいは増殖抑制のために使われる薬剤が、生体に障害を与える場合を副作用という（図3-3-32）。

図 3-3-32　薬剤の副作用

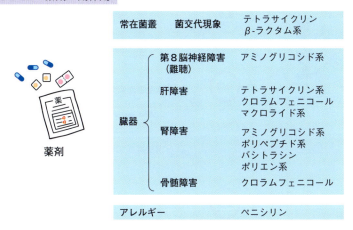

●薬剤の長期使用により正常な常在菌叢が抑制され、代わりに常在菌叢の中の薬剤非感受性菌が増殖し感染状態になることを、菌交代現象という。テトラサイクリンやβ-ラクタム系薬剤の長期投与で起こりやすい。

●臓器障害としては次のようなものがある。アミノグリコシド系（ストレプトマイシン、カナマイシン、ネオマイシンなど）は難聴などの第8脳神経障害を起こす。肝障害を起こす薬剤として、テトラサイクリン系、クロラムフェニコール、マクロライド系がある。腎障

害を起こす薬剤として、アミノグリコシド系、ポリペプチド系、バシトラシン、ポリエン系（アムホテリシンB）などがある。クロラムフェニコールによる骨髄障害は再生不良性貧血などを起こすため、使用を制限されている。
- ペニシリンは生体成分と結合して抗原性を発揮するようになり、皮膚発疹やアナフィラキシーショック症状を示すアレルギーを起こす。

（5）滅菌と消毒

A. 滅菌と消毒の定義　図3-3-33

- 滅菌とは、すべての微生物を完全に死滅させるか、または除去することである（滅菌効果のための指標としては、熱抵抗性の強い芽胞が用いられる）。
- 消毒とは、対象物中の病原性微生物を死滅させる、あるいはその潜在的感染能力を消滅させることである。

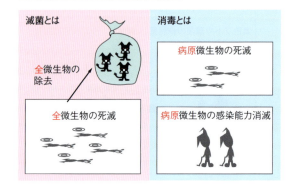

図3-3-33　滅菌と消毒の定義

B. 滅菌方法と消毒薬　図3-3-34

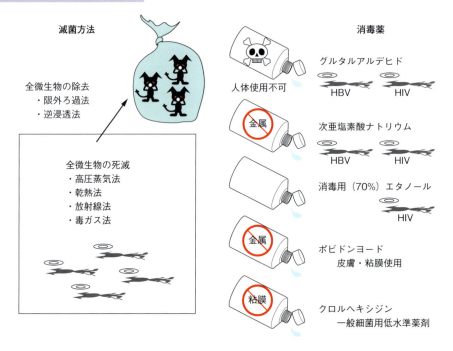

図3-3-34　滅菌方法と消毒薬

- 滅菌法のうち全微生物の死滅法には、高圧蒸気法（オートクレーブ：121℃〔2気圧〕、15〜20分）、乾熱法（オーブン）、放射線法（γ線など）、毒ガス法（エチレンオキサイドガス：EOG）などがある。全微生物の除去法としてウイルスまで除去できる限外ろ過法、逆浸透法がある。
- プリオンの滅菌方法：狂牛病で注目されたプリオン（小さなタンパク様の感染粒子）は、他の微生物が必ず保有する核酸ゲノムを持たない新しい概念の病原体である。その滅菌は132℃（3気圧）1時間の処理が可能なオートクレーブで行う。
- 消毒薬としては、高水準（有効性が高い）消毒薬のグルタルアルデヒドは、芽胞やすべての細菌・真菌およびB型肝炎ウイルス（HBV）、ヒト免疫不全ウイルス（HIV）を含むすべてのウイルスに有効である。金属腐食性もないが毒性が強いため人体には使用できない。病院などで使用される中水準消毒薬として、次亜塩素酸ナトリウム、消毒用（70％）エタノール、ポビドンヨードがある。次亜塩素酸ナトリウムはHBV、HIVの消毒に有効である。金属腐食性を有する。消毒用エタノールはHIVの消毒には有効である。ポビドンヨードは皮膚、粘膜に対する刺激が少なく、歯科領域でも広く使用されている。金属腐食性を有する。家庭などでも使用される低水準消毒薬は一般細菌の消毒に用いる。クロルヘキシジンは、粘膜への使用はできない。逆性石鹸の塩化ベンザルコニウムは、普通石鹸と併用すると効果が相殺されるので併用してはいけない。

（長　環・升井一朗）

4．人体と薬物

1）薬物療法

●薬物療法とは薬物を用いた治療法をいう。

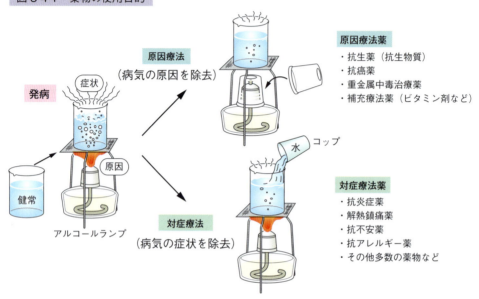

図 3-4-1　薬物の使用目的

●使用される薬物の使用目的により、①原因療法、②補充療法、③対症療法、④病気予防がある。
- 原因療法：病気の「原因」を除去する治療法（種類は少ない。表3-4-1）。
- 補充療法：からだの機能維持に必要な物質が不足して起こる病気に対し、その物質を補充する治療法（ホルモンやビタミンの製剤の補充）。
- 対症療法：病気の「症状」を除去する治療法（鎮痛薬、解熱薬、鎮咳薬、抗炎症薬など多くの薬物）。
- 病気予防：病気の「発現」を予防する治療法（予防接種、抗血清、免疫グロブリンなど）。

表 3-4-1 原因療法薬と補充療法の臨床応用例

薬物療法	疾病	原因療法薬および補充療法薬の例
原因療法	感染症	抗細菌薬（抗生薬含む）、抗真菌薬、抗ウイルス薬
	悪性腫瘍	抗がん薬
	重金属（水銀、ヒ素など）中毒	キレート剤
補充療法	各種ホルモンやビタミンの欠乏症	不足ビタミン類、不足ホルモン類
	貧血（鉄欠乏性貧血、悪性貧血など）	鉄剤、ビタミンB_{12}

2）薬理作用

●薬理作用とは薬物の生体におよぼす作用をいう。

（1）薬理作用の基本形式

- ●興奮作用：特定の組織や器官の働きを促進させる作用（作用が強い場合：麻痺）。
- ●抑制作用：特定の組織や器官の働きを減弱させる作用（作用が強い場合：麻痺）。
- ●刺激作用：不特定の細胞の代謝・成長・形態を変化させる作用（作用が強い場合：炎症や壊死）。
- ●補充作用：生体機能に不可欠な物質欠乏を補うことにより、正常機能を維持する作用。
- ●抗感染作用：感染した病原微生物の生育を抑制（静菌作用）、または殺滅する作用（殺菌作用）。

STEP UP　麻痺
回復不可能な機能停止や形態的変性を伴うことが多い。

（2）薬物の作用機序（薬理作用の発現メカニズム）

- ●受容体が関与する機序（細胞膜上の受容体や細胞内の受容体）（表3-4-2、図3-4-2）。
- ●受容体が関与しない機序（化学的機序、物理学的機序、生化学的機序）（表3-4-3）。

図3-4-2　受容体を介した作用

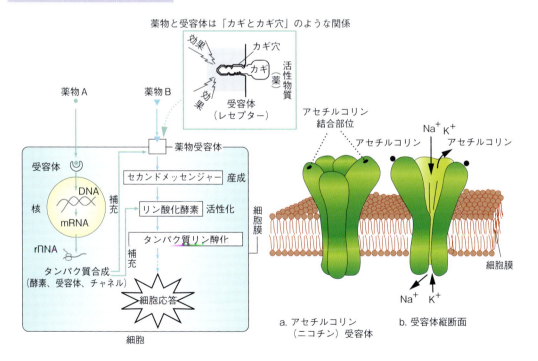

表 3-4-2 受容体の種類・薬理作用の例・代表薬物

受容体の種類	薬理作用（関与する受容体のタイプ）	代表薬物
α（アルファ）受容体	血管収縮作用、腸管弛緩	α作用薬
β（ベータ）受容体	血管拡張（β_2）、腸管弛緩（β_2）、強心作用（β_1）	β作用薬
オピオイド受容体	鎮痛作用、平滑筋収縮（気管支、腸管）	麻薬性鎮痛薬
GABA（ギャバ）受容体	鎮静、催眠、抗不安作用	抗不安薬、催眠薬
ムスカリン受容体	唾液分泌（M_2）、縮瞳（M_2）、腸管収縮（M_2）、胃液分泌（M_1）	抗コリン作用薬
ニコチン受容体	骨格筋の弛緩作用	筋弛緩薬
ヒスタミン受容体	アレルギー反応作用（H_1）、胃液分泌（H_2）	抗ヒスタミン薬

● 受容体（レセプター）
・受容体とはホルモンや神経伝達物質などの細胞外から届く「一次情報伝達物質」と結合し、細胞内に情報を伝えて細胞応答させる役目をしているタンパク質である。生体内の情報伝達機構で重要や役割をしている。
・受容体は「一次情報伝達物質」と「鍵と鍵穴」のような関係で結合する。各々の伝達物質の構造に対応した受容体が細胞膜上あるいは細胞内に準備されている。
・細胞膜上の受容体は細胞内に「二次情報伝達物質」を産生し、また、細胞内の受容体は遺伝情報を発現させることにより細胞応答を調節している。

● 作用薬（アゴニスト）
受容体と結合し、細胞応答を発現させる薬物。

● 拮抗薬（アンタゴニスト）
受容体と結合するが細胞応答を生じない薬物で、ホルモンや神経伝達物質の結合を妨害して細胞応答を抑制する。

  POINT　受容体を介した作用メカニズム

ホルモン、神経伝達物質、ケミカルメディエーターなどの「一次情報伝達物質」と結合した細胞膜上の受容体は細胞内に「二次情報伝達物質（セカンドメッセンジャー）」を生じた後、一連のタンパク質リン酸化反応を起こして細胞応答を生じる。また、細胞膜を通過するようなステロイド性ホルモンなどの脂溶性一次情報伝達物質は細胞内にある受容体と結合し、遺伝子からの遺伝情報の転写を促進することにより、酵素・受容体・輸送体などの機能タンパク質合成を行って細胞応答を調節する（図 3-4-2）。

STEP UP　受容体を介した薬物の作用の特徴
①選択作用（受容体を有する細胞のみに作用）
②微量で効果が現れる。
③拮抗薬で抑制できる。

表3-4-3 受容体が関与しない作用機序と薬物のまとめ

薬物の作用機序	反応例	代表薬物
化学的機序： 　化学反応が関与	胃酸の中和反応	制酸薬
	重金属のキレート反応（結合反応）	重金属中毒の治療薬
物理的機序： 　物理現象が関与	浸透圧	塩類下剤、浸透圧利尿薬（マンニトール）
	吸着と圧力	ワックスや酸化セルロースなどの止血薬
生化学的機序： 細胞機能に関与する要因（酵素・輸送体・その他の機能タンパク質など）に作用	シクロオキシゲナーゼ抑制	非ステロイド性抗炎症薬、解熱薬、鎮痛薬
	アンギオテンシン変換酵素抑制	高血圧症の治療薬
	アセトアルデヒド脱水素酵素阻害	嫌酒薬（ジスルフィラム）
	ナトリウムチャネルの抑制	局所麻酔薬、抗不整脈薬
	ナトリウムポンプの抑制	強心薬（ジギタリス）
	カルシウムチャネルの抑制	カルシウム拮抗薬（降圧薬、抗狭心症薬など）
	トランスポーターの抑制	抗うつ薬

（3）薬用量

図3-4-3 薬物の用量と用量反応曲線

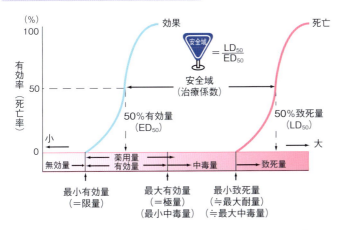

- 薬用量（用量）とは治療に用いる薬物の量をいう。
- 薬用量は薬理作用に影響を与える要因の1つで、作用部位の薬物量に影響する。薬理作用の強さの程度により用量に名称がついている（図3-4-3）。
- 用量の種類

> ・無効量：少な過ぎるために、薬理作用を生じない量
> ・最小有効量（限量）：目的とする薬理作用を生じ始める量
> ・有効量：最小有効量から最大有効量までの量（治療に有効な用量）
> ・最大有効量（極量）：中毒症状を生じないで最大の薬理作用を生じる量
> ・中毒量：生体にとって有害作用を生じる量
> ・最大耐量：死をきたさない最大中毒量（耐量ともいう）
> ・致死量：死をきたす量
> ・ED50（50％有効量）：一群の動物数の50％に治療効果を発現する量
> ・LD50（50％致死量）：一群の動物数の50％に死をきたす量

第3章 歯・口腔の構造と機能

● 用量—反応曲線

用量-反応曲線とは薬用量と薬理作用の強さの関係を表した曲線である。薬物を徐々に増すと薬理作用は徐々に大きくなり、ある薬用量を超えると急激に薬理作用が強く現れ、ついに頭打ちのS字型の曲線となる。（図3-4-3）。

● 安全域（治療係数）

安全域とは治療係数ともいい、ED_{50} と LD_{50} の比で表わされる薬物の「安全性の指標」である。この値が大きいほど ED_{50} と LD_{50} の間隔が離れていることを意味し、安全性が高い薬物といえる。

$$安全域 = \frac{LD_{50}}{ED_{50}}$$

● 薬理作用に影響を与える要因

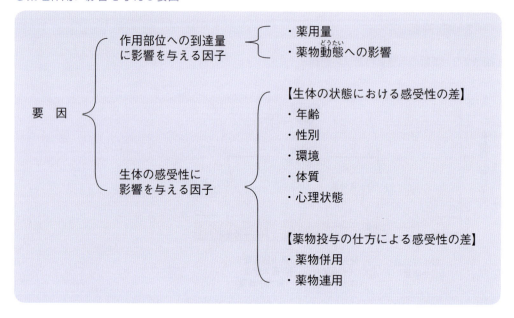

（4）生体の感受性の差

● 「生体の感受性の差」によって薬理作用は影響する。感受性の差は「生体の状態における感受性の差」と「薬物投与の仕方による感受性の差」に分けられる。

A. 生体の状態における感受性の差

● 年齢

・子供の薬物感受性：成人より薬物感受性が高い。

・理由

①子供は成人より代謝・排泄器官が未完成であるため、薬物は体内に長く留まる傾向があり、作用も持続的に強く現れる傾向がある。

②血液-脳関門（血液と脳の神経の間にある障壁）が未発達であるため、薬物は脳に強く作用することがある（中枢神経作用薬の投与は避けた方がよい）（図3-4-10）。

・小児用量の算出法：体表面積を基準にしている（ハルナックの表、アウグスバーガーの式参照）。

> **POINT 小児用量の換算**
>
> ・アウグスバーガーの式：小児用量 = $\dfrac{(4 \times 年齢) + 20}{100} \times 成人量$
>
> ・ハルナックの表
>
> | 年齢 | 生後3か月 | 生後6か月 | 1歳 | 3歳 | 7歳半 | 12歳半 | 成人量 |
> |---|---|---|---|---|---|---|---|
> | 小児用量 | 1/6 | 1/5 | 1/4 | 1/3 | 1/2 | 2/3 | 1 |

- 高齢者の薬物感受性：成人より薬物感受性が高い。
- 理由

①代謝・排泄器官が加齢により機能が低下するため、薬物が体内で長く留まり、持続的に強く作用する傾向にある。

②血漿タンパク質が少ないため、遊離薬物（血漿タンパクと結合していない薬物）が多くなり作用は強く現れる。

- 高齢者の薬用量：できるだけ少量から用いることが投薬法の原則。

器官の機能低下は高齢者において個人差が大きく、小児用量のように計算式から画一的な薬用量を算定できない。

● 体質

通常の薬用量で異常な反応を現す体質を特異体質という。先天的体質と後天的体質がある。
- 先天的特異体質：遺伝的に薬物代謝酵素の欠損が原因となる。
- 後天的特異体質：薬物アレルギー反応が関与する。

● 心理状態

薬理作用のない物質が患者の心理状態によって効果を発現することがある。この現象をプラセボ効果という。この薬理作用のない物質をプラセボ（偽薬）といい、新薬開発時における臨床試験の客観的評価法（二重盲検法）や薬物依存症などの治療等に応用される。

● 性別（男女）、環境（気圧など）、疾病の有無や栄養状態などでも薬理作用に影響を与えることが知られている。性別や栄養状態ではホルモンや体脂肪量が関与している可能性がある。解熱性鎮痛薬は平時の体温には影響を与えないが、疾病時の発熱は下げることができる。一方、気圧の変化や環境変化などで薬物の感受性が変わる現象が知られているが、原因については不明な点が多い。

B. 薬物投与の仕方による感受性の差

● 薬物併用

薬物併用とは2種類以上の薬物を同時に使用することである。薬物併用における薬物同士あるいは薬物と生体との間で相互作用を生じて、薬物の効果に影響を与える。効果が増す場合を協力作用といい、効果が減弱する場合を拮抗作用という。

図 3-4-4 薬物の併用

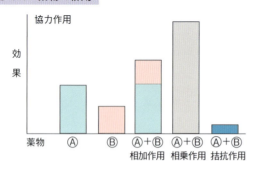

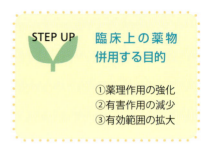

STEP UP　臨床上の薬物併用する目的

①薬理作用の強化
②有害作用の減少
③有効範囲の拡大

- 協力作用：薬理作用を増大させる相互作用を協力作用といい、相乗作用と相加作用がある。
- 拮抗作用：各々あるいは一方の薬物の薬理作用を減弱させる相互作用を拮抗作用という。
- 有害な相互作用：複数の薬物を併用することで、有害な作用を生じることがある（表3-4-4）。

表3-4-4　有害な相互作用の例

有害な相互作用	適用した薬物	相互作用を起こす薬物
中枢抑制作用の増強（催眠）	抗ヒスタミン薬（抗アレルギー薬）	アルコール
出血傾向	フェノバルビタール（抗てんかん薬）	ワーファリン（抗凝固薬）
抗菌作用の減弱	ペニシリン（抗生物質）	テトラサイクリン（抗生物質）
抗菌作用の減弱（吸収抑制）	テトラサイクリン（抗生物質）	制酸薬（アルミニウム含む）
心室細動（不整脈）	ハロタン（全身麻酔薬）	エピネフリン（強心薬）
出血傾向	アスピリン（解熱性鎮痛薬）	ワーファリン
低血糖（耐糖能の減少）	インスリン（糖尿病治療薬）	アスピリン
けいれん	フェンブフェン（非ステロイド性抗炎症薬）	ニューキノロン薬（抗菌薬）
危険な血圧上昇	エピネフリン	三環系抗うつ薬

●薬物連用：薬物連用とは反復して投薬することである。薬物療法において、薬物の1回投与のみでは十分な治療効果が得られない。血中濃度を維持し、作用持続時間を延長させるために薬物を反復投与する。薬物の反復投与により、体内に蓄積して有害作用を生じたり、あるいは治療効果が低下（耐性）したり、また、薬物依存を生じる場合がある。

- 蓄積：代謝や排泄の遅い薬物の連用では血中濃度がすぐに高くなり、組織や器官に貯留する場合を蓄積という。薬物が蓄積すると作用部位での濃度が高まり、薬物過量による有害作用を起こすことになる（例：ジギタリス、ジギトキシン）。
- 耐性：薬物を反復投与することにより、次第にその薬物の効果が減弱する現象を耐性という。
- 薬物依存：薬物を反復投与することにより、その薬物に対する摂取欲求が強くなり、投与を中止することが困難になる状態をいう。薬物依存の強弱により次の2つに分けられる（POINT 参照）。

POINT　耐性を生じる原因

①薬物代謝酵素の生成が促進（酵素誘導）。
②受容体数の減少。
③薬物排泄の促進。
④突然変異などで薬物代謝酵素の獲得（耐性菌の出現）。

POINT　薬物依存の2つのタイプ

①精神的依存：比較的弱い薬物依存（ニコチン、カフェイン、覚醒剤など）
②身体的依存：薬物の摂取を止めると激しい病的反応(禁断症状)を起こすような強い薬物依存（アルコール、麻薬、向精神薬など）

（5）副作用

　副作用とは治療目的（主作用）からはずれた作用である。副作用には生体にとって好ましくない作用をとくに有害作用という。薬物は治療に適した作用と有害な作用の両方をもつ「諸刃の剣」といえる（図3-4-5）。

図3-4-5　主作用と副作用

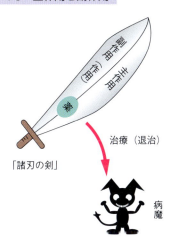

主作用	治療目的に適した薬物の作用
副作用	治療目的以外に現れた薬物の作用 とくに有害作用を単に副作用という場合がある

POINT　有害作用を生じる原因

- 過量投与　：中毒量、致死量（薬用量を参照）
- 特異体質　：先天的特異体質、後天的特異体質（体質を参照）
- 蓄積作用　：薬物の連用（蓄積を参照）
- 相互作用　：薬物の併用（有害な相互作用を参照）
- 臓器障害　：ハロタンの肝障害、抗癌薬の造血器官への障害など
- 変異原作用：亜硝酸塩やアミノピリンによる発癌
- 催奇形作用：サリドマイド、ベンゾジアゼピン系、ε－アミノカプロン酸
- 医薬原性疾患：モルヒネによる薬物依存や呼吸抑制、抗がん薬による造血器官の障害
- 不耐容　　：薬物投与による感受性増大（耐性の逆の作用）

3）投与

（1）投与方法

●薬物には以下の投与方法がある。
　・内服
　・注射
　・吸入
　・直腸内適用
　・舌下・粘膜内適用
　・局所適用
　・経皮適用

●内服（経口）

内服とは飲み込む投薬法である。飲み込んだ薬物は胃腸内で溶解・吸収される。吸収後は門脈を通り、肝臓に運ばれてそこで一部分は代謝を受けてから大静脈に入る。投与された薬物が消化管内で酸・アルカリ・消化酵素により変化・分解または肝臓で代謝され、投薬量が減る現象を初回通過効果という（図3-4-6）。

表3-4-5 内服の長所と短所

長　　所	短　　所
・安全性が高く、投薬が簡便である。 ・用量と剤形が比較的自由に選択できる。 ・作用に持続性がある。	・肝臓で代謝を受けやすい。 ・消化液の酸・アルカリにより吸収が左右される。 ・消化酵素で分解される。 　例：インスリン、アドレナリン、ニトログリセリン ・吸収速度が遅い（緊急時に不適）。 ・消化管の障害を起こしやすい。 　例：サルファ剤、非ステロイド性抗炎症薬

図3-4-6　内服時の初回通過効果を生じる部位

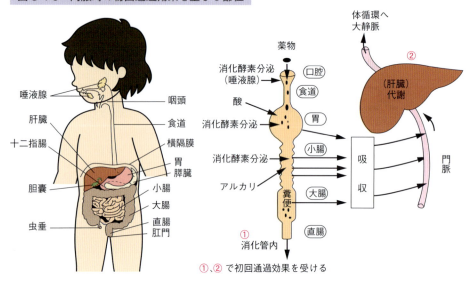

①、②で初回通過効果を受ける

● 注射

注射は医師、歯科医師、看護師（医師、歯科医師の指示により）のみが行える行為である。注射による投薬方法には以下のような方法があり、症状・薬物に合わせて使い分ける。

● 注射の種類

- 静脈内注射（静脈内点滴を含む）：静脈内へ注射する方法。
- 動脈内注射：動脈内へ注射する方法。
- 皮下注射：皮下組織内へ注射する方法。
- 筋肉内注射：筋肉組織内へ注射する方法。
- 脊椎内注射：脊椎内へ注射する方法。

表 3-4-6　静脈内注射（静脈内点滴含む）の長所と短所

長　所	短　所
・作用発現が速い。 ・作用が確実に現れる。 ・悪心・嘔吐・食道障害のある患者にも使用できる。 ・内服量より投薬量が少量（1/2～1/3）	・循環器系、呼吸器系の障害を起こしやすい（ショック、不整脈、呼吸困難など）。 ・血栓、出血、組織損傷、感染などの危険あり。

● 吸入

気体・揮発性の薬物に適し、肺胞から急速に血中に吸収される投薬法である。吸入麻酔薬や狭心症治療薬（亜硝酸アミル）などに行う。

● 直腸内適用

嘔吐・けいれん・咳の激しい患者、意識障害患者、衰弱者または幼児に対して直腸内に坐薬に用いる投薬法である。直腸壁より吸収されたものはほとんどが門脈を通過しないので初回通過効果を受けず、作用は速く現れる。

● 舌下・その他の粘膜腔内への適用

舌下適用やバッカルは舌下錠やバッカル錠を口腔内で溶解して粘膜から吸収させる投薬法である。狭心症治療薬（ニトログリセリン舌下錠）が代表薬。ニトログリセリンは消化管から吸収されると肝臓で代謝され無効となるが、口腔粘膜より吸収された薬物は初回通過効果を受けない。口中錠（トローチ）は口腔内で溶解し、口腔内の粘膜に作用させる局所適用させる剤形である。

● 局所適用

局所作用を期待して使用される投薬法。軟膏、外用液剤の形で適用され、蓄積面積が広く投与量が多いと徐々に吸収され全身作用を現すことがある。点眼、点鼻、点耳薬、尿道洗浄薬、気管支喘息治療薬などがある。

● 経皮適用

皮膚からの吸収させる投薬法であり、吸収量は少ないものの作用持続性がある。ニトログリセリン軟膏を胸部、背部に張っておくと、薬物が徐々に皮膚から吸収され、発作の予防になる。

（2）薬物動態

薬物動態とは薬物の体内における挙動である。吸収（Absorption）・分布（Distribution）・

代謝（Metabolisum）・排泄（Excretion）の4つの過程（ADME）がある。

図3-4-7 薬物動態（薬物の生体内挙動）

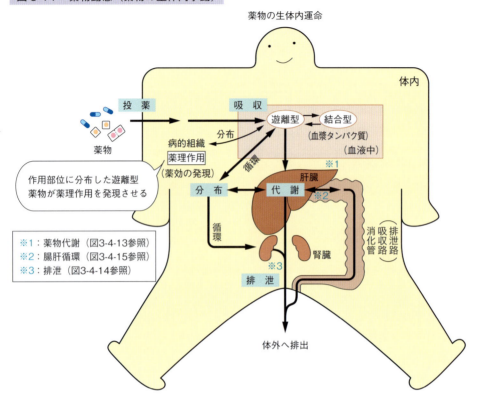

● 吸収

吸収とは細胞膜を通過して血液循環内に入るまでの過程をいう。

細胞膜の物質輸送様式にはエネルギーを必要としない受動輸送（拡散、浸透、ろ過）、エネルギーを必要とする能動輸送と膜動輸送がある。非イオン型薬物（脂溶性）はイオン型薬物（水溶性）より細胞膜を通過しやすく、拡散により吸収される。

● 分布

分布とは血液内に入った薬物が循環により全身の各組織、各器官に運ばれる過程をいう（図3-4-9、図3-4-10）。

 POINT 分布に影響する因子

- 循環量の多い器官へは多く運ばれる。
- 組織との親和性が強い薬物は特定の組織や器官に集積する（ヨウ素が甲状腺に集積）。
- 血漿タンパク質と結合していない遊離型薬物が薬理作用を発現し、代謝・排泄される。
- 血漿タンパク質の結合型薬物は薬理作用を発現しない。代謝・排泄を受けず薬物供給源となる。
- 血液－脳関門を通過しやすい脂溶性薬物は脳への分布が増大する。

図 3-4-8　薬物の吸収経路

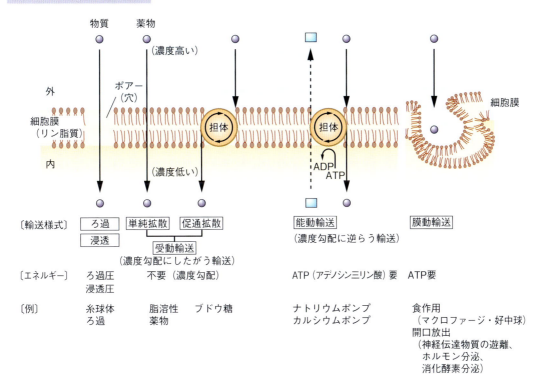

図 3-4-9　分布に影響する因子

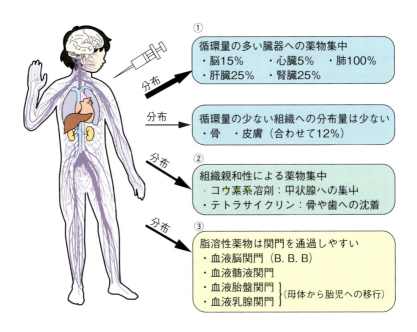

図3-4-10 血液−脳関門

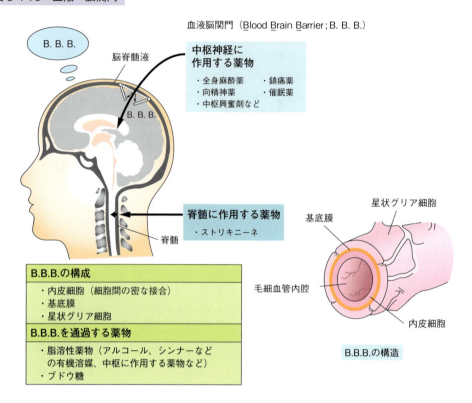

●代謝（薬物代謝）

代謝とは薬物の不活化、分解、水溶性化して排泄しやすくする化学変化をいう。代謝は主に肝臓で行う。代謝には種々の薬物代謝酵素が関与し、第1相反応の分解反応と第2相反応の合成反応の2段階がある（図3-4-11）。

代謝 { 第1相反応（分解反応）：酸化、還元、加水分解
第2相反応（合成反応）：抱合（ほうごう）

POINT　シトクロムP450（CYP450）

第1相反応の主な薬物代謝酵素である。肝細胞の小胞体膜に存在して薬物の酸化的分解反応に関与する。また、薬物の反復投与はCYP450活性の上昇や産生を引き起こし薬物耐性の一因となっている。一方、グレープフルーツはCYP450活性を阻害して薬物代謝を抑制して、薬物の作用を増強させることが知られている。

図 3-4-11 薬物代謝

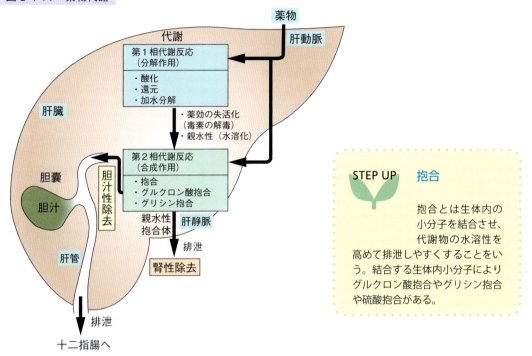

● （薬物の）排泄

排泄とは薬物またはその代謝産物を体外に排泄する過程をいう。排泄経路は腎臓、消化管、肺、唾液腺あるいは汗腺がある。

主な排泄経路

①腎排泄：腎臓から尿中への排泄である。腎臓で血液中の老廃物とともに薬物の未変化体や代謝産物が腎臓でろ過され尿中に排泄される。a.糸球体ろ過、b.尿細管分泌、c.再吸収の過程をへて生成される（腎排泄：図3-4-12）。

②胆汁排泄：肝臓で代謝・抱合を受け胆汁中に入り腸管へ排泄されることがある。薬物の代謝産物の抱合体は腸内細菌により抱合体が分離して再び腸で吸収され、門脈を介して循環系に入る（腸肝循環）場合がある（胆汁排泄：図3-4-13）。

図 3-4-12 主な排泄器官（腎臓から尿へ排泄）

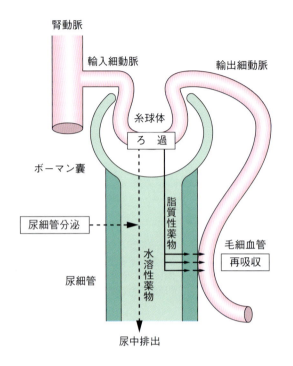

◀--- 水溶性薬物（抗生物質など）

◀─── 脂溶性薬物（向精神薬など）

脂溶性薬物は、そのままの形では排出されない。
肝臓などで代謝を受けて水溶性に転化したのち排出されることを示す。

図 3-4-13 腸肝循環

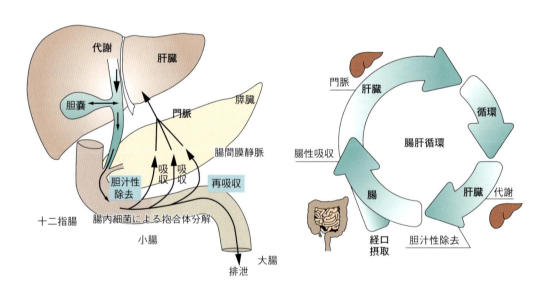

（3）血中濃度の推移

図3-4-14　薬物投与法の違いによる血中薬物濃度の時間推移

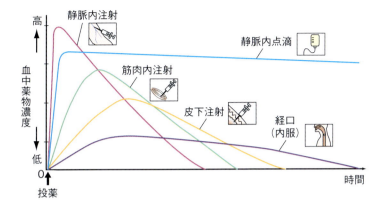

> **POINT　薬物動態の指標**
>
> ・生物学的半減期（t 1/2）：薬物の血中濃度が半減するのに要する時間をいう。代謝、排泄の早い薬物の半減期が短い。
>   例：ジギトキシン（t 1/2 ＝ 140時間）、ペニシリン（t 1/2 ＝ 0.5時間）
>
> ・バイオアベイラビリティー（生物学的利用度；F）：内服（経口投与）した薬物が血液にどの程度吸収されたかを静脈内注射を（F＝1）として表した値（0＜F＜1）である。初回通過効果の指標となる。

図3-4-15　生物学的半減期

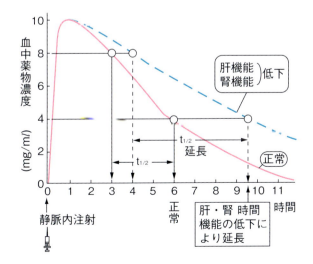

図 3-4-16　バイオアベイラビリティー（生体利用率）

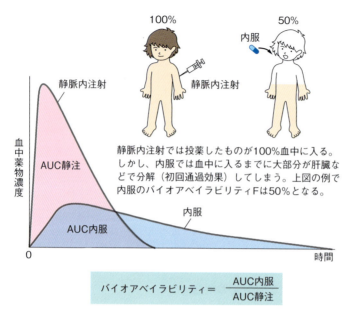

AUC（血中濃度－時間曲線下面積、area under the curve）

4）医薬品

- 医薬品とは病気の診断、治療または予防に使用される薬物。

（1）日本薬局方および局方薬

- 日本薬局方

  日本薬局方とは医薬品の性状及び品質の適正を図るための規格基準書（有効性、定量法、純度など）である。厚生労働省の告示によって定められ、5年ごとに改定される（2011年、第16版改正）。
- 局方薬：日本薬局方に収載された医薬品。

（2）毒薬

- 作用が極めて強く、量を誤ると毒性を現わす薬（内服時：LD_{50} 30mg/kg 以下）。
- 表示方法：毒薬は黒地に白枠、白字をもって薬品名と毒の文字で表示。
- 保管方法：毒薬は毒薬棚に保管し、施錠しなければならない。
- 薬物例：亜ヒ酸（歯髄失活剤）、硫酸アトロピン（抗コリン薬）、シュウ酸パンクロニウム（筋弛緩薬）

（3）劇薬

- 過量に投与すると目的としている作用が過剰に現れ、有害作用が発現しやすい薬（内服時：LD_{50} 30～300mg/kg）。
- 表示方法：劇薬は白地に赤枠、赤字をもって薬品名と劇の文字で表示。

- 保管方法：劇薬は劇薬棚に保管。
- 薬物例：アセトアミノフェン（解熱性鎮痛薬）、インドメタシン（非ステロイド性抗炎症薬）、リドカイン（局所麻酔薬）など。

（4）麻薬

- 反復適用（連用）すると薬物依存をきたし、個人の精神的・身体的健全性が失われる薬物「麻薬および向精神薬取締法」で取扱いは規制されている。麻薬を取り扱えるのは、都道府県知事の免許を受けた医師、歯科医師、獣医師、薬剤師に限られる。
- 表示方法：劇薬に指定されている場合が多いので、劇薬の表示方法に加えて、㊙の文字を表示する。
- 保管方法：収支簿を作成し、鍵のかかる堅固な施設内金庫に保管しなければならない。

図 3-4-17　医薬品のラベルと保管方法

ラベル	区分	保管法
亜ヒ酸パスタ（毒）	毒薬	薬品棚に施錠して保管
インドメタシン（劇）	劇薬	薬品棚に保管
バッファリン	普通薬	指定なし
塩酸モルヒネ（毒・麻）	毒薬・麻薬	・鍵のかかる堅固な設備内に施錠して保管 ・収支簿の記入

5）調剤

- 調剤とは処方せんにしたがって特定の患者のために薬剤師が医薬品を調整することである。

（1）処方せん

- 歯科医師が患者に投薬するために作成した薬用書。薬物の調製法（薬剤師への指示）と用法（薬の飲み方：患者への指示）を示す。
- 処方せんの種類
  - 院外処方せん：医師→患者→薬剤師の順に手渡される処方せん
  - 院内処方せん：医師→薬剤師の順に手渡される処方せん
- 処方せんの保管期間：病院（2年）、薬局（3年）、保健所（3年）

POINT　処方せんへの記載項目

- 患者の氏名、年齢、性別
- 処方（薬品名と用量）：例）バラリシン 750mg、ブルフェン 600 mg、SM 散 3 g
- 調製法（薬剤師への指示）：例）上記の薬品と用量の調製
- 用法（患者への指示）：例）1日3回　食後に各1錠
- 処方せんの発行年月日
- 病院または診療所の名称とその所在地
- 医師の住所、氏名、印

（2）配合変化

●配合変化とは2種以上の薬物を混和（配合）することによって、薬物の性質が変化してしまうことをいう。とくに、配合変化が人体にとって有害あるいは効力を減弱させるような薬物の組合せを配合禁忌(はいごうきんき)という。

（3）保存方法

●薬物の有効な薬理作用を維持するためには、薬物の適正な保存条件（保存温度、保存容器）にしたがって保存しなければならない。保存条件は日本薬局方通則に指定されている。

POINT　保存温度

- 標準温度　20℃
- 常温　　　15〜25℃
- 室温　　　1〜30℃
- 微温　　　30〜40℃
- 冷所　　　15℃以下

POINT　保存容器

- 密閉容器：固形の異物の混入を防止できる容器（紙袋や紙箱）
- 気密容器：固形の異物や水分の混入を防止できる容器（蓋にゴム栓を施したもの）
- 密封容器：気体または微生物の侵入を防止できる容器（アンプル、バイアル瓶）
- 遮光容器：光の透過を防止できる容器（遮光瓶）

（4）剤形

●剤形とは医薬品の形状のことである。固形剤と液体剤および歯科用薬剤の種類がある。

表3-4-7　剤形の種類

固形剤	散剤	粉末状の医薬品
	顆粒剤	飛散しやすい薬品を顆粒状にした医薬品
	錠剤	圧縮して円板状や、楕円形などの形状にした医薬品
	バッカル（口腔錠、舌下錠）	口腔内で溶解させ、口腔粘膜から吸収させる医薬品
	トローチ（口中錠）	口中で徐々に溶かし、口腔・咽頭などの炎症に作用させる外用薬
	カプセル剤	粉末薬品や液状薬をゼラチンなどのカプセルで包んだ医薬品
	エキス剤	生薬の滲出液を濃縮した医薬品
	軟膏剤	半固形性の皮膚に塗布する外用薬
	硬膏剤	常温では固形で、体温で軟化して粘着性となる外用剤
	坐剤	医薬品をカカオ脂などと混和した固形剤で、肛門や腟に適用する医薬品
	パップ剤	医薬品の粉末と精油と含むもので、湿布に用いる泥状の外用薬
	スポンジ剤	海綿状に乾燥させ、止血の目的に貼付して用いる外用薬
	含嗽剤	感染防止等の目的で用いるうがい薬
液体剤	エリキシル	芳香と甘味を持ち、エタノールを含む内用液剤
	リモナーデ剤	甘味と酸味のある内用液剤
	懸濁剤・乳剤	医薬品を液中に懸濁または乳化した液剤
	チンキ	生薬をエタノールで浸出した液剤
	シロップ	糖質の濃厚液に医薬品を入れた液剤
	リニメント剤	液状または泥状で、皮膚にすり込んで用いる外用剤
	ローション剤	医薬品を水あるいはアルコール溶液中に微細均等に分散した外用剤
	注射剤（アンプル）	滅菌された医薬品の溶液または懸濁液で、注射器を用いて適用される液剤
	点眼剤	眼の結膜のうに滴下して用いる液剤
歯科用薬剤	合剤	硬組織への浸透性と殺菌力を高める薬物の混合剤としての外用薬 例：塩化亜鉛合剤、歯科用フェノールカンフル
	パスタ剤（糊剤）	半固形の薬剤で、使用時に粉末と液剤を練和してパスタ（糊）状にして用いる外用薬 例：パラホルムパスタ、テトラサイクリンパスタ、歯科用トリオジンクパスタ
	セメント剤	固化することで窩洞の封鎖や補綴物の接着に使用する薬剤 例：歯科用パラホルムセメント、酸化亜鉛ユージノールセメント
	デンタルコーン	抜歯窩に適用する小型錠剤である。感染防止や止血目的で用いる外用薬 例：ペニシリンコーン、テトラサイクリンコーン、アスピリンコーン

（塗々木和男）

STEP UP

「〇〇薬」は薬物の効果を示す成分を現すときに用いる。
「〇〇剤」は薬物の形状をさすときに用いる。
例）アスピリンという成分を示して使う場合は「解熱鎮痛薬」といい、錠剤や散剤になっている場合を「解熱鎮痛剤」と区別して用いる。

5. 薬物と薬理作用

1）神経系に作用する薬物・中枢神経系作用薬物

（1）全身麻酔薬

● 全身麻酔薬とは中枢神経機能を抑制し、麻酔（意識消失、痛みの除去、不動化）により手術を容易にする薬物である。
① 吸入麻酔薬：吸入麻酔器で揮発性あるいはガス体にして肺から吸収させる麻酔薬をいう。
・利点：吸収、排泄が早く、麻酔の維持管理が容易。
・欠点：吸入麻酔器が必要。
② 静脈内麻酔薬：静脈内注射に投与される麻酔薬。
・利点：興奮期が短い。投薬が簡便。
・欠点：麻酔の維持管理が難しい。（表3-4-6「静脈内注射の長所と短所」を参照）

POINT　全身麻酔薬の分類

① 吸入麻酔薬
・揮発性薬物：エーテル、ハロタン、エンフルラン、イソフルラン、セボフルラン
・ガス体：笑気（亜酸化窒素）
② 静脈内麻酔薬
チオペンタール、ペントバルビタール、ケタミン、プロポフォール、ミダゾラム

● 麻酔前投薬（プレメディケーション）
全身麻酔薬や手術による刺激の悪影響を防止する目的で全身麻酔を適用する前に投与される薬物。鎮痛薬、抗コリン薬、抗不安薬、催眠薬、筋弛緩薬などを組み合わされて用いる。

POINT　麻酔前投薬と使用目的

・不安の除去：ジアゼパム（抗不安薬、催眠薬）
・鎮痛：モルヒネ、ペチジン、フェンタニール（鎮痛薬）
・筋弛緩（不動化）：サクシニルコリン、パンクロニウム（筋弛緩薬）
・唾液、気管分泌抑制：アトロピン、スコポラミン（抗コリン薬）
・麻酔薬および手術操作によるショック予防：アトロピン、スコポラミン（抗コリン薬）

（2）催眠薬

● 催眠薬とは中枢神経系を抑制して催眠状態をもたらす薬物である。

催眠薬の分類1
- 就眠薬：持続時間が短いので寝つきの悪い人に用いる。3時間以内。
- 熟眠薬：持続性があるので、眠りの浅い人に用いる。3〜8時間。
- 持続性催眠薬：眠りを持続させる。8時間以上。

催眠薬の分類2
- バルビツール酸系：ヘキソバルビタール（就眠薬）、アモバルビタール（熟眠薬）、フェノバルビタール（持続性催眠薬）
- ベンゾジアゼピン系：トリアゾラム（就眠薬）、ニトラゼパム（熟眠薬）、エスタゾラム（熟眠薬）、テマゼパム、フルラゼパム（熟眠薬）

（3）抗不安薬

● 抗不安薬とは中枢神経系を抑制して精神的不安や緊張を和らげる薬物である。抗不安薬は精神機能に影響を与える薬物であるため向精神薬に分類される。

POINT　抗不安薬の分類
- ベンゾジアゼピン系：ジアゼパム、ニトラゼパム、クロルジアゼポキシド
- メプロバメート

● 抗不安薬の歯科応用
- 神経性ショックの予防：歯科治療に恐怖を抱いている患者は多い。あらかじめ患者の不安を除き、緊張を和らげるために使用される。
- けいれん発作の予防：抗不安薬には筋弛緩作用があり、リドカイン（局所麻酔薬）中毒によるけいれん発作に対しても有効である。

（4）鎮痛薬

● 鎮痛薬とは中枢神経系を抑制して痛みを和らげる薬物である。

第3章 歯・口腔の構造と機能

図 3-5-1 疼痛伝導路と鎮痛作用

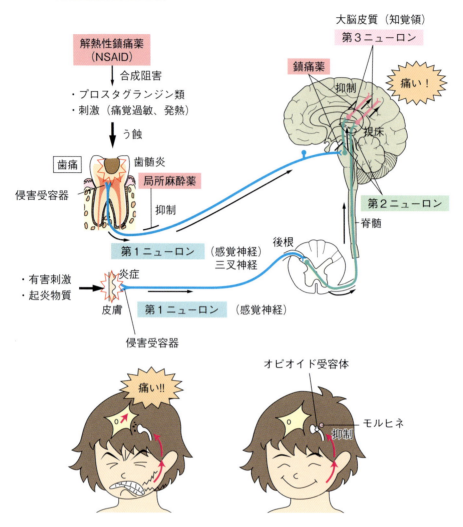

麻薬性鎮痛薬や合成麻薬性鎮痛薬は疼痛伝導路のニューロンにあるオピオイド受容体と結合することで、興奮伝導が抑制され、痛みが抑えられる。

 POINT 鎮痛薬の分類

- 麻薬性鎮痛薬：モルヒネ
- 合成麻薬性鎮痛薬：ペチジン、フェンタニール
- 解熱鎮痛薬：アセトアミノフェン、スルピリン、アスピリン、メフェナム酸、ジクロフェナック、イブプロフェン、ロキソプロフェン

A. 鎮痛作用のメカニズム

- **麻薬性鎮痛薬および合成麻薬性鎮痛薬**

  中枢にある疼痛抑制機構のオピオイド受容体と結合し、下行性痛覚抑制系を活性化して疼痛経路を遮断する。

- **解熱性鎮痛薬**

  炎症反応によって生合成されるプロスタグランジン類は痛覚受容器や感覚神経（一次ニューロン）の痛み刺激に対する感受性を増幅させる。また、発熱物質の刺激によって視床下部（体温調節中枢）内で生合成されるプロスタグランジンは体温の設定温度を上昇させて発熱する。解熱性鎮痛薬はこれらプロスタグランジンの生合成を抑制することによって、痛みと発熱を抑える。とくにアセトアミノフェンは強力な解熱鎮痛作用が強い（解熱性鎮痛薬の抗炎症作用は 275 ページを参照）。

図 3-5-2 麻薬性鎮痛薬の作用部位（オピオイド受容体）

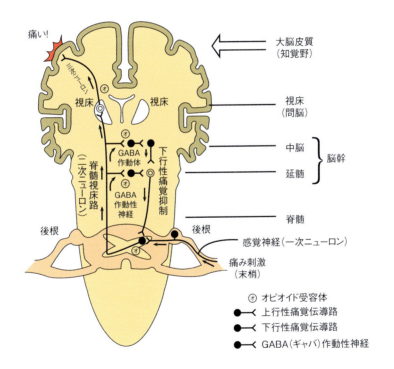

- **局所麻酔薬**（末梢神経に作用する薬物参照）

  局所麻酔薬とは感覚神経の興奮伝導を遮断して、局所の外科的処置における疼痛を抑制する薬物である。

POINT　鎮痛効果を有する薬物とメカニズムのポイント

- 麻薬性鎮痛薬および合成麻薬性鎮痛薬：オピオイド受容体の刺激作用（中枢抑制作用）
- 解熱性鎮痛薬：プロスタグランジン類の生合成抑制（中枢抑制作用と抗炎症作用）
- 局所麻酔薬：ナトリウムチャネルの抑制（膜の安定化作用による感覚神経抑制）

（5）中枢神経興奮薬

- 中枢神経興奮薬は中枢神経機能を興奮させる薬物である。大脳皮質、脳幹、脊髄に作用する薬物に分類される。とくに臨床的には脳幹に作用して呼吸運動および循環を促進させるものが有用である。
- 薬物
  - 大脳皮質作用薬：意識や精神機能を高める。精神的依存を生じやすい。
    例：カフェイン、覚醒剤（メタンフェタミン）
  - 脳幹作用薬：延髄の呼吸中枢や循環中枢を刺激し、呼吸運動や血圧を増大させる。全身麻酔薬中毒の呼吸抑制時に蘇生薬として使用する。
    例：ジモルホラミン

（6）抗うつ薬

- 抗うつ薬は精神機能を高める向精神薬である。うつ病、抑うつ状態に伴う気力減退などに対して用いられる薬物。抗うつ薬には感情調整薬と精神賦活薬がある。
- 薬物

①感情調整薬
  - 三環系抗うつ薬
    シナプス間隙のセロトニン、ノルアドレナリン濃度を上昇させる。
    副作用：口腔乾燥、頻脈、閉塞性黄疸、緑内障に用いてはいけない（禁忌）。
  - フルボキサミン
    選択的セロトニン再取込阻害薬（SSRI）で、シナプス間隙のセロトニン濃度を上昇させる。
    副作用：悪心・嘔吐

②精神賦活薬
  - モノアミン酸化酵素（MAO）阻害薬：脳内のセロトニン、ノルアドレナリンの分解を阻止する。
    副作用：肝臓障害、チラミンを含む食物（チーズ、ブドウ酒、ビール）との相互作用（激しい高血圧による死亡）
  - 覚醒剤：神経終末からのノルアドレナリン遊離を促進する。
    副作用：精神的依存を生じるが、身体的依存は生じない。

> **POINT　抗うつ薬の分類**
>
> ①感情調製薬
>   - 三環系抗うつ薬：イミプラミン、アミトリプチリン、ノルトリプチリン
>   - フルボキサミン
>
> ②精神賦活薬
>   - モノアミン酸化酵素（MAO）阻害薬：イプロニアジド、トラニルシプロミン
>   - 覚醒剤：アンフェタミン、メタンフェタミン

2）神経系に作用する薬物・末梢神経系作用薬物

（1）局所麻酔薬

● 局所麻酔薬とは感覚神経の興奮伝導を遮断して、局所の外科的処置における疼痛を抑制する薬物である。

図3-5-3　疼痛伝導路と局所麻酔薬の作用メカニズム

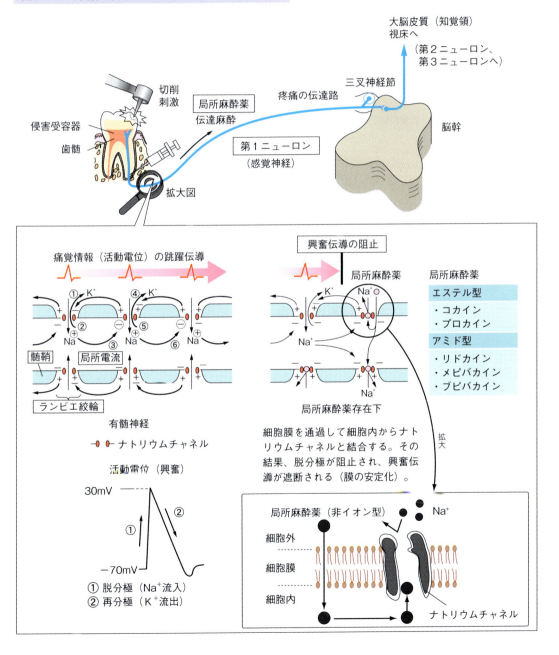

● 局所麻酔薬の作用機序

局所麻酔薬は、ナトリウムチャネルと結合することにより、ナトリウムの細胞内流入経路を遮断することによって、興奮（活動電位）の伝導を抑制し、神経の刺激に対する興奮閾値を上昇させて痛みに対して鈍くさせる（膜の安定化）（図3-5-3）。

> **POINT** 局所麻酔薬の適用方法（麻酔法）
>
> ・表面麻酔：粘膜および創面の表面に塗布する麻酔法 ┐
> ・浸潤麻酔：薬液を浸潤させるために皮下注射する麻酔法 ├ 歯科で使用される局所麻酔法
> ・伝達麻酔：神経内またはその周囲組織に注射する麻酔法 ┘
> ・脊髄麻酔：脊髄のくも膜腔内に注射する麻酔法
> ・硬膜麻酔：仙骨裂孔から硬膜外腔内に注射する麻酔法

> **POINT** 局所麻酔薬の分類
>
> ・エステル型：コカイン、プロカイン、テトラカイン、トロパコカイン
> ・アミド型：リドカイン、メピバカイン、ブピバカイン
> ・キノリン系：ジブカイン

● 局所麻酔薬のアドレナリン添加濃度

歯科領域では10～5万倍（0.01～0.02 mg/mL）の濃度を含む。

> **POINT** 局所麻酔薬と血管収縮薬アドレナリン併用の利点
>
> ・局所麻酔薬の中毒の防止
> ・麻酔の持続時間を延長
> ・止血効果

● 炎症組織での局所麻酔薬の効果

・効果：炎症組織では局所麻酔薬の効果が減少する。
・理由：局所麻酔薬の神経への吸収量が減少する。炎症組織は酸性であり、局所麻酔薬は酸性（pH低い）環境では細胞膜を通過できないイオン型が増えるため、ナトリウムチャネルの遮断が減少して麻酔作用が減弱する。

図 3-5-4　pH の影響

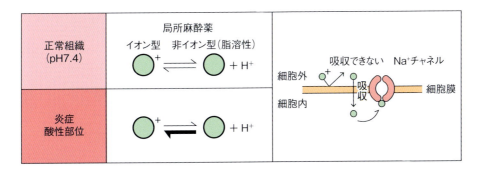

（2）自律神経作用薬

図 3-5-5　自律神経の神経伝達物質と受容体

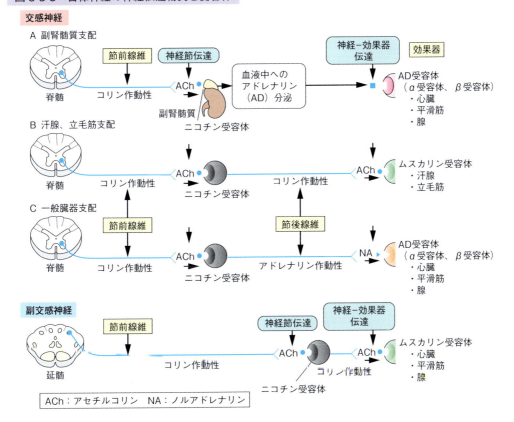

- 自律神経（自律神経の項を参照）

　自律神経は、中枢神経からの情報を内臓に伝え、生命維持に必要な調節を行う末梢神経である。不随意的（無意識的）に呼吸、循環、栄養、体温、生殖などを調節する。自律神経は、交感神経と副交感神経に区別され、この神経系の働きは互いに相反し（拮抗的二重支配）、内部環境の恒常性（ホメオスタシス）維持に働く。また、内蔵求心性神経は内臓感覚の伝達に関与する自律神経である。

第3章 歯・口腔の構造と機能

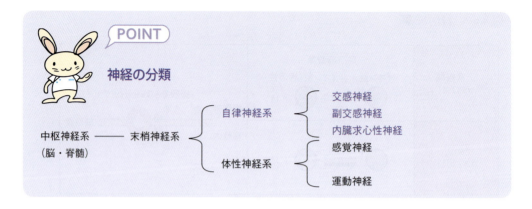

● 自律神経の神経伝達物質と受容体

中枢神経からの情報は、末梢神経線維を活動電位が伝導することにより神経終末部へ伝えられ、神経終末部から神経伝達物質が放出される。効果器の受容体で受けて、効果器の機能が調節される（図3-5-5、図3-5-6）。

図3-5-6　自律神経の主な器官調節

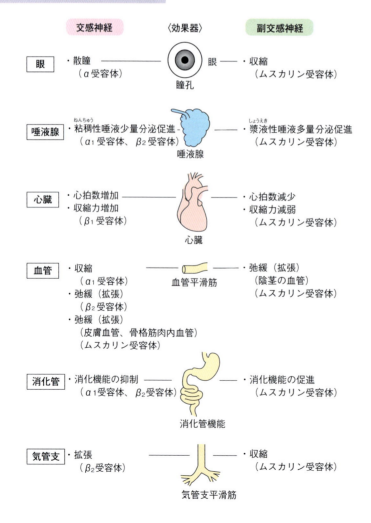

264

POINT 自律神経の神経伝達物質のまとめ

　　　　　　　　節前線維の神経伝達物質　　　節後線維の神経伝達物質
交感神経：　アセチルコリン（ACh）、　　ノルアドレナリン
副交感神経：アセチルコリン（ACh）、　　アセチルコリン（ACh）

POINT 自律神経の受容体と受容体亜型（サブタイプ）

ノルアドレナリン：α受容体（α_1、α_2）、β受容体（β_1、β_2）
アセチルコリン：　ニコチン受容体、ムスカリン受容体（M_1、M_2）

● 自律神経の受容体機能

　自律神経は節前線維と節後線維の２本のニューロンを介して効果器の機能が調節される。中枢からの指令を効果器に伝えるにはこの２本のニューロンが正常に興奮伝達する必要がある。効果器はシナプス後膜（効果器の細胞膜上）にある受容体（α受容体とβ受容体、ムスカリン受容体）が各々の神経伝達物質と結合して刺激される。また、薬物などで直接これらの受容体を刺激することで交感神経や副交感神経が働いたのと同じ効果を発現させることができる。

● 自律神経作用薬

　自律神経作用薬とは自律神経系に作用する薬物の総称名である。交感神経系に作用する薬物（①アドレナリン作動薬、②抗アドレナリン作動薬）と副交感神経系に作用する薬物（③コリン作動薬、④抗コリン作動薬）に区分される。

POINT 交感神経に作用する薬物

①アドレナリン作動薬：交感神経と同じ働きをするアゴニスト（作用薬）
　・直接型：受容体に結合して作用する薬物。
　・間接型：交感神経線維に作用してノルアドレナリン遊離を促す薬物。
②抗アドレナリン作動薬：交感神経やアドレナリン作動薬の作用を抑制するアンタゴニスト（拮抗薬）。
　・α遮断薬とβ遮断薬（受容体の遮断薬）。
　・ニューロン遮断薬（交感神経線維を抑制する）。

> **POINT** 副交感神経に作用する薬物
>
> ①コリン作動薬：副交感神経と同じ働きをするアゴニスト。
> ・直接型：受容体に結合して作用する薬物。
> ・間接型：コリンエステラーゼ（ChE）阻害によりアセチルコリンの濃度を高め薬物。
> ②抗コリン作動薬：副交感神経やコリン作動薬の作用を抑制するアンタゴニスト。
>   ムスカリン受容体遮断薬（受容体の遮断薬）。

図 3-5-7 アドレナリン作動薬の分類

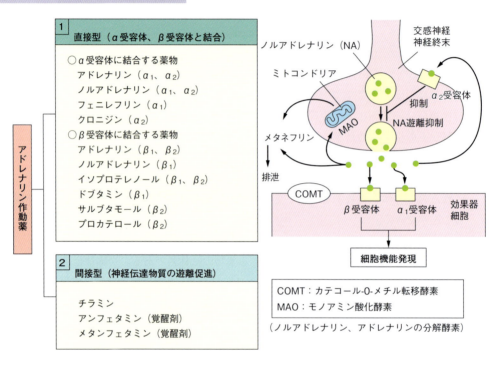

図 3-5-8 抗アドレナリン薬の分類

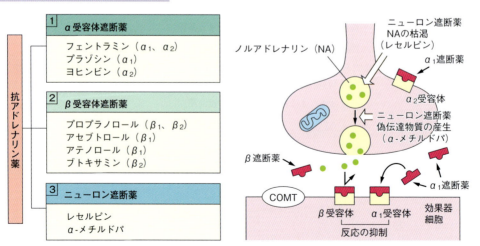

図 3-5-9 コリン作動薬の分類

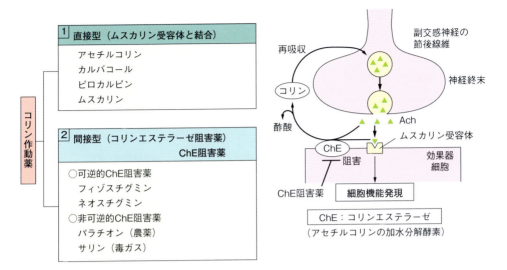

図 3-5-10 抗コリン作動薬の分類

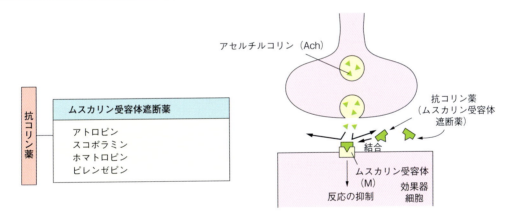

表 3-5-1 交感神経作用薬の臨床応用

種類	一般名	商品名	臨床応用
アドレナリン作動薬	アドレナリン($\alpha \cdot \beta$)	ボスミン	気管支喘息、急性血圧低下ショック、止血薬
	ノルアドレナリン(α)	ノルアドレナリン	急性血圧低下、ショック
	イソプレナリン(β)	プロタロール	気管支喘息、徐脈、心不全
	ドブタミン(β_1)	ドブトレックス	急性循環不全(強心作用)
	サルブタモール(β_2)	ベネトリン	気管支喘息
抗アドレナリン作動薬 α遮断薬	フェントラミン(α)	レギチーン	褐色細胞腫の診断
α遮断薬	プラゾシン(α_1)	ミニプレス	本態性高血圧症、前立腺肥大による排尿障害
β遮断薬	プロプラノロール(β)	インデラル	狭心症、不整脈、本態性高血圧症
ニューロン遮断薬	レセルピン	アポプロン	高血圧症、統合失調症
	メチルドパ	アルドメット	高血圧症

表 3-5-2 副交感神経作用薬の臨床応用

種類	一般名	商品名	臨床応用
コリン作動薬	アセチルコリン	オボソート	術後の腸管麻痺
	ネオスチグミン	ワゴスチグミン	慢性胃炎、重症の筋無力症、術後の腸管麻痺や排尿困難
抗コリン薬	アトロピン	硫酸アトロピン	胃・十二指腸潰瘍、胃腸の痙攣性疼痛、胆管・尿管の疼痛、有機リン酸系農薬中毒の解毒、パーキンソン症候群、麻酔前投薬
	スコポラミン	ハイスコ	麻酔前投薬、瞳孔拡張(眼底検査時)
	トリヘキシフェニジル	アーテン	パーキンソン症候群

3）循環器系に作用する薬物

● 循環系の働き

　循環系は血管系（心臓、血管）とリンパ管系で構成される。血液を全身に送り、細胞の代謝活動に必要な酸素や栄養を運び、一方、代謝活動で生じた二酸化炭素や老廃物を回収するなどの役割を担っている。これらの機能が低下すれば、全身の各器官の機能が低下して内部環境のホメオスタシスを維持できなくなり、生命維持が困難となる。

● 循環器系に作用する薬物：循環機能に影響を与える薬物。

> **POINT** 循環器系に作用する薬物の分類
>
> ①強心薬：心筋の収縮力を増強して血液循環を改善させる薬物。
> - 強心配糖体：ジギタリス、ジゴキシン、ジギトキシン
> - β_1作用薬：ドブタミン
>
> ②抗不整脈薬：心拍の乱れ（不整脈）を改善する薬物
> - キニジン、リドカイン、プロカインアミド、β遮断薬、カルシウム拮抗薬
>
> ③高血圧症治療薬：血液容量の減少、心機能の抑制、血管拡張させる降圧薬（図3-5-11）。
> - 第一選択薬：利尿薬、β遮断薬、カルシウム（Ca^{2+}）拮抗薬、アンジオテンシン変換酵素（ACE）阻害薬、アンジオテンシンⅡ受容体遮断薬（ARB）
> - その他：ニューロン遮断薬、血管拡張薬（ヒドララジン）
>
> ④狭心症治療薬：心筋の一時的酸素欠乏で生じる狭心症発作を改善する薬物。
> - β遮断薬：心筋の酸素消費量を減少させる薬物
> - ニトログリセリン：冠血管を拡張させる薬物
> - カルシウム拮抗薬：冠血管を拡張させる薬物
>
> ⑤動脈硬化防止薬：血管へのコレステロール沈着、石灰化による硬化を予防する薬物。
> - プロバスタチン（コレステロール合成阻害）

図3-5-11 高血圧症の原因と治療薬

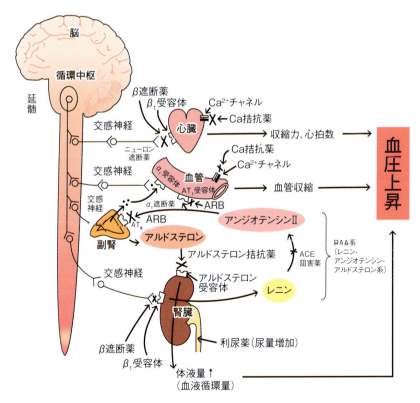

✕ 高血圧症治療薬の作用部位

4）水・電解質と利尿薬

●利尿薬

利尿薬とは腎臓（尿細管）に作用して尿の排泄を促し、体液量を減少させる薬物である。臨床的には浮腫（むくみ）や高血圧症の治療に使用される。

POINT 利尿薬の分類

- チアジド系：遠位尿細管でのNa^+、Cl^-の再吸収を抑制する。このときK^+も排泄する。
  例：ヒドロクロロチアジド、トリクロルメチアジド
- ループ系：尿細管のヘンレ・ループにおけるNa^+、Cl^-の再吸収を抑制する。
  例：フロセミド
- カリウム保持性系：遠位尿細管でのNa^+、Cl^-の再吸収を抑制する。K^+は排泄しない。
  例：トリアムテレン、スピロノラクトン
- 炭酸脱水酵素阻害薬：近位尿細管でのNa^+、HCO_3^-の再吸収を抑制する。
  例：アセタゾラミド
- 浸透圧性：高張液を静脈内点滴することで体内から水分・塩分を奪って尿中に排泄する。
  例：マンニトール

5）呼吸器系に作用する薬物

●気管支喘息治療薬

気管支喘息治療薬とはアレルギー反応による気管支平滑筋の収縮、気道分泌の促進、気道粘膜の腫脹で起こる呼吸困難（気管支喘息）を治療する薬物。①気管支拡張薬、②抗アレルギー薬、③抗炎症薬、④抗コリン薬が使用される。

薬物

①気管支拡張薬
- サルブタモール：気管支平滑筋のβ_2受容体に作用して拡張させるβ_2作用薬。
- テオフィリン：気管支平滑筋のホスフォジエステラーゼ阻害により拡張させる薬物。

②抗アレルギー薬
- クロモグリク酸：気管支平滑筋収縮や血管透過性の亢進に関与するヒスタミンの放出を抑制する。
- 抗ヒスタミン薬（H_1遮断薬）：気管支平滑筋収縮や血管透過性の亢進に関与するヒスタミン受容体を遮断する。

③抗炎症薬
- ステロイド系（プレドニゾロン、ベタメタゾン）：気管支平滑筋を収縮させる起炎性物質のプロスタグランジン類（トロンボキサンA_2）やロイコトリエン類の産生を抑制する。

④抗コリン薬
- イプラトロピウム：副交感神経の緊張による気管支平滑筋収縮や気道分泌を抑制する薬物。

●鎮咳薬
鎮咳薬とは延髄のせき中枢を抑制して咳発作を止める薬物である。①麻薬性鎮咳薬、②非麻薬性鎮咳薬がある。

薬物
①麻薬性鎮咳薬
- コデイン：延髄の咳中枢を抑制して咳を止める麻薬（1％以下の濃度では「麻薬および向精神薬取締法」から除外）。

②非麻薬性鎮咳薬
- ノスカピン：延髄の咳中枢を抑制して咳を止める薬物。
- デキストロメトルファン：延髄の咳中枢を抑制して咳を止める薬物。

●去たん薬
去たん薬とは粘着性の痰を溶解して排出を容易にする薬物である。

薬物
- メチルシステイン：痰や膿を溶解する。
- ブロムヘキシン：痰の排泄を促進する。

●呼吸促進薬
呼吸促進薬とは延髄の呼吸中枢を興奮させて呼吸を促進させる薬物である。中枢抑制薬（全身麻酔薬、催眠薬、鎮痛薬）の薬物中毒による呼吸中枢抑制に対して、呼吸運動を回復させる薬物。また、循環中枢（延髄）を刺激して血圧も上昇させる（蘇生薬として有効）。

薬物
- ジモルホラミン：延髄の呼吸中枢を刺激する。
- 二酸化炭素：化学受容器刺激を介した呼吸促進。
- 麻薬拮抗薬（レバロルファン、ナロキソン）：麻薬性鎮痛薬（モルヒネ）による呼吸中枢の抑制を拮抗する（オピオイド受容体遮断薬）。

6）血液および造血器作用薬・止血薬

（1）血漿タンパク質凝固薬、血液凝固促進薬、血管収縮薬、毛細血管強化薬

●止血薬
止血薬とは出血を止める薬物である。①局所性止血薬と全身性止血薬に区分される。

図 3-5-12 止血機構と止血薬

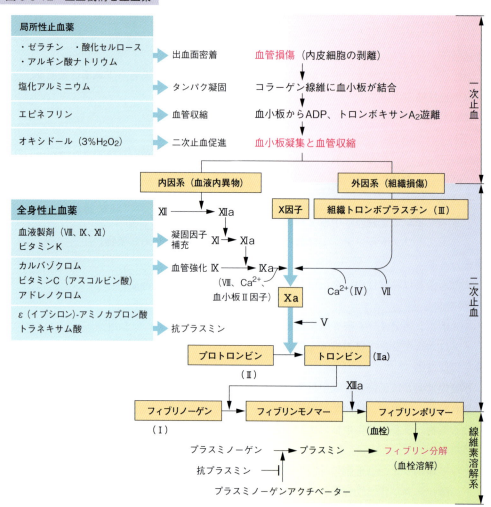

POINT 止血薬の分類

①局所性止血薬：出血部位に直接作用し、血液凝固を促進させる薬物。
- 血漿タンパク質凝固薬：血漿タンパク質の凝固変性
    塩化アルミニウム、塩化第二鉄
- 血管収縮薬：出血部位の血管を収縮させて循環量を減少
    エピネフリン、ノルエピネフリン
- 密着・圧迫：ゼラチン、酸化セルロース、アルギン酸ナトリウム
- 血液凝固促進物質：トロンビン、オキシドール

②全身性止血薬：体内に投与して血液凝固系の促進、血管強化、線溶系の抑制する薬物。
- 血液凝固促進薬：全身性に投与して血液凝固機構を強化する。
    Ⅷ因子、Ⅸ因子、Ⅺ因子、エタンシラート、ビタミンK
- 毛細血管強化薬：毛細血管壁を強くする。
    ビタミンC、カルバゾクロム、アドレノクロム
- 抗プラスミン薬：線維素溶解系のプラスミンを阻害する。
    トラネキサム酸、ε-アミノカプロン酸

7）抗炎症薬

（1）ステロイド系

図 3-5-13 ケミカルメディエーターと抗炎症薬及び抗アレルギー薬の作用メカニズム

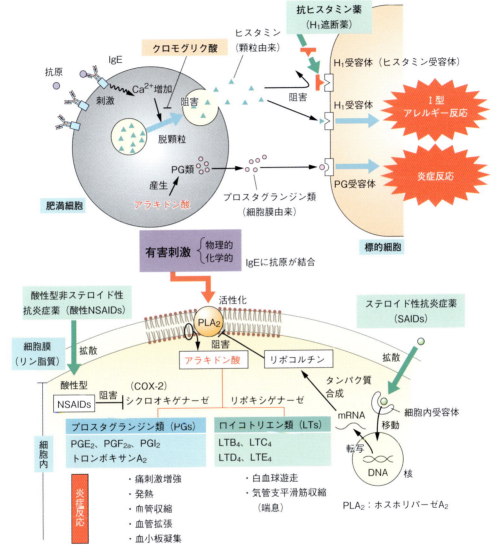

A. ステロイド性抗炎症薬の作用メカニズム（リポコルチン合成によるアラキドン酸産生の抑制：図 3-5-13）

- リポコルチン（リポモジュリン）合成：ステロイド性抗炎症薬は細胞膜を通過して細胞内の受容体と結合し、DNA 遺伝情報の転写、翻訳を活性化し、リポコルチンというタンパク質の合成を促進する。
- フォスホリパーゼ A_2（PLA_2）抑制：リポコルチンは細胞膜にある PLA_2 を抑制してリン脂質からのアラキドン酸の産生を抑制する。
- アラキドン酸遊離抑制：細胞膜は侵害刺激により PLA_2 が活性化し、細胞膜から細胞内に

アラキドン酸を遊離し、連鎖反応的にケミカルメディエーターが大量に産生されるが、PLA₂抑制により、アラキドン酸の遊離が抑制される。
- ●ケミカルメディエーター合成の抑制：ステロイド性抗炎症薬によるアラキドン酸の遊離抑制が、ケミカルメディエーター（プロスタグランジン類とロイコトリエン類）の合成を抑制する結果となり強力な抗炎症効果を現す。

POINT　アラキドン酸カスケード

カスケードとは「滝」の意味である。有害刺激によって細胞膜のリン脂質から細胞内に遊離された少量のアラキドン酸をもとに、大量のケミカルメディエーターであるプロスタグランジン類やロイコトリエン類が連鎖反応的に産生されていく様子があたかも滝の流れに例えられるところから名づけられた。

POINT　ステロイド性抗炎症薬の分類

- ・副腎皮質ステロイド：コルチゾン、ハイドロコルチゾン
- ・合成ステロイド：プレドニゾロン、デキサメタゾン、トリアムシノロン

POINT　ステロイド性抗炎症薬の薬理作用

- ・抗炎症作用
- ・抗アレルギー作用（免疫抑制）
- ・副腎皮質ホルモン遊離阻害
- ・抗腫脹作用
- ・タンパク分解促進作用

POINT　ステロイド性抗炎症薬の臨床応用

- ・炎症
- ・アレルギー疾患
- ・腎不全（ネフローゼ）
- ・自己免疫疾患
- ・急性白血病
- ・副腎皮質機能低下（アジソン病）

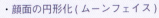

POINT　ステロイド性抗炎症薬の副作用

- 顔面の円形化(ムーンフェイス)
- 消化性潰瘍
- 感染症の誘発
- 抑うつ
- 副腎皮質機能障害
- 骨多孔症
- 緑内障
- 皮膚炎
- 肥満
- 浮腫

（2）非ステロイド系

●非ステロイド性抗炎症薬の作用メカニズム

非ステロイド性抗炎症薬（NSAIDs；エヌセイドと呼ぶ）には①酸性型と②塩基性がある。酸性型が塩基性より抗炎症作用は強い。

①酸性型

侵害刺激により細胞膜から細胞内遊離されたアラキドン酸からプロスタグランジン類を産生する酵素シクロオキシゲナーゼ（COX）を阻害して、PG 類産生が抑制される。COX には COX-1 と COX-2 があり、COX-1 は生理的機能として重要な PG 産生に関与し、炎症にかかわりの深いプロスタグランジン（発熱、痛みの増幅、血管拡張、血管透過性亢進）は COX-2 が関与している。

②塩基性型

塩基性には COX 阻害による PG 類産生抑制作用はない。したがって、酸性性 NSAIDs より抗炎症作用は弱い。作用メカニズムは炎症性ケミカルメディエーターの拮抗、血管透過性の抑制、白血球遊走の抑制などが抗炎症効果に関与する。酸性型 NSAIDs の過敏反応が現れたときにはこの薬物に切り替えられる。

POINT　非ステロイド性抗炎症薬の分類

- 酸性型：アスピリン、インドメタシン、メフェナム酸、ジクロフェナック、イブプロフェン、ロキソプロフェン、ピロキシカム
- 塩基性型：メピリゾール、チノリジン、チアラミド

POINT　非ステロイド性抗炎症薬の薬理作用

- 抗炎症作用
- 解熱作用
- 鎮痛作用

POINT　非ステロイド性抗炎症薬の臨床応用

・頭痛
・歯痛
・神経痛
・筋肉痛
・慢性関節リウマチ痛

POINT　非ステロイド性抗炎症薬の有害作用

①酸性型
・胃腸障害
・ショック
・過敏症
・肝障害
・血液障害
・浮腫
②塩基性型
・過敏症
・口内炎
・食欲不振
・めまい
・浮腫

（3）抗ヒスタミン薬

●ヒスタミン：肥満細胞から遊離されるケミカルメディエーター
・ヒスタミンは炎症反応やアレルギー反応に関与するケミカルメディエーターである。
・炎症反応時の発赤、腫脹、アレルギー疾患の喘息、アレルギー性鼻炎、蕁麻疹、湿疹などに関与する。
・ヒスタミンは肥満細胞の破壊や肥満細胞の細胞膜上にある免疫グロブリン（抗体：IgE）とアレルゲン（抗原）が結合することにより、肥満細胞から放出（脱顆粒）される。
・炎症反応やアレルギー疾患はヒスタミンの初期における血管反応（血管透過性の亢進、血管拡張、腫脹）に関与している（炎症反応、免疫機構の項を参照）。

●ヒスタミン受容体
・ヒスタミン受容体にはH_1受容体とH_2受容体の2種類のサブタイプがある。
・炎症反応やアレルギー疾患の血管反応に関与するのはH_1受容体である。
・H_2受容体は胃液分泌に関与している。
・アレルギー疾患に用いられる抗ヒスタミン薬は①H_1受容体遮断薬である。②H_2受容体遮断薬は胃潰瘍の治療薬として用いられる。

POINT ヒスタミン受容体の働き

①H₁受容体
- 毛細血管の透過性促進→蕁麻疹、湿疹、皮膚炎
- 血管拡張→ショック症状（血圧低下）
- 気管支収縮→呼吸困難、喘息

②H₂受容体
- 胃液分泌促進→胃潰瘍（分泌過剰）

POINT 抗ヒスタミン薬の分類

①H₁受容体遮断薬（抗アレルギー薬）
- ジフェンヒドラミン
- クロルフェニラミン
- ジメンヒドリナート

②H₂受容体遮断薬（抗胃潰瘍治療薬）
- シメチジン
- ラチニン

POINT 主要な抗アレルギー薬の分類

①抗ヒスタミン薬（H₁受容体遮断薬）
- ジフェンヒドラミン
- クロルフェニラミン
- ジメンヒドリナート

②抗ヒスタミン薬以外の薬物
- クロモグリク酸（ヒスタミン遊離抑制薬）

8）病原微生物に作用する薬物

（1）消毒薬

- 消毒薬は殺菌薬ともいい、皮膚や創傷、器具、飲料水、汚物などに付着する病原微生物を死滅させる目的で使用される薬物。
- 殺菌の作用メカニズム
  病原微生物の生存と増殖に必要な酵素の阻害、細胞質のタンパク凝固、変性、細胞膜の透過性変化、加水分解、脱水、細胞成分との結合のなどによる細胞機能の阻害などがある。
- 石炭係数（フェノール係数、PC）
  石炭酸（フェノール）の効力を基準にして表された消毒薬の効力を示す目安。
  黄色ブドウ球菌またはチフス菌を同一条件下に10分間で完全に殺菌できる最小濃度（最大希釈倍数）の比で表す。

表 3-5-3　消毒薬の分類

人体に使用できる消毒薬

薬　物	使用濃度	有効病原微生物
フェノール系		
・クレゾール石鹸液	2％（手指消毒） 3〜5％（器具の消毒） 5％（痰・糞便の消毒）	細菌、結核菌（芽胞・ウイルスに無効）
アルコール系		
・消毒用エタノール	80％（v/v）（皮膚・手指消毒）	細菌、結核菌、ウイルス、スピロヘータ
・イソプロパノール	30〜50％（v/v）	細菌、結核菌、ウイルス、スピロヘータ
過酸化物系		
・オキシドール	3％（v/v）過酸化水素水	
四級アンモニウム系		
・逆性石鹸 （ベンザルコニウム）	0.05〜0.1％	グラム陽性菌、グラム陰性菌(芽胞、結核菌には無効)。普通石鹸と併用すると効果が消失する。
ヨウ素系		
・ヨードチンキ	原液（皮膚の消毒）	細菌、真菌、ウイルス
・希ヨードチンキ	原液（皮膚の消毒）	細菌、真菌、ウイルス
・ポビドンヨード液 （イソジン）	10％(皮膚の消毒)、5％(創傷)	細菌、ウイルスに有効、微生物一般
・クロルヘキシジン液 （ヒビテン）	0.02％（手指、一般器具の消毒） 0.5％（手術前の皮膚の消毒）	広範囲の微生物（細菌、芽胞、ウイルスに無効）

人体に使用できない消毒薬

薬　物	使用濃度	有効病原微生物
アルデヒド系		
・ホルマリン	0.5〜5％ （物品、衣類、家屋の消毒）	細菌、ウイルス、ほとんどの微生物
・グルタルアルデヒド （グルタラール）	1〜2％（手術器具の消毒）	細菌、真菌、ウイルスに有効
塩素系		
・次亜塩素酸ナトリウム （ミルトン、ハイター）	0.05％（食器、衣類の消毒）	細菌、ウイルスに有効（結核菌に無効）

（2）化学療法薬

● 病原微生物(細菌、真菌、ウイルス、寄生虫)や癌細胞に対して選択的に毒性を発揮する物質を化学療法薬といい、原因療法薬として用いられる。抗感染症薬と抗悪性腫瘍薬が含まれる。

● 抗感染症薬

抗感染症薬には抗細菌薬、抗真菌薬、抗ウイルス薬に区分される（表3-5-4）。

表3-5-4 抗感染症薬の分類と作用メカニズム

薬物	薬物	薬物	作用メカニズム	抗菌作用	有用な細菌・真菌・ウイルス
抗細菌薬					
β-ラクタム系	ペニシリン系	ペニシリンG	細胞壁合成阻害	殺菌作用	第一世代ペニシリン：グラム陽性菌に有効
		メチシリン			ペニシリン耐性ブドウ球菌に有効
		アンピシリン			グラム陰性菌に対するスペクトル拡大
	セフェム系	セファクロチン	細胞壁合成阻害	殺菌作用	第一世代セフェム：グラム陽性菌への抗菌力
		セフロキシム			第二世代セフェム：グラム陰性菌への抗菌力拡大
		セフスロジン			第三世代セフェム：グラム陰性菌への抗菌力さらに拡大
		セフタジジム			第三世代セフェム：グラム陰性菌への抗菌力さらに拡大
グリコペプチド系		バンコマイシン	細胞壁合成阻害	殺菌作用 静菌作用（腸球菌）	メチシリン耐性黄色ブドウ球菌（MRSA）、グラム陽性菌、嫌気性菌に有効
ポリペプチド系		ポリミキシンB	細胞膜障害	殺菌作用	グラム陰性菌に有効
		コリスチン			
ポリエン系		アムホテリシンB	細胞膜障害	殺菌作用	真菌、原虫に有効
キノン系		オフロキサシン	核酸合成阻害（DNA合成阻害）	殺菌作用	ニューキノロン：グラム陽性・陰性、緑膿菌等に有効
リファンピシン系		リファンピシン	核酸合成阻害（RNA合成阻害）	静菌作用	結核菌
アミノグリコシド系		ストレプトマイシン	タンパク質合成阻害	静菌作用	グラム陰性菌、ブドウ球菌、緑膿菌に有効（嫌気性菌には無効）
		カナマイシン			
		ゲンタマイシン			
テトラサイクリン系		テトラサイクリン ミノサイクリン	タンパク質合成阻害	静菌作用	グラム陽性・陰性菌、マイコプラズマ、クラミジアに有効
クロラムフェニコール系		クロラムフェニコール	タンパク質合成阻害	静菌作用	グラム陽性・陰性菌
マクロライド系		エリスロマイシン	タンパク質合成阻害	静菌作用	グラム陽性菌、マイコプラズマ、カンピロバクターに有効
		ジョサマイシン			
		クラリスロマイシン			
サルファ剤		スルファメトキサゾール	葉酸代謝拮抗	静菌作用	グラム陽性・陰性菌

5. 薬物と薬理作用

薬物	薬物	作用メカニズム	抗菌作用	有用な細菌・真菌・ウイルス
抗真菌薬				
ポリエン系	アムホテリシンB	細胞膜障害	殺菌作用	ほとんどの真菌に有効
イミダゾール系	ミコナゾール	細胞膜障害	殺菌作用	カンジダ、クリプトコッカス アスペルギルス
	フルシトシン	核酸合成阻害（DNA合成阻害）	静菌作用	カンジダ クリプトコッカス
ポリペプチド系	ポリミキシンB	細胞膜障害	殺菌作用	ほとんどの真菌に有効、緑膿菌
抗ウイルス薬				
HIV治療薬	ジドブジン	ウイルスの増殖を抑制		エイズウイルス
	ジダノシン			
	リトナビル			
抗ヘルペスウイルス薬	アシクロビル			単純ヘルペスウイルス 水痘・帯状疱疹ウイルス
抗インフルエンザウイルス薬	アマンタジン	ウイルスの脱殻阻害		A型インフルエンザウイルス
	リン酸オセルタミフル（タミフル）	ウイルスの増殖を抑制		A型・B型インフルエンザウイルス
	ザナミビル（リレンザ）			
抗B型・C型肝炎ウイルス薬	インターフェロン	ウイルスの増殖を抑制、免疫増強作用		B型・C型肝炎ウイルス

図3-5-14 抗菌薬の作用メカニズム

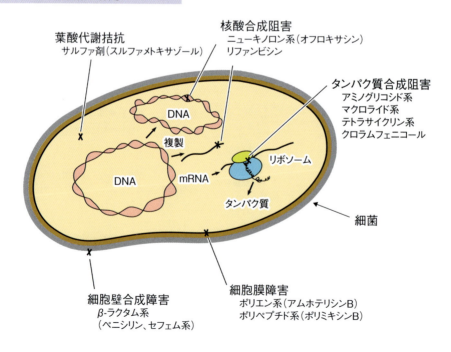

図 3-5-15 抗ウイルスの作用メカニズム

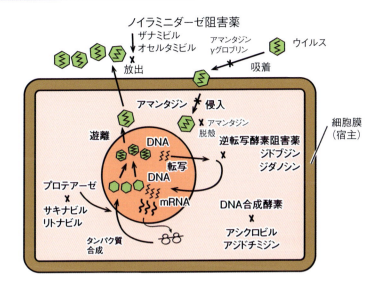

●抗生薬

抗生薬（抗生物質）は微生物によってつくられ、他の微生物の発育を阻止または死滅させる物質をいう。抗生薬の最初の発見はアレキサンダー・フレミングによるアオカビからペニシリンであった。

●抗菌スペクトル：病原微生物に対する化学療法薬の抗菌作用の有効範囲。

●耐性菌

抗細菌薬に対して、抵抗性を有した菌（MRSA：メチシリン耐性黄色ブドウ球菌、VRE：バンコマイシン耐性腸球菌）。

●日和見感染症

抗細菌薬によって、抵抗性をもたない細菌は消滅するが、その結果、抗細菌薬に対して抵抗性をもつ真菌などが増殖（菌交代現象）して、症状が出ることである。カンジダ症、黒舌症。

(塗々木和男)

POINT　抗感染症薬の有害作用

- ペニシリン系：アナフィラキシーショック
- セフェム系：アナフィラキシーショック
- ポリエン系：アナフィラキシーショック
- アミノ配糖体系：聴神経障害(難聴)、腎障害
- テトラサイクリン系：歯の着色、光過敏症
- クロラムフェニコール系：造血器障害、再生不良性貧血
- マクロライド系：肝障害
- ポリペプチド系：腎障害
- キノロン系：けいれん

6. 口腔感染症

1）口腔内常在微生物叢

図 3-6-1　口腔内常在微生物叢

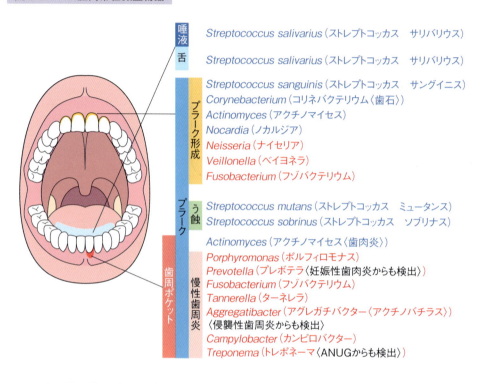

- 口腔は微生物が生息するための生理学的および栄養学的条件のよい環境であるため、非常に多種類の微生物が生息している。さらに微生物の生息場所の違いにより特有の微生物叢を形成している（図3-6-1）。
- 唾液中にはおもに *Streptococcus salivarius*（ストレプトコッカス サリバリウス）（saliva とは唾液の意味）がみられる。本菌は、舌、頬粘膜上からも高頻度で検出される。
- プラーク中には多種類の細菌が存在し、その量や種類の比率は極めて複雑に変化する。健常者におけるプラークの形成にかかわるおもな細菌として、グラム陽性菌の *Streptococcus sanguinis*（ストレプトコッカス サングイニス）、*Corynebacterium*（コリネバクテリウム）、*Actinomyces*（アクチノマイセス）、*Nocardia*（ノカルジア）、グラム陰性菌として *Neisseria*（ナイセリア）、*Veillonella*（ベイヨネラ）、*Fusobacterium*（フゾバクテリウム）などがある（図3-6-3）。
- プラーク中のう蝕原性細菌として、*Streptococcus mutans*（ストレプトコッカス ミュータンス）、*Streptococcus sobrinus*（ストレプトコッカス ソブリナス）は重要である（図3-6-5）。
- プラーク中の細菌で歯肉炎や歯周炎にかかわる細菌として、*Actinomyces*（アクチノマイセス）、*Porphyromonas*（ポルフィロモナス）、*Prevotella*（プレボテラ）、*Fusobacterium*

（フゾバクテリウム）、*Tannerella*（ターネレラ）、*Aggregatibacter*（アグレガチバクター）、*Campylobacter*（カンピロバクター）、*Treponema*（トレポネーマ）などがある（図3-6-1、図3-6-6）。

図3-6-2 代表的な細菌の顕微鏡写真（バーは5μm）

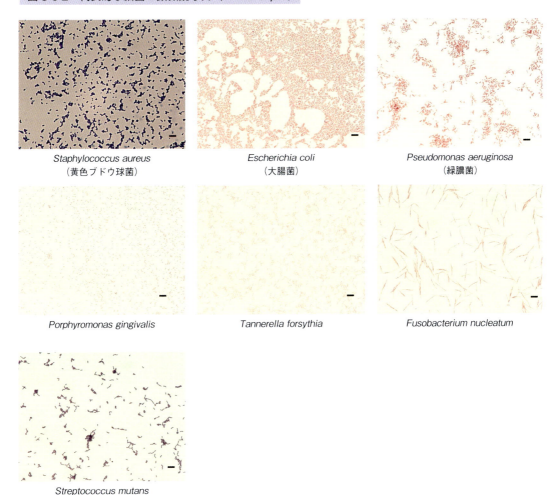

2）プラーク微生物叢

（1）プラークのでき方

- プラークは細菌とその産生物で構成されており、一定の過程を経て形成される（図3-6-3）。固体表面に付着、増殖した細菌とその産生物からなる菌膜をバイオフィルムといい、プラークは口腔のバイオフィルムである。
- 清掃後の清潔な歯面に最初に沈着するのは、唾液中の糖タンパクからなるペリクル（獲得被膜）である。

図 3-6-3 プラークのでき方

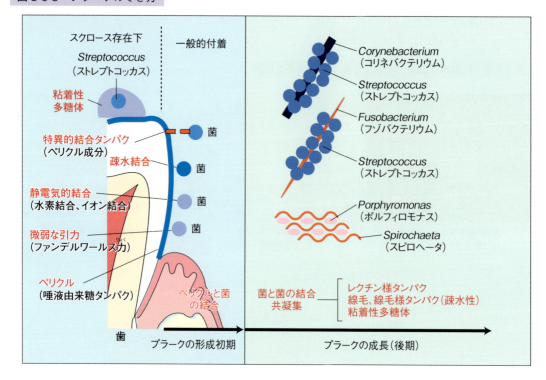

- プラーク形成は、ペリクルと細菌の結合から始まる。ペリクル中には種々のタンパクが含まれ、これらと細菌表面の成分が疎水結合（油がくっつくような結合）、静電気的結合（水素結合やイオン結合）、微弱な引力（ファンデルワールス力）などで結合する。
- ペリクル中のプロリンリッチ（糖）タンパクは、細菌表面の特異的結合タンパク（アドヘジン）と結合する。
- スクロースが存在すると、Streptococcus（ストレプトコッカス）などの細菌はそれを利用して粘着性多糖体を菌体外に産生し、歯面に強固に付着する。
- ペリクルに細菌が付着した後、細菌と細菌の結合すなわち共凝集が始まり、プラークがだんだん厚く、成熟していく。細菌表面のタンパク成分、例えばレクチン様タンパク（レクチンはある糖と特異的に結合するタンパク）や線毛（様）タンパク（疎水性を示す）、糖から産生した粘着性多糖体（グルカンやフルクタン）による共凝集で細菌と細菌の結合が進む。
- とくに共凝集を起こしやすい細菌としては、Streptococcus（ストレプトコッカス）、Corynebacterium（コリネバクテリウム）、Fusobacterium（フゾバクテリウム）、Porphyromonas（ポルフィロモナス）、Spirochaeta（スピロヘータ）などがある。
- 成熟プラークは成熟バイオフィルムなので、菌による集落と集落の間に、外部からの酸素や養分の取り込み、菌体からの老廃物の排出ができる通路が形成される。

（2）プラークとう蝕、プラークと歯周病

図 3-6-4　プラークとう蝕、プラークと歯周病

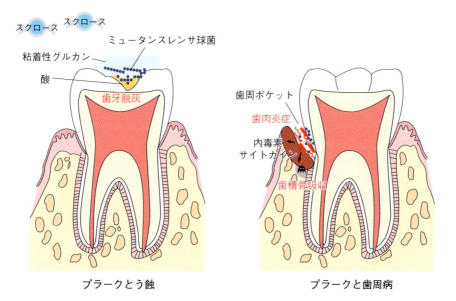

プラークとう蝕　　　　　　　プラークと歯周病

- プラークは口腔のバイオフィルムなので、う蝕や歯周病はバイオフィルム感染症である。
- プラーク中に生息するミュータンスレンサ球菌は、スクロースなどの炭水化物を栄養源として増殖し、菌体外に代謝産物の酸を排出する（図3-6-4）。
- 歯はこの酸により脱灰され、う蝕症を呈する（図3-6-5）。
- 歯肉縁上のプラークが次第に成熟し継続的に存在すると、プラークは歯肉縁下におよび、歯肉溝は歯周ポケットとなる。
- 歯周ポケット内は嫌気的環境となり、生体由来のタンパクを栄養源とする歯周病原性細菌が増加する。歯肉の炎症、歯根膜の破壊、歯槽骨吸収などを呈する（図3-6-5）。

3）ミュータンスレンサ球菌のう蝕病原性とう蝕部位

（1）粘着性物質の産生　図3-6-5 A

- ミュータンスレンサ球菌は、スクロース（グルコースとフルクトースが結合したもの。食品名は砂糖）が存在すると、数種類のグルコシルトランスフェラーゼ（GTF）を菌体表層に産生する。
- これにより菌体表面にスクロースから α-1,3結合を主鎖とする粘着性の不溶性グルカンがつくられ、菌体とともに歯面に強固に付着する。さらに他の細菌の共凝集にも働く。
- ミュータンスレンサ球菌は、自ら産生したグルカンの α-1,6結合を切る酵素デキストラナーゼを産生し、これにより切断された不溶性グルカンはさらに粘着性を増す。

第3章 歯・口腔の構造と機能

図3-6-5 ミュータンスレンサ球菌のう蝕病原性とう蝕部位

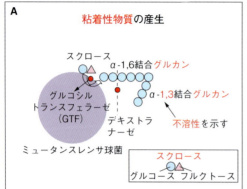
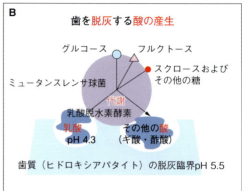
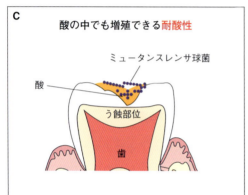
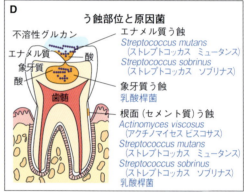

（2）歯を脱灰する酸の産生　図3-6-5 B

- 糖が多く存在する場合、菌体内でのグルコースの代謝過程で乳酸脱水素酵素（LDH）が働き乳酸が産生される。糖が制限されている場合、ギ酸、酢酸などが産生される。
- 歯質（ヒドロキシアパタイト）はpH5.5で脱灰し始める（脱灰臨界）。細菌が産生した酸によりpHは脱灰臨界以下になり、歯は脱灰する。
- 細菌により産生された酸は、A図の粘着性不溶性グルカンにより唾液などによる拡散が妨げられ、酸が局所に停滞し歯の脱灰が継続される。

（3）酸の中でも増殖できる耐酸性　図3-6-5 C

- ミュータンスレンサ球菌は、脱灰臨界pH以下でも増殖できる耐酸性を有する。

（4）う蝕部位と原因菌　図3-6-5 D

- ミュータンスレンサ球菌は、いずれの部位のう蝕においてもその原因菌として検出されるが、とくにエナメル質う蝕での検出頻度は高い。
- 象牙質う蝕では、生体への付着能を示さないが乳酸産生能を有す乳酸桿菌が検出される。
- 根面（セメント質）う蝕では上記の細菌に加え、線毛（付着因子）を有するActinomyces viscosus（アクチノマイセス　ビスコサス）が検出される。

4）おもな歯周病とおもな原因菌

（1）慢性（成人性）歯周炎　図3-6-6A

図3-6-6　おもな歯周病とおもな原因菌

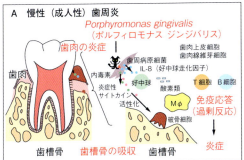
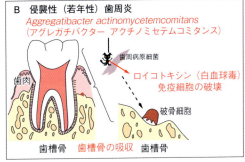
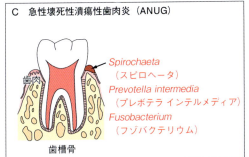
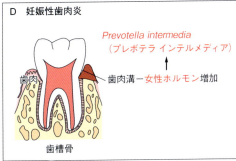

- 慢性（成人性）歯周炎の臨床症状は、歯肉の炎症、歯周ポケットの形成および歯槽骨の吸収が認められる。
- 原因はプラーク、歯肉溝内細菌で、とくにグラム陰性嫌気性桿菌、運動性菌の検出比率が高い。
- おもなグラム陰性桿菌として、嫌気性の *Porphyromonas gingivalis*（ポルフィロモナス ジンジバリス）、*Prevotella intermedia*（プレボテラ インテルメディア）、*Fusobacterium nucleatum*（フゾバクテリウム ヌクレアタツム）、*Tannerella forsythia*（ターネレラ フォルサイシア）、通性嫌気性の *Aggregatibacter actinomycetemcomitans*（アグレガチバクター アクチノミセテムコミタンス）などが検出される。運動性菌として、微好気性（好気性に含まれるが、少し酸素が少ないほうがよく発育する）の *Campylobacter*（カンピロバクター）、嫌気性の *Treponema denticola*（トレポネーマ デンティコラ）*Spirochaeta*（スピロヘータ）などが検出される。
- 慢性（成人性）歯周炎の原因菌の刺激により、宿主の歯肉上皮細胞および歯肉線維芽細胞は刺激され、好中球走化性を誘導するサイトカインIL-8を産生する。集まった好中球からはさまざまな組織障害の酵素が産生される。グラム陰性菌の内毒素は免疫応答を誘導し、歯肉部位でのマクロファージ、Bリンパ球、Tリンパ球などの免疫細胞や、炎症性サイトカインによる炎症症状を誘発する。さらに、内毒素や炎症性サイトカインは破骨細胞の誘

導にかかわると考えられ、歯槽骨吸収の原因になりうる。

（2）侵襲性（若年性）歯周炎　図3-6-6B

- 侵襲性（若年性）歯周炎の臨床症状は、歯肉の炎症をほとんど伴わない歯槽骨の著しい吸収を特徴とする。おもな原因菌はグラム陰性桿菌の*Aggregatibacter actinomycetemcomitans*（アグレガチバクター　アクチノミセテムコミタンス）である。本菌はロイコトキシン（白血球毒）を産生し免疫細胞の破壊作用を示す。

（3）急性壊死性潰瘍性歯肉炎（ANUG）　図3-6-6C

- 急性壊死性潰瘍性歯肉炎（ANUG）は、易感染性宿主や過度のストレス下の宿主でみられる。病巣では、以前は*Fusobacterium*（フゾバクテリウム）と*Spirochaeta*（スピロヘータ）が検出されるといわれた（*Fusospirochaeta*感染症、ワンサン感染症）が、近年は*Prevotella intermedia*（プレボテラ　インテルメディア）の検出頻度が高い。

（4）妊娠性歯肉炎　図3-6-6D

- 妊娠性歯肉炎は妊婦にみられる。原因菌は歯肉溝滲出液中に含まれる女性ホルモンを増殖因子とする*Prevotella intermedia*（プレボテラ　インテルメディア）である。

（長　環・升井一朗）

7. 口腔疾患の病理と病態

1）歯の発育異常

（1）歯の異常

A. 大きさの異常

- 巨大歯
  - 巨大歯は平均的な歯の大きさよりも大きい歯である。
  - 巨大歯は上顎中切歯や上顎犬歯にみられる。
- 矮小歯
  - 矮小歯は平均的な歯の大きさよりも小さい歯である。
  - 矮小歯は上顎側切歯や第三大臼歯にみられる。
  - 上顎側切歯の矮小歯はコルクの栓や円錐に類似しているので、栓状歯や円錐歯という。
  - 第三大臼歯の矮小歯は花の蕾に類似しているので蕾状歯という。

B. 歯の形の異常

- 歯は前歯、小臼歯、大臼歯に分かれ、一定の形をしているが、通常の形とは異なる融合歯、癒着歯、歯内歯、双生歯およびエナメル滴がある。
- 融合歯
  - 融合歯は近接して存在する2つの歯胚が結合し、発育した歯である。歯胚の発育段階によってエナメル質、象牙質、セメント質がさまざまな程度に結合し、根部歯髄も融合している（図3-7-1）。
  - 下顎の永久中切歯と側切歯との融合が多い。
- 癒着歯
  - 癒着歯は歯が完成した後に2本の歯がセメント質の増生によって結合した歯である（図3-7-1）。
  - 上顎の第二大臼歯と第三大臼歯の歯根が癒着することが多い。
- 歯内歯（陥入歯、重積歯）
  - 歯内歯は歯冠部が歯髄方向に陥入した状態の歯である。上顎側切歯の盲孔が深い歯にみられることが多い（図3-7-1）。
- 双生歯
  - 双生歯は1つの歯胚が発育途上で分離し、形成された歯である（図3-7-1）。
- エナメル滴　図3-7-1
  - エナメル滴は大臼歯歯根の分岐部にみられる水滴状のエナメル質の塊である。
  - 塊状のエナメル質の内部に象牙質および歯髄を含むことがある。エナメル滴があると歯周病の治療に影響する。

C. 歯の数の異常

- 歯の数は乳歯では20本、永久歯では28～32本である。それよりも多い場合と少ない場合が歯の数の異常である（図3-7-2）。
- 過剰歯
  - 正常歯数よりも多い場合を過剰歯という。過剰歯は乳歯よりも永久歯に多くみられ、正中歯、臼傍歯、臼後歯がある（図3-7-2）。
  - 過剰歯の大きさは小さい。

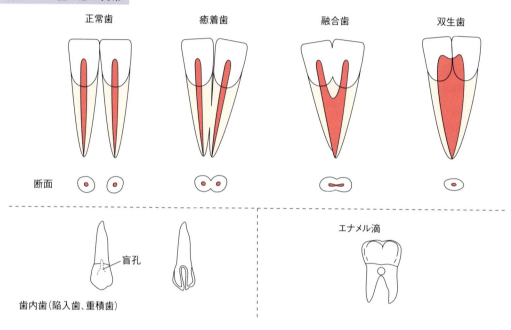

図3-7-1 歯の形の異常

- 正中歯は上顎左右中切歯間に存在し、萌出している場合と埋伏している場合とがある。正中歯が萌出あるいは埋伏している場合、上顎中切歯間が離開する。これを正中離開という。
- 臼傍歯は大臼歯の頬側に存在する過剰歯である。
- 臼後歯は第三大臼歯の遠心側に存在する過剰歯である。
- 多数の過剰歯は鎖骨頭蓋異骨症（常染色体上の遺伝子異常で生じる疾患で、鎖骨と頭蓋の形成がわるく、鎖骨が欠如している）に伴う。なお、鎖骨頭蓋異骨症では多数の永久歯の埋伏および乳歯の晩期残存がみられる。
- 歯の先天欠如
  - 歯が先天的に欠如することである。これには系統発生的に欠如する場合と遺伝的原因で欠如する場合がある。
  - 系統発生的欠如
    切歯群、小臼歯群、大臼歯群の各歯群の最後方歯が欠如する。したがって第三大臼歯や上顎側切歯の欠如が多い（図3-7-2）。

図 3-7-2 歯の数の異常

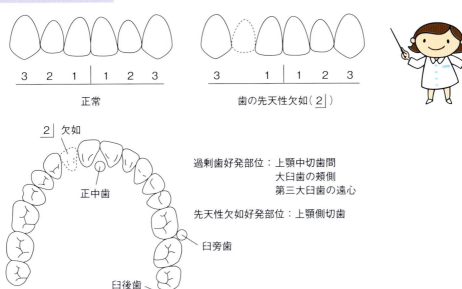

過剰歯好発部位：上顎中切歯間
　　　　　　　　大臼歯の頰側
　　　　　　　　第三大臼歯の遠心

先天性欠如好発部位：上顎側切歯

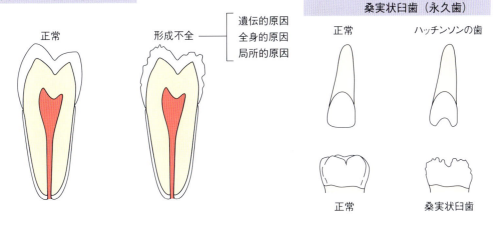

図 3-7-3 歯の構造の異常

図 3-7-4 ハッチンソンの歯および桑実状臼歯（永久歯）

・遺伝的原因

　外胚葉性異形成症（外胚葉の形成がわるく、汗腺や毛髪がない）では多数歯の欠如がみられる。外胚葉の異常のため歯胚が形成されないので、歯が欠如する。

D. 構造の異常

- エナメル質や象牙質の形成がわるい状態である。原因として遺伝的原因、全身的原因、局所的原因がある（図 3-7-3）。
- 遺伝的原因
  - 歯の形成にかかわる遺伝子の異常で生じる構造の異常で、エナメル質形成不全症や象牙質異形成症がある。エナメル質や象牙質の形成がわるく、すべての歯にみられるのが特徴である。
- 全身的原因
  - 先天性梅毒：梅毒に感染した母体から生まれた子どもにみられる。実質性角膜炎、内耳

性聾、ハッチンソンの歯が認められる。これをハッチンソンの三徴候という。
- ハッチンソンの歯では前歯（永久歯）の切縁が半月状に欠如する（図3-7-4）。
- 臼歯部（乳歯、永久歯）では歯冠が桑の実状になる。これを桑実状臼歯あるいはムーンの歯という。
- 全身的原因では左右対称にみられるのが特徴である。

● 局所的原因
- ターナーの歯：乳歯の根尖性歯周炎が後継永久歯の歯胚に波及し、後継永久歯の歯面の一部が形成不全になった歯である（図3-7-5）。
- 局所的原因では1本の歯の歯冠の一部に形成不全がみられるのが特徴である。

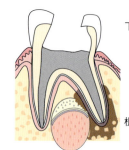
図3-7-5　ターナーの歯
下顎第二乳臼歯
根尖性歯周炎

（2）歯の機械的および化学的損傷

A. 咬耗
- 咬耗とは咬合などで歯と歯が接触することによって生じる歯面の実質欠損である（図3-7-6）。
- 前歯切縁や臼歯咬頭頂、隣接面の接触点に咬耗は生じる。とくに歯ぎしり（ブラキシズム）やくいしばり（クレンチング）が強い者に好発する。咬耗面は滑沢である。
- 病理組織像では咬耗面から歯髄にかけて不透明象牙質がみられ、その歯髄側に病的第二象牙質（第三象牙質）が形成される（図3-7-7）。

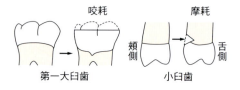
図3-7-6　咬耗および摩耗
咬耗　　摩耗
第一大臼歯　　頬側　舌側　小臼歯

B. 摩耗
- 摩耗とは歯と物とが接触することによって生じる歯面の実質欠損である（図3-7-7）。

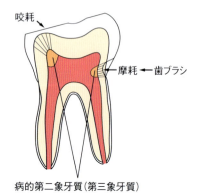
図3-7-7　咬耗・摩耗の組織像
咬耗
摩耗　← 歯ブラシ
病的第二象牙質（第三象牙質）

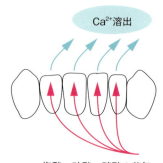
図3-7-8　侵蝕症
Ca^{2+}溶出
塩酸・硫酸・硝酸の蒸気

歯ブラシの不正使用による場合が多く、上顎の犬歯唇側面や小臼歯頬側面の歯頸部にくさび状の欠損が生じる。また、くさび状欠損は、エナメル質と象牙質の弾性率の違いにより、エナメル質と象牙質が破壊されて欠損となるアブフラクションも原因とされる。
- 歯根が露出するとセメント質はエナメル質よりも軟らかいので、摩耗が進行する。
- 病理組織像は咬耗と同じく、不透明象牙質および病的第二象牙質（第三象牙質）がみられる（図3-7-7）。

C. 侵蝕症

- 侵蝕症は塩酸、硝酸、硫酸の強い酸を扱う工場で、従業員が酸の蒸気を浴びることによって下顎前歯唇側面にエナメル質の侵蝕が生じることである。カルシウムイオンが溶出する病変である（図3-7-8）。

D. 歯の外傷

- 歯の外傷には破折や脱臼がある。
- 破折：歯冠や歯根に亀裂が入る。
- 脱臼：歯が歯槽窩から不完全または完全に逸脱する（図3-7-9）。これには不完全脱臼と完全脱臼がある。
- 不完全脱臼では歯は歯槽窩に存在しているが、歯は動揺している状態である。これは歯根膜が断裂していることに基づく。
- 完全脱臼は歯が抜けた状態である。

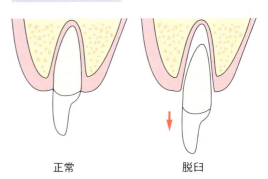

図3-7-9 歯の脱臼

正常　　脱臼

2）う蝕と継発症

- う蝕
  - う蝕とは歯の無機質のカルシウムが細菌の産生する酸によって溶かされる（これを脱灰という）とともに歯の有機質が細菌の酵素によって分解される病変である（286ページ参照）。
  - う蝕巣（う蝕範囲）は、エナメル質および象牙質では円錐形を呈する。これをう蝕円錐という（図3-7-10）。う蝕円錐はセメント質にはみられない。
- う蝕の分類
  - 時間的経過による分類：急性う蝕と慢性う蝕
  - 部位による分類：小窩裂溝う蝕、平滑面う蝕、歯頸部う蝕、根面う蝕
  - 臨床的分類：C_1、C_2、C_3、C_4
    C_1はエナメル質う蝕、C_2は象牙質う蝕、C_3は歯髄腔に達したう蝕、C_4は残根状態のう蝕である。COは学校検診で用いられる分類で、白斑や着色があり実質欠損のない状態で、プラークコントロールなどによって再石灰化が期待できるものである。
  - 組織学的分類：エナメル質う蝕、象牙質う蝕、セメント質う蝕

（1）病変の組織学的所見

A．エナメル質う蝕

- 初期う蝕では歯の実質欠損はみられない。しかし、エナメル質はカルシウムが97%以上を占めるので、脱灰が進行すると、その部のエナメル質は溶解、消失してう窩が生じる。
- エナメル質う蝕の進行経路はおもにエナメル小柱である。その他にレチウス条およびエナメル葉を介しても進行する。
- エナメル質う蝕の病巣は円錐形（う蝕円錐）となるが、その向きは部位によって異なる。う蝕円錐の頂点は、小窩裂溝う蝕では表面を向き、平滑面う蝕では象牙質側を向く（図3-7-10）。これはエナメル小柱の走向が部位によって異なるためである。
- 初期う蝕は白斑として観察され、表層下脱灰が生じている。白斑は表層下脱灰部位に一致してみられ、エナメル質の透明感はなくなる。表層下脱灰とは、脱灰現象が表層のエナメル質よりも内部のエナメル質に強く現れることをいう（図3-7-11）。
- エナメル質う蝕病巣は、研磨標本（抜去歯を厚さ100μm程度に薄く磨いた標本）で観察すると、表面から崩壊層、再石灰化層、脱灰層（横線層）に分かれる。脱灰層ではレチウス条が明瞭にみえるので、横線層とも呼ばれる（図3-7-12）。

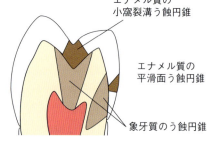

図3-7-10　エナメル・象牙質のう蝕円錐

エナメル質の小窩裂溝う蝕円錐
エナメル質の平滑面う蝕円錐
象牙質のう蝕円錐

図3-7-11　初期エナメル質う蝕（白斑）

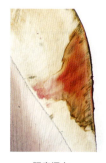
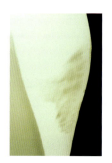

研磨標本　　マイクロラジオグラフ像（エックス線写真）

図3-7-12　エナメル質う蝕

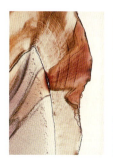
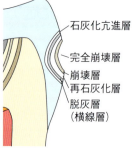

研磨標本　　模式図

石灰化亢進層
完全崩壊層
崩壊層
再石灰化層
脱灰層（横線層）

B．象牙質う蝕

- 象牙質う蝕はエナメル質う蝕やセメント質う蝕から継発する。う蝕が象牙質に達すると、横方向にも進行するので、表面は小さくてもう蝕は中で広がっている（穿下性う蝕）。
- 象牙質は無機質のカルシウムが約80%を占め、残りが有機質のコラーゲンなどであるので、脱灰が進行しても形が残っている。しかし、有機質も溶解すると、象牙質は消失し、う窩が生じる。
- 象牙質う蝕の進行経路の主体は象牙細管である。その他に象牙細管側枝および象牙層板を介してもう蝕は進行する。

- 象牙質う蝕のう蝕円錐は小窩裂溝や平滑面のう蝕にかかわらず、頂点は歯髄側を向く（図3-7-10）。これは象牙細管が歯髄側に向かって集束するように走向することに基づく。
- 象牙質う蝕病巣の研磨標本では、表層から崩壊層、着色層（多菌層、寡菌層、先駆菌層）、混濁層、透明層、生活反応層に分けられる（図3-7-13）。
- 軟化象牙質は脱灰された象牙質で、黒褐色を呈し、象牙細管中に細菌が侵入している。表層から着色層までの範囲が軟化象牙質である。
- う蝕歯の脱灰標本（カルシウムを溶かす液に抜去歯を浸け作製した標本）では、軟化象牙質に象牙細管の数珠状拡張、う蝕空洞、う蝕裂隙がみられる（図3-7-14）。
- 数珠状拡張は象牙細管中に侵入した細菌が増殖し、細管壁の脱灰に伴って、象牙細管が限局的に数珠状に拡張したものである。
- う蝕空洞は象牙細管壁が部分的に軟化崩壊し、小さな空洞になったものである。
- う蝕裂隙は象牙質の成長線である象牙層板に沿って形成された裂隙で、象牙細管に直角の方向に生じる。
- 慢性う蝕では病的第二象牙質（第三象牙質）が形成される。う蝕が進行すると病的第二象牙質（第三象牙質）にも病変が生じる。

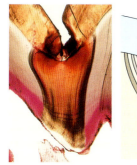
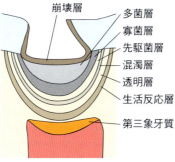

図3-7-13 象牙質う蝕（研磨標本）

研磨標本　　模式図

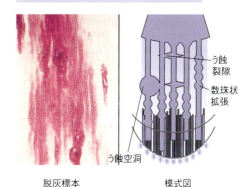

図3-7-14 象牙質う蝕（脱灰標本）

脱灰標本　　模式図

C. セメント質う蝕

- セメント質う蝕は歯肉退縮に伴って露出した歯根面から発生する。また、歯頸部のエナメル質う蝕や象牙質う蝕がセメント質へ波及して生じる。セメント質う蝕は根面う蝕や歯根う蝕ともいわれる。
- 初期変化
  セメント質表面の再石灰化と表層下脱灰である。セメント質う蝕ではう蝕円錐は生じない。これはセメント質の構造がエナメル質や象牙質とは異なるためである。
- セメント質う蝕の進行経路
  無細胞セメント質（原生セメント質ともいい、セメント細胞を含まないセメント質で、歯頸部付近にみられる）および細胞セメント質（第二セメント質ともいい、細胞を含み根尖部付近に

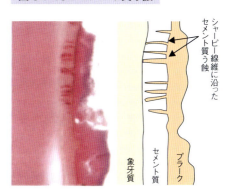

図3-7-15 セメント質う蝕

みられる）によって異なる。

- ●無細胞セメント質う蝕の進行経路
  シャーピー線維および層板間層を介して進行する。歯頸部では、最初、セメント小皮（歯小皮）が破壊され、シャーピー線維に沿って脱灰、崩壊が生じ、層板間層に沿って進み、裂隙が形成される（図3-7-15）。
- ●細胞セメント質う蝕の進行経路
  無細胞セメント質う蝕と同様の病変の他に、セメント細胞が存在するセメント小腔やセメント細管を介しても進行する。

D. 象牙質・セメント質の増生

- ●象牙質の増生には生理的第二象牙質および象牙粒の形成があり、セメント質の増生にはセメント質増殖およびセメント粒がある。
- ●第二象牙質
  - ・第二象牙質とは歯根が完成した後に形成される象牙質である。第二象牙質に対して歯根が完成するまでに形成される象牙質のことを原生象牙質という。第二象牙質には生理的第二象牙質および病的第二象牙質（第三象牙質）がある。
  - ・生理的第二象牙質：加齢的に象牙芽細胞が刺激され、歯髄腔壁の全面に形成されるので、歯髄腔は狭窄する。象牙細管の数や走向は原生象牙質と類似する。原生象牙質と生理的第二象牙質との境界にはヘマトキシリン・エオジン染色でヘマトキシリンに濃染する線がみられる（図3-7-16）。
  - ・病的第二象牙質：う蝕、咬耗、摩耗、侵蝕症、窩洞形成などの刺激で象牙細管内のトームス線維が刺激され、活性化した象牙芽細胞が病的第二象牙質（第三象牙質）を形成する。象牙細管の刺激部位に一致した歯髄腔壁に病的第二象牙質は形成される（図3-7-17）。これは刺激に対する生体の防御反応の一種である。
  - ・原生象牙質と病的第二象牙質との相違点：病的第二象牙質の象牙細管の数は少なく、走向は不規則で原生象牙質とは構造的に異なる。
- ●象牙粒
  - ・象牙粒は歯髄内に形成された球状あるいは塊状の石灰化物で、歯髄結石ともいう（図3-7-18）。臨床的に無症状である。乳歯にはまれであるが、永久歯で多く、とくに高齢者の歯に多い。

図 3-7-16　生理的第二象牙質

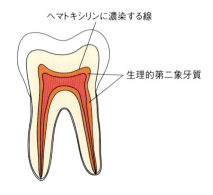

図 3-7-17　病的第二象牙質（第三象牙質）

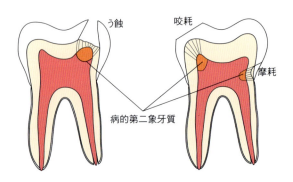

- 象牙粒の分類：遊離性象牙粒、壁着性象牙粒、介在性象牙粒に分けられる。また、病理組織学的に真性象牙粒および仮性象牙粒に分けられる。
- 遊離性象牙粒は歯髄腔壁から離れて存在する象牙粒である。
- 壁着性象牙粒は歯髄腔壁に付着している象牙粒である。最初から付着している場合と、最初は遊離状態であったが、第二象牙質が形成され付着したものである。
- 介在性象牙粒は、最初は遊離性かあるいは壁着性であった象牙粒の近くに第二象牙質が形成され、第二象牙質の中に取り込まれた状態のものである。

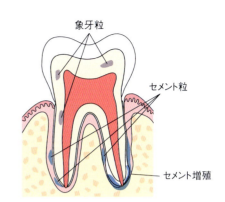

図 3-7-18　象牙粒およびセメント質粒

- 真性象牙粒は歯冠部歯髄に多く、象牙細管を有する象牙粒である。
- 仮性象牙粒は象牙細管を含まない象牙粒である。病理組織学的に同心円状の層板構造を示す。
- 象牙粒の成因は①象牙質の形成異常、②変性物質や壊死細胞が核となって生じた石灰変性に起因、③病的石灰化巣周辺の歯髄細胞が象牙芽細胞へ分化することがあげられる。

● セメント質増殖
- セメント質には無細胞セメント質（原生セメント質）と細胞セメント質（第二セメント質）がある。原生セメント質は歯頸部から歯根1/2までの範囲に存在し、第二セメント質は歯根の根尖側1/2に形成される。
- セメント質増殖がみられるのはおもに次の場合である。
  ①咬合性外傷時の牽引側（歯根膜の厚みが伸びる側）
  ②歯根セメント質表面にスパイク状のセメント質が形成される（拍車状石灰化）。
  ③対合歯を喪失した歯の根尖部
  ④根尖性歯周炎

● セメント粒
- セメント粒とは歯根膜にみられる球状の小石灰化物である（図3-7-18）。象牙粒と同じく、存在部位によって遊離性セメント粒、壁着性セメント粒および介在性セメント粒に分けられる。
- セメント粒は病理組織学的に放射状の線維性構造を示し、細胞は含まない。
- セメント粒の形成は①マラッセ上皮残遺（歯の形成途上で歯根の外形を誘導するヘルトヴィッヒ上皮鞘の残存物）の石灰化、②歯根膜の硝子化部位や剝離セメント質、歯槽骨の小片が核となる石灰化に基づく。

3）歯髄の病変

● 歯髄に生じる病変は物質代謝障害で現れる変化と細菌感染等による炎症がある。前者の変化を退行性病変といい、障害の程度によって変性、萎縮および壊死に分かれる。

（1）変性

変性については、185 ページ参照。

A. 石灰変性〔無機質変性〕

- 組織にカルシウムが異栄養性に沈着する現象を石灰変性（石灰化）という（異栄養性とは血中のカルシウム濃度が正常範囲内で、増加していないにもかかわらず、組織にカルシウムが沈着する現象を意味する）。
- 歯髄の石灰変性は歯髄の血管、神経線維、結合組織線維に沿ってカルシウムが沈着した状態で、主として根部歯髄にみられる（図 3-7-19）。

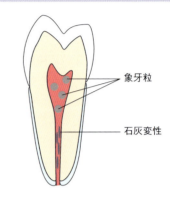

図 3-7-19　歯髄の石灰変性および象牙粒

B. 歯髄壊死・歯髄壊疽

- 壊死とは局所組織の死である。部分的な組織細胞の死を意味する。壊死組織に腐敗菌（嫌気性菌）が感染し、悪臭を放つ状態を壊疽という（190 ページ参照）。
- 歯髄壊死は細菌感染を伴わない歯髄組織の死をいう。歯髄は本来の構造を失い、網目状になる。歯髄に対して消毒薬や歯髄失活剤を使用したときにもみられる。
- 歯髄壊疽は、壊死した歯髄に腐敗菌が感染、あるいは急性化膿性歯髄炎に継発して生じる。歯髄腔は無構造物質で満たされ、食物残渣や細菌塊を含む（図 3-7-20）。根尖性歯周炎を併発する。

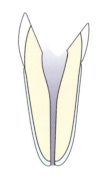

図 3-7-20　歯髄壊疽

（2）炎症

炎症については、201 ページ参照。

- 歯髄炎の原因は①細菌的因子、②化学的因子、③物理的因子、④神経的因子である。大部分はう蝕に継発する細菌感染である。その他、根尖孔からの感染もあり、これは歯周ポケットあるいは血行性に由来する。

A. 急性漿液性（単純性）歯髄炎

- 歯髄は閉鎖された状態で、臨床的に C_2 のう蝕がみられる。う蝕病巣内の象牙細管にトームス突起を出している象牙芽細胞に変性、萎縮、配列不正が生じ、その付近に血管の充血や血管から血漿の滲出があり、歯髄組織に炎症性水腫がみられる（図 3-7-21）。
- 炎症性水腫のため、歯髄内圧は高まり、温熱、冷熱、甘味、酸などがう歯に作用すると一過性の疼痛が生じる。

B. 急性化膿性歯髄炎

- 歯髄は閉鎖された状態で、臨床的には C_3 のう蝕がみられる。急性漿液性歯髄炎に細菌感染を伴うと、好中球の浸潤が著しくなり、化膿性炎となる。この状態が急性化膿性歯髄炎である。

- 病理組織学的には歯髄に好中球の浸潤が顕著である。好中球は細菌を貪食し、変性や壊死に陥り、組織の融解によって歯髄膿瘍が形成される。歯髄の血管の拡張・充血も著しい。また、歯髄膿瘍付近の象牙芽細胞や象牙前質は消失している（図3-7-22）。
- 臨床的に歯髄内圧は著しく高くなっているので、持続性拍動性の激しい自発痛（ずきずきする痛み）が生じ、夜間痛が増す。冷水によって疼痛は和らぐ特徴がある。

C. 慢性潰瘍性歯髄炎

- う蝕が進行して歯髄が露出し開放状態になると、急性化膿性歯髄炎から慢性潰瘍性歯髄炎（潰瘍とは上皮が欠如し、結合組織が露出した状態である。歯髄という結合組織が露出するので、便宜的に潰瘍という名称が使用される）へと移行する。
- 病理組織学的には歯髄の潰瘍の表面にはフィブリンの析出、好中球の浸潤があり、深部に向かってリンパ球や形質細胞が浸潤し、毛細血管に富む肉芽組織が存在する。また、潰瘍面近くには異栄養性の石灰化物や病的第二象牙質が形成される（図3-7-23）。
- 自発痛はないが、う窩に食片が圧入されると内圧が高まるので、疼痛が生じる。

図3-7-21 急性漿液性（単純性）歯髄炎

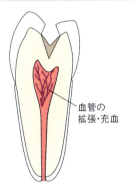

図3-7-22 急性化膿性歯髄炎

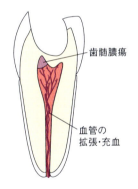

図3-7-23 慢性潰瘍性歯髄炎

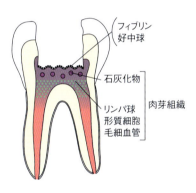

D. 慢性増殖性歯髄炎

- 歯髄は開放状態であり、種々な刺激で増殖する病変を慢性増殖性歯髄炎という。歯髄ポリープの名称も使われる。この病変は歯髄の生活力が旺盛な若年者の歯や乳歯にみられる。
- 病理組織学的にポリープは3層に分けられる。最表層はフィブリンと好中球からなる層または重層扁平上皮組織層、2層目はリンパ球や形質細胞の浸潤を伴った幼若肉芽組織層、最深部は線維性結合組織層である（図3-7-24）。

図3-7-24 慢性増殖性歯髄炎

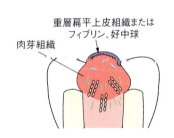

- 自発痛はないが、冷熱や温熱によって疼痛が生じることがある。

E. 上行性（上昇性）歯髄炎

- 歯髄炎のほとんどはう蝕に継発するが、根尖孔からも細菌感染が歯髄に生じることがある。歯周炎が進行して深いポケットが形成され、根尖孔がポケット内に露出して細菌感染を起こす場合や、血行性に感染することがある。これを上行（上昇）性歯髄炎という（図3-

7-25)。
- 病理組織学的には細菌感染のため急性化膿性歯髄炎となる。

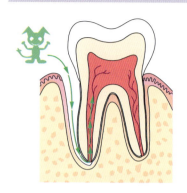

図 3-7-25 上行（上昇）性歯髄炎

4）歯周疾患

- 歯周組織の病変は根尖部と歯頸部（辺縁部）にみられ、根尖性歯周組織の病変と辺縁性歯周組織の病変とに分けられる。

（1）根尖性歯周組織の病変

- 根尖性歯周組織の病変は歯髄疾患に継発する炎症がほとんどである。

A. 炎症

- 根尖性歯周炎は急性化膿性歯髄炎や歯髄壊疽に継発する。急性炎症および慢性炎症がある。原因は細菌的因子（歯髄炎からの感染）、化学的因子（根尖孔外へ溢出した根管治療薬）および物理的因子（根尖孔外へ突出した根管治療器具）である。
- **急性根尖性歯周炎**：急性根尖性歯周炎には急性漿液性（単純性）根尖性歯周炎と急性化膿性根尖性歯周炎とがある。
- **急性漿液性（単純性）根尖性歯周炎**
  ・病理組織学的には根尖孔付近の歯根膜の毛細血管は拡張・充血し、血管から血漿が滲出して炎症性水腫が生じる（図3-7-26）。
  ・炎症性水腫のため臨床的に根尖孔部の歯根膜の内圧は高まるので、歯の挺出感（歯が浮いた感覚）がある。歯は弛緩動揺し、打診痛や咬合痛を伴うが、エックス線像ではほとんど変化はみられない。

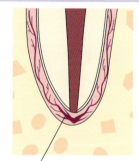

図 3-7-26 急性漿液性（単純性）根尖性歯周炎

血管の拡張・充血

- **急性化膿性根尖性歯周炎**
  ・急性化膿性歯髄炎や歯髄壊疽に継発して根尖孔外への細菌感染によって生じる。その他、歯周炎の進行による歯周ポケットからの感染や血行性感染がある。
  ・病理組織学的に根尖孔付近の歯根膜に化膿性炎が生じ、好中球の浸潤や血管の拡張・充血、炎

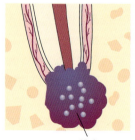

図 3-7-27 急性化膿性根尖性歯周炎

膿瘍

症性水腫がみられる。また、歯根膜線維の断裂、破壊が生じ、急性根尖周囲膿瘍（急性歯槽膿瘍）が形成される。歯槽骨に炎症が波及すると骨吸収が生じる（図3-7-27）。

- 臨床的に根尖孔付近の歯根膜の内圧が高まるので、歯の挺出感や持続性拍動性疼痛、咬合痛、打診痛、根尖部圧痛を伴う。また、所属リンパ節の腫脹、圧痛もみられるようになる。さらに炎症が拡大し歯槽骨が吸収されると、全身症状として悪寒、発熱、頭痛、食欲不振などがみられる。
- エックス線像では初期に変化はないが、経時的に根尖孔付近の歯槽硬線が不鮮明になる。

● 慢性根尖性歯周炎

急性根尖性歯周炎が長引き、炎症の刺激が減弱すると、慢性根尖性歯周炎となる。それは慢性化膿性根尖性歯周炎と慢性肉芽性根尖性歯周炎に分けられる。後者はさらに歯根肉芽腫と歯根囊胞に分かれる。

● 慢性化膿性根尖性歯周炎

- 病理組織像では、根尖部に慢性炎症がみられ、根尖孔を中心に慢性根尖周囲膿瘍（慢性歯槽膿瘍）が生じる。その外層にはリンパ球や形質細胞が浸潤し、さらに外層を線維性結合組織が取り囲んでいる（図3-7-28）。また、マラッセ上皮遺残に由来する上皮組織が増殖する場合がある。
- 臨床的には自発痛はなく、咬合や打診に対して違和感がある。

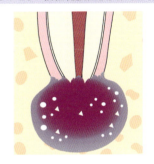

図3-7-28 慢性化膿性根尖性歯周炎

● 歯根肉芽腫

- 歯根肉芽腫は慢性化膿性根尖性歯周炎から移行する。
- 根尖部の膿瘍が吸収され、肉芽組織によって置換される。
- 肉芽組織中にはリンパ球や形質細胞などの慢性炎症細胞が浸潤する（図3-7-29）。
- 肉芽組織中にはマラッセ上皮遺残に由来する上皮組織が存在する場合がある。

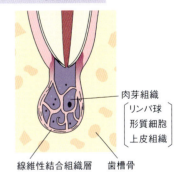

図3-7-29 歯根肉芽腫

● 歯根囊胞

- 慢性化膿性根尖性歯周炎や歯根肉芽腫の組織内に生じた囊胞性病変である。
- 囊胞壁は内側から外側へ向かって3層に分かれる。内層は上皮組織層、中間層は肉芽組織層（リンパ球や形質細胞が多い）、外層は線維性結合組織層である（図3-7-30）。外層は歯根のセメント質と結合している。
- 囊胞腔や囊胞壁にはコレステリン裂隙や異物巨細胞がみられることがある。

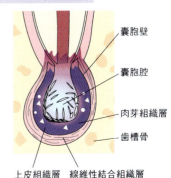

図3-7-30 歯根囊胞

（2）辺縁性歯周組織の病変

A. 歯肉病変

- 歯肉、歯根膜（歯周靱帯）、セメント質、歯槽骨からなる歯周組織のうち、炎症が歯肉にのみ限局したものが歯肉炎である。炎症性細胞は歯間水平線維や歯槽［骨］頂を超えない範囲に浸潤するので、歯根膜や歯槽骨には炎症はみられない（図3-7-31）。
- 歯肉炎はプラーク性歯肉炎、非プラーク性歯肉炎および歯肉増殖症に分けられる。
- プラーク性歯肉炎

  ①プラーク性単独性歯肉炎
  - プラーク由来の歯肉炎である。歯頸部の歯面に付着した多量のプラークによって辺縁歯肉が発赤や腫脹をきたす炎症で、歯周ポケット（仮性ポケット）を形成する。病理組織学的には漿液性炎の状態で、血管の拡張・充血および炎症性水腫が著しい。

  ②全身因子関連性歯肉炎
  - プラークおよび全身性因子が関与する歯肉炎である。プラークによって生じた歯肉の炎症が全身因子によって増強される病変で、ホルモンのバランスの変化、ビタミンC欠乏（壊血病）、白血病、代謝異常、薬物などの影響を受ける。思春期性歯肉炎、妊娠性歯肉炎、白血病性歯肉炎、壊血病性歯肉炎、糖尿病性歯肉炎、薬物性歯肉炎がある。

- 非プラーク性歯肉炎
  - ヘルペス性歯肉炎、慢性剝離性歯肉炎、アレルギー性歯肉炎、外傷性歯肉炎がある。

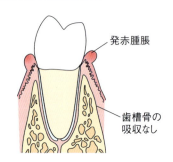

図3-7-31　歯肉炎

発赤腫脹

歯槽骨の吸収なし

B. 歯肉増殖症

- 歯肉線維腫症、薬物性歯肉増殖症がある。
- 薬物性歯肉増殖症（フェニトイン、ニフェジピン、シクロスポリンA）

  ①フェニトイン（ダイランチン）
  - フェニトインは抗痙攣薬（てんかんの治療薬）である。
  - 病理組織学的に上皮突起は伸張し、結合組織が増殖する。炎症性細胞浸潤もみられる。
  - 臨床的に歯肉が増殖し、仮性ポケットが形成され、歯が隠れるようになり、歯の移動を伴う（図3-7-32）。

  ②ニフェジピン
  - ニフェジピンは降圧薬である。高齢者で歯肉が増殖している場合には、この薬剤の服用が考えられる。
  - 病理組織学的には上皮突起の伸長、結合組織の増殖およびリンパ球や形質細胞の浸潤がみられる。
  - 臨床的にはほとんどが高齢者であるので、歯周ポケットを伴っている（図3-8-33）。

  ③シクロスポリンA
  - シクロスポリンAは免疫抑制薬で臓器移植を受けた者などが服用している。
  - 病理組織学的にはフェニトインやニフェジピンの場合と同じである。

・臨床的には他の薬剤と同じく、歯肉の増殖がみられる。

図3-7-32 フェニトインによる歯肉増殖症

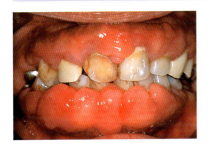

図3-7-33 ニフェジピンによる歯肉増殖症

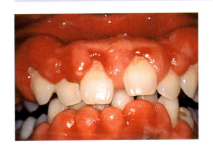

C. 歯周炎

- 歯周炎は歯周組織の4つの構成要素が炎症によって傷害される病変で、慢性歯周炎と侵襲性歯周炎がある。

①慢性歯周炎

- プラークによって誘発され、ほとんどの成人が罹患し慢性経過をとる疾患である。歯肉の発赤、腫脹、歯周ポケット（真性ポケット）形成、ポケットからの排膿、歯の動揺をきたす病変で、最終的に歯の脱落を引き起こす（図3-7-34）。

図3-7-34 歯周炎

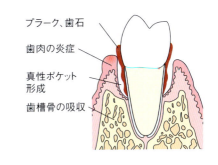

- 病理発生的には4期（開始期病変、早期病変、確立期病変、発展期病変）のうち発展期病変が慢性歯周炎に相当する。
- 病理組織学的に炎症は歯根膜や歯槽骨に波及し、真性ポケットの形成や歯槽骨の吸収がみられる。接合上皮はセメント質に沿って根尖方向へ深行増殖し、ポケット上皮の上皮突起は側方増殖する。歯肉結合組織中にはリンパ球や形質細胞を主とする炎症性細胞浸潤がみられ、コラーゲン線維の分解、消失が起こる。歯槽骨は破骨細胞によって吸収される。歯槽骨吸収部にはハウシップ窩と呼ばれる窩がみられ、破骨細胞が存在する。
- エックス線像では水平性骨吸収あるいは垂直性骨吸収がみられる。

②侵襲性歯周炎

- 若年性歯周炎
  ・若年性歯周炎は限局型と広汎型に分けられる。限局型では永久歯のうち早く萌出する上下顎第一大臼歯と中切歯部に発生し、広汎型では全顎に生じる。
  ・限局型侵襲性歯周炎は女性に多く、家族的に発生する。症状として発症早期から歯槽骨の吸収や深い骨縁下ポケットがみられる。原因菌はアグレガティバクタ アクチノミセテムコミタンスであるといわれている。病理組織学的には歯根膜腔の拡大と主線維の分解、消失があり、歯根膜は血管の多い疎性結合組織で置換されている。
  ・広汎型侵襲性歯周炎は限局型と同様に女性に多く、広範囲に歯周組織が破壊される病変である。

D. 壊死性潰瘍性歯肉炎

- 壊死性潰瘍性歯肉炎は従来、ワンサン口内炎といわれたもので、歯肉に壊死と潰瘍が形成

される疾患である。壊死組織に腐敗菌が感染すると、悪臭を放ち壊疽と呼ばれる。全体に広がると壊疽性口内炎となり、重篤な場合、水癌という（組織の破壊が激しいので、癌ではないが、癌という名称が使用される）。
- 病変部には灰白色の偽膜が形成され、フゾバクテリウムとスピロヘータが多数存在し、潰瘍面にはフィブリンの析出および好中球の浸潤がみられる（図3-7-35）。

図3-7-35 壊死性潰瘍性歯肉炎

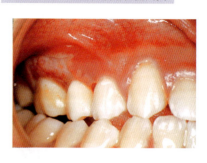

E. 咬合性外傷

- 過剰な咬合力が長期にわたって歯周組織に加わる場合に生じる病変を咬合性外傷という。慢性外傷であって、急性外傷は含まない。原因となる咬合を外傷性咬合という。
- 傷害を受けるのは歯根膜、歯槽骨およびセメント質である。歯肉には影響しない（図3-7-36）。歯根膜の外傷は圧迫側と牽引側に分かれる。
- 病理組織学的に圧迫側では歯根膜に水腫や血栓形成、出血、圧迫壊死による硝子化、歯槽骨表面の吸収が生じる。牽引側では歯根膜線維の断裂、歯槽骨やセメント質の破折、セメント質表面の拍車状石灰化、セメント質の増生がみられる。
- 加わる咬合力の強さによって一次性咬合性外傷と二次性咬合性外傷とに分けられる。
- 一次性咬合性外傷は歯ぎしり、過高な補綴物や充填物、不適合なクラスプやブリッジ、矯正治療などによる過剰な咬合力が加わった歯の歯周組織に生じる。
- 二次性咬合性外傷は、歯周炎のため抵抗力が低下した歯周組織に通常の咬合力が作用することによって生じる。歯周炎による組織破壊に咬合性外傷が加わった変化である。

図3-7-36 咬合性外傷

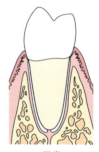
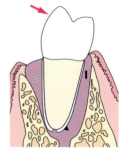

正常　　　　咬合性外傷

5）口腔領域の囊胞

- 囊胞は生体内に病的に形成された袋状構造物である。壁（囊胞壁）と呼ばれる固有の構造を持つ異常な空間（囊胞腔）が存在する。
- 壁の内側は一般的に上皮組織で裏装され、囊胞腔には液体を含む（図3-7-37）。ただし、裏装上皮がある場合とない場合がある。裏装上皮がない場合をとくに偽囊胞という。
- 囊胞は裏装上皮の由来によって歯原性囊胞と非歯原性囊胞とに分けられる（図3-7-38）。

図3-7-37 囊胞の模式図

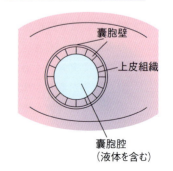

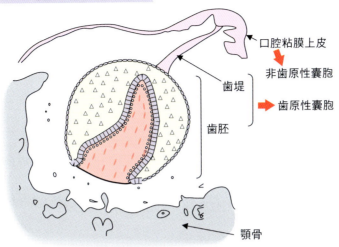

図 3-7-38 囊胞の裏装上皮の由来

（1）歯原性囊胞

- 歯原性囊胞は囊胞壁の裏装上皮が歯胚の上皮（歯原性上皮）に由来するものである（図3-7-38）。大部分は顎骨内に生じる。
- 代表的な歯原性囊胞は歯根囊胞、含歯性囊胞である。歯根囊胞は炎症によって、原始性囊胞および含歯性囊胞は発育途上でそれぞれ生じる。

A. 歯根囊胞：301 ページ参照。

B. 含歯性囊胞

- 含歯性囊胞は囊胞腔内に埋伏歯の歯冠を含む囊胞である（図3-7-39）。
- 臨床的に囊胞は下顎智歯部に好発し、上顎では埋伏歯の多い正中部や犬歯部に発生する。
- エックス線像では埋伏歯の歯冠を含む単胞性の透過像がみられる。
- 病理組織学的に囊胞壁は非角化重層扁平上皮と線維性結合組織からなる。

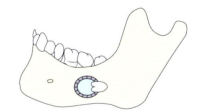

図 3-7-39 含歯性囊胞

（2）非歯原性囊胞

- 非歯原性囊胞は裏装上皮が歯原性上皮以外の上皮、すなわち口腔粘膜上皮などに由来する囊胞である。

A. 粘液囊胞

- 粘液囊胞は唾液腺導管の損傷による唾液の流出障害によって生じる囊胞である（図3-7-40）。
- 軟部組織に発生する。好発部位は下唇である。前舌腺（舌の前下方に存在する腺）に生じたものはブランダン・ヌーン囊胞という。顎下腺や舌下腺の導管に関連して口底部に生じたものはガマ腫（ラヌーラ）という。

- 外傷によって小唾液腺の導管が破壊されると、唾液が結合組織中に溢出し（溢出型）、肉芽組織で被包される嚢胞が形成される。裏装上皮は存在しないので、偽嚢胞の一種である。
- 大唾液腺に関連した粘液嚢胞では導管の閉塞などにより、導管内に粘液が停滞するタイプで（停滞型）、裏装上皮が存在する。

B. 術後性上顎嚢胞

- 上顎洞炎（蓄膿症）の根治手術後、数年～十数年を経過してから発生する嚢胞である（図3-7-41）。
- エックス線像では病巣は上顎洞部に類円形の透過像としてみられる。
- 症状としては頬部・歯肉の腫脹、疼痛、上顎臼歯部の違和感、患側の鼻閉、鼻漏がみられる。
- 病理組織学的には線毛円柱上皮によって裏装されている。上皮下結合組織に慢性炎症がみられる。

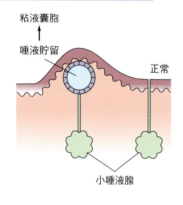

図3-7-40　粘液嚢胞の模式図

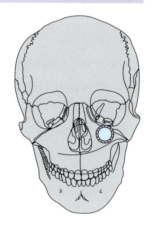

図3-7-41　術後性上顎嚢胞

C. 類皮嚢胞

- 外胚葉性組織（表皮および皮下組織）の迷入によって生じる嚢胞である。
- 嚢胞壁には表皮（重層扁平上皮）と皮膚付属器（汗腺、皮脂腺、毛包）を含む。
- 好発部位は口底部である。
- 嚢胞腔内には角質物質（おから状物質）が含まれる。
- 病理組織的には嚢胞腔内に角質物質が含まれ、嚢胞腔は角化重層扁平上皮によって裏装され、上皮下に汗腺、皮脂腺、毛包がみられる。

6）口腔領域の腫瘍

- 口腔領域では腫瘍細胞の由来によって腫瘍は歯原性腫瘍と非歯原性腫瘍とに分けられる。歯原性腫瘍および非歯原性腫瘍にはそれぞれ上皮性腫瘍および非上皮性腫瘍があり（図3-7-42）、また、良性腫瘍および悪性腫瘍がある。

図 3-7-42 口腔領域の腫瘍の由来

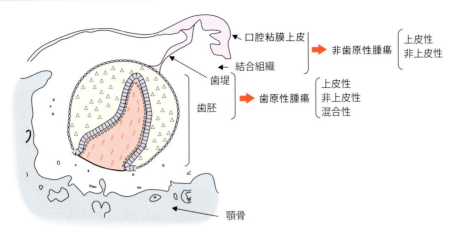

（1）歯原性腫瘍

- 歯原性腫瘍は歯堤や歯胚を構成する細胞から発生する腫瘍である。多くは良性腫瘍で顎骨内に発生する。
- 代表的な腫瘍はエナメル上皮腫および歯牙腫である。

A. エナメル上皮腫

- 腫瘍の実質が歯胚のエナメル器に類似する上皮性良性腫瘍であるが、エナメル質は形成されない。
- 好発部位は下顎大臼歯部、下顎角から下顎枝にかけての部位である。上顎より下顎に圧倒的に多い（図3-7-43）。また埋伏歯を伴う。

図 3-7-43 エナメル上皮腫の模式図

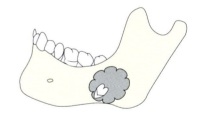

図 3-7-44 歯牙腫およびエナメル上皮腫の由来

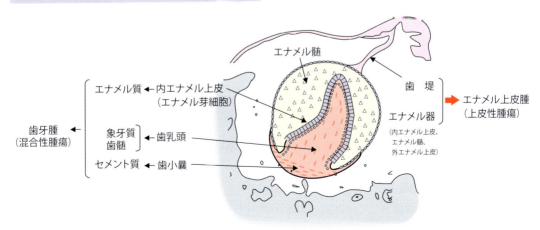

- 好発年齢は20〜40歳である。
- エックス線的に多胞性で、ときに単胞性もみられる。単胞性のものは単嚢胞性エナメル上皮腫という。
- 腫瘍は嚢胞化を示すが、充実型もみられる。嚢胞化とは腫瘍内部に大きな腔が形成され、充実型では腫瘍内部に腔がみられない。
- 病理組織学的には濾胞型と叢状型が一般的で、エナメル器に類似する（図3-7-44）。
- 歯肉および歯槽粘膜に発生するものは周辺性エナメル上皮腫という。これは極めてまれである。

B. 歯牙腫

- 歯牙腫は歯の硬組織（エナメル質、象牙質、セメント質）および歯髄などが形成される腫瘍状病変である。真の腫瘍ではなく過誤腫（組織奇形）である。
- 形成される硬組織の配列によって複雑型歯牙腫と集合型歯牙腫に分けられる。
- 複雑型歯牙腫
  - 下顎臼歯部に好発する。
  - エックス線的に境界明瞭な不透過像がみられる。
  - 病理組織学的にエナメル質、象牙質、セメント質の硬組織が不規則に形成される。
- 集合型歯牙腫
  - エックス線的に境界明瞭な小さな歯牙様構造物が多数認められる。
  - 病理組織学的にエナメル質、象牙質、セメント質および歯髄組織が歯と同様の組み合せで配列したものが多数存在する。

（2）非歯原性腫瘍

- 非歯原性腫瘍は腫瘍細胞が歯原性組織以外に由来する腫瘍である。上皮性および非上皮性腫瘍があり、それぞれに良性と悪性腫瘍がある（図3-7-45）。

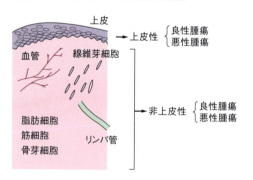

図3-7-45　非歯原性腫瘍の由来

A. 上皮性良性腫瘍

- 上皮性良性腫瘍として重層扁平上皮組織から発生する乳頭腫があげられる。
- 乳頭腫
  - 口腔粘膜に発生する乳頭状ないし樹枝状に外向性増殖を示す新生物で、発生にはヒト乳頭腫ウイルスが関与すると考えられている。
  - 高齢者に多く、小児には少ない。
  - 病理組織学的には重層扁平上皮組織の乳頭状増殖があり、上皮組織は肥厚し結合組織を伴っている。

B. 非上皮性良性腫瘍

- 非上皮性良性腫瘍として線維腫、骨腫、粘液腫、脂肪腫、血管腫、リンパ管腫、平滑筋腫などがある。

C. 上皮性悪性腫瘍

- 上皮性悪性腫瘍（癌腫）としては重層扁平上皮組織から発生する扁平上皮癌がある。
- 扁平上皮癌
  - 舌にもっとも多く、次いで歯肉、口底、頰の順に少なくなる。舌では側縁部にみられ、舌背にはみられない。
  - 中高年に多く、噴火口状の潰瘍が生じ、硬結を触れる。
  - 頸部リンパ節に転移する。

D. 非上皮性悪性腫瘍

- 非上皮性悪性腫瘍は肉腫と呼ばれる。
- 口腔領域では肉腫の発生は極めて少ない。
- 肉腫は下顎より上顎に多い。おもに骨肉腫、軟骨肉腫、線維肉腫がある。
- 骨肉腫は骨芽細胞が悪性化して増殖した腫瘍で、肉腫細胞が不規則な骨梁を形成する。
- 軟骨肉腫は軟骨芽細胞が悪性化した腫瘍で、軟骨が形成される。
- 線維肉腫は線維芽細胞が悪性化した腫瘍である。
- 非上皮性悪性腫瘍の特殊なものとして白血病、悪性リンパ腫、悪性黒色腫などがある。

（3）唾液腺腫瘍

A. 多形腺腫

- 多形腺腫は唾液腺腫瘍の大半を占める上皮性良性腫瘍である。耳下腺にとくに多いが、顎下腺や小唾液腺にも好発する。
- 口腔では口蓋にもっとも多く、次いで口唇や頰粘膜にみられる。
- 30〜40歳代に多く、性別では女性にやや多い。
- 境界は明瞭で、無痛性の膨隆としてみられ、発育はゆるやかである。
- 多形腺腫は介在部導管から発生する。導管上皮細胞と筋上皮細胞の2種類の細胞が腫瘍化する（図3-7-46）。
- 病理組織学的には唾液腺の導管上皮細胞と筋上皮細胞が腫瘍化しているので多彩な像を示す。2層性の腺管状構造がみられ、粘液腫様および軟骨様組織を含む。

図3-7-46 多形腺腫の発生母地と唾液腺

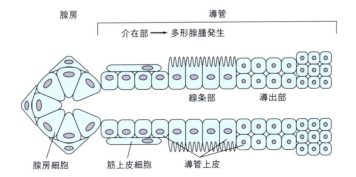

7）歯の付着物、沈着物と着色

● 歯の表面に付着や沈着するものとしてペリクル、プラークおよび歯石がある。着色は種々な色素が血液で運ばれ、歯質中に沈着することによって生じる。

（1）付着物および沈着物

A. ペリクル〔獲得被膜〕

● ペリクルは獲得被膜ともいわれ、萌出直後の歯や研磨した歯の表面を速やかにコーティングする有機性付着物である（図3-7-47）。
● ペリクルの主成分は唾液中のムチンである。ムチンはエナメル質のヒドロキシアパタイトに親和性を有するので、容易に歯面に吸着される。
● ペリクルは厚さが数μmで歯面を保護する作用を持っているが、プラーク付着にも関連する。

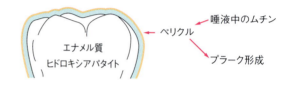

図3-7-47　ペリクル〔獲得被膜〕

B. プラーク〔歯垢〕

● プラーク（バイオフィルム）は口腔内で歯面や充填物・補綴物の表面に付着する細菌の集団およびその産物（細菌間基質）から構成される、軟らかい白色ないし黄白色の有機性付着物である。
● 細菌間基質は菌体外多糖類から構成されている。菌体外多糖類にはグルカンおよびフルクタンがある。
● グルカンやフルクタンはストレプトコッカス ミュータンスのグルカン合成酵素やフルクタン合成酵素が食物中のショ糖に作用してそれぞれ生じる。
● グルカンには水溶性と非水溶性がある。非水溶性グルカンは粘着性があるため種々の細菌を歯面に付着させる。
● プラークの形成初期には球菌が多いが、次第に桿菌が増加する。
● プラークの付着部位はブラッシングや咀嚼時の機械的作用を受けにくい咬合面の小窩裂溝、歯頸部、隣接面である。
● プラークはブラッシングやフロッシングにより容易に機械的に除去できるが、含嗽だけでは除去できない。
● プラークは付着位置によって歯肉縁上プラークおよび歯肉縁下プラークに分けられる。口腔内に露出した歯面に付着するのが歯肉縁上プラーク、ポケットに面する歯面に付着するのが歯肉縁下プラークである。
● プラークは辺縁歯肉に炎症を引き起こすので、歯肉炎や歯周炎の原因となる。

C. 歯石

- 歯石は歯の表面に沈着する硬い沈着物である。プラークの石灰化によって生じる。歯石の表面には必ずプラークが付着している。
- 歯石は歯肉を機械的に刺激し、またプラークの付着場所を提供している。
- 歯石の沈着量は若年者よりも高齢者に多い。
- 歯石は存在部位によってプラークと同様に歯肉縁上歯石と歯肉縁下歯石に分けられる。
- 歯肉縁上歯石は歯肉縁より歯冠側に存在し、大唾液腺の開口部に近い歯面に沈着することが多い。
  すなわち、下顎前歯の舌側面（顎下腺や舌下腺の開口部に近い）や上顎大臼歯の頬側面（耳下腺の開口部に近い）に多い。
- 歯肉縁下歯石は歯肉縁からポケット底部にかけての歯根面に沈着し、唇・頬側面より隣接面や舌側面に多い。
- 歯肉縁下歯石はポケット上皮を機械的に刺激する。

（2）着色

- 生体由来の色素や外来色素が血中に入り、形成中の歯の硬組織に沈着するので、着色する。着色の色素が生体由来では内因性着色といい、外来由来では外因性着色という。

A. ポルフィリン

- ポルフィリンは血色素の構成物質であるヘムの前駆物質である。
- ポルフィリンが代謝障害によって臓器に多量に蓄積し、尿中に排泄される。これはポルフィリン症といい、優性遺伝性疾患である
- ポルフィリン症では血液中にポルフィリンが多量に存在する。この物質はカルシウムと親和性があるので、形成中の骨組織や歯の硬組織に血液で運ばれて沈着し着色する（図3-7-48）。
- 着色は乳歯と永久歯のいずれにも生じ、象牙質の発育線に一致して強く現れる。歯は桃色ないし赤褐色を呈する。

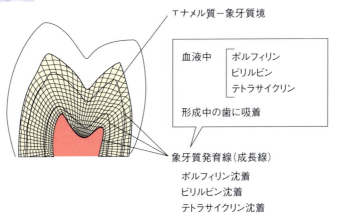

図3-7-48 歯の着色

B. 新生児黄疸

- 新生児黄疸とは胆汁色素（ビリルビン）が血中に増加した状態で、高ビリルビン血症ともいう。皮膚や粘膜にビリルビンが沈着するので、黄色を呈する（黄疸）。
- ビリルビンはヘモグロビンの代謝産物である。
- ビリルビンが多量に出現するのは溶血時である。溶血とは赤血球が崩壊し、血色素（ヘモグロビン）が血中や尿に出現することである。例として胎児赤芽球症（新生児重症黄疸）がある。
- 胎児赤芽球症は母体と胎児のRh血液型の不一致で起こる。母親がRh（−）で第一子の胎児がRh（＋）のとき、母体には抗Rh抗体が産生される。次いで第二子もRh（＋）のとき、母体の抗Rh抗体が胎児の血中に入り、Rh（＋）の赤血球と抗原抗体反応を起こし、赤血球を破壊し溶血が生じて、ヘモグロビンが溶出、分解され、ビリルビンになる。
- ビリルビンは形成中の歯の硬組織に沈着するため、本症を経た生存幼児の乳歯が緑色ないし淡黄色を呈する（図3-7-48）。

C. テトラサイクリン

- テトラサイクリンは黄色の結晶性粉末で抗菌薬である。
- 歯の硬組織に沈着するため、歯は黄褐色を呈する（図3-7-48）。

8）口腔創傷の治癒

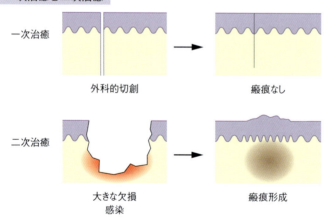

図3-7-49 一次治癒と二次治癒

- 創傷治癒とは創傷によって生じた組織の実質欠損が修復される現象である。
- 創傷治癒に関与するのは肉芽組織である。
- 肉芽組織の主要な因子は炎症性細胞、毛細血管、線維芽細胞である。
- 創傷治癒は治癒形態によって一次治癒と二次治癒に分けられる。
- 一次治癒は肉芽組織がほとんど形成されない治癒である（図3-7-49）。外科的切創のように細菌感染がなく、凝血も少ない場合には肉芽組織はほとんど形成されない。
- 二次治癒は肉芽組織が多量に形成される治癒である（図3-7-49）。細菌感染を伴うか、あるいは大きな欠損を伴う損傷の治癒では肉芽組織は多量に形成される。

（1）口腔粘膜の損傷の治癒

- 口腔粘膜は重層扁平上皮組織と結合組織で構成されている。その他に歯と歯肉との接点にある接合上皮、筋組織および小唾液腺が存在するので治癒形式は異なる。
- 上皮組織や結合組織の細胞は増殖能力が高いので完全再生し、治癒する。
- 筋組織や唾液腺の腺房細胞は増殖能力が高くないので完全再生は難しい。
- 接合上皮は破壊されると、歯周ポケットが形成され、歯周炎へと進行する。歯周炎の原因を除去し、歯周治療をすれば上皮性付着や線維性付着が回復する。

（2）抜歯創の治癒

図 3-7-50　一次治癒と二次治癒

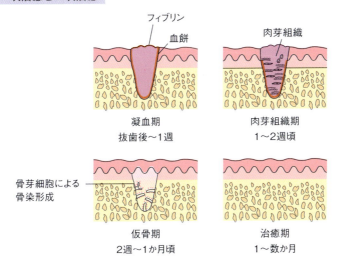

- 抜歯によって歯肉、歯根膜、歯槽骨は損傷され、抜歯後の歯槽窩には大きな欠損が生じるので、抜歯創の治癒は二次治癒になる。
- 抜歯創の治癒過程は4期（凝血期、肉芽組織期、仮骨期、治癒期）に分けられる（図3-7-50）。
- 凝血期は抜歯後～1週頃である。抜歯窩に出血が生じ、やがて凝血（凝血とは血液がゼリー状になることをいう。血の塊を凝血塊という）する。凝血の表面は線維素（フィブリン）で被われている。
- 肉芽組織期は抜歯後1～2週頃である。抜歯窩周囲の組織から浸潤した炎症性細胞（白血球とくにマクロファージ）によって凝血は貪食される。同時に毛細血管が形成され、凝血塊は肉芽組織で置換される。この現象を器質化という。また、抜歯窩縁の骨は破骨細胞で吸収され、丸くなる。
- 仮骨期は抜歯後2週～1か月頃である。肉芽組織中に誘導された骨芽細胞が幼若な骨梁を形成する。骨梁は既存の歯槽壁から伸びる状態で形成される。
- 治癒期は抜歯後1～数か月頃である。多量に形成された幼若な骨梁はリモデリング（改造現象：同一部位で骨の吸収、形成が連続的に生じる現象）によって成熟骨となり、既存の骨と同じ構造になる

（田中昭男）

索 引

記号

Ⅰ型アレルギー 212
Ⅱ型アレルギー 212
Ⅲ型アレルギー 212
Ⅳ型アレルギー 212

欧文

A

ABO 血液型 63
Actinomyces（アクチノマイセス） 282
Actinomyces viscosus（アクチノマイセス ビスコサス） 286
Aggregatibacter（アグレガチバクター） 283
Aggregatibacter actinomycetemcomitans（アグレガチバクター アクチノマイセテムコミタンス） 287, 288
AIDS（エイズ・後天性免疫不全症候群） 214, 229

B

BMI（体格指数） 83
B 型肝炎 229

C

Campylobacter（カンピロバクター） 283, 287
Corynebacterium（コリネバクテリウム） 282, 284
C 型肝炎 229

D

DNA 14, 15, 98

E

ED50 239
Escherichia coli（エスケリキア コーライ〈大腸菌〉） 283

F

FDI システム 137
Fusobacterium（フゾバクテリウム） 282, 284
Fusobacterium nucleatum（フゾバクテリウム ヌクレアタム） 287

L

LD50 239
LPS（リポ多糖） 217

M

MRSA 230

N

Neisseria（ナイセリア） 282
Nocardia（ノカルジア） 282

P

Porphyromonas（ポルフィロモナス） 282, 284
Porphyromonas gingivalis（ポルフィロモナス ジンジバリス） 287
Prevotella（プレボテラ） 282
Prevotella intermedia（プレボテラ インテルメディア） 287, 288
Pseudomonas aeruginosa（シュードモナス アエルギノサ〈緑膿菌〉） 283

R

Rh 血液型 63
RNA 14, 98

S

SARS 230, 231
Spirochaeta（スピロヘータ） 284, 287
Staphylococcus aureus（スタフィロコッカス アウレウス〈黄色ブドウ球菌〉） 283
Streptococcus（ストレプトコッカス） 284
Streptococcus mutans（ストレプトコッカス ミュータンス） 282
Streptococcus salivarius（ストレプトコッカス サリバリウス） 282
Streptococcus sanguinis（ストレプトコッカス サングイニス） 282
Streptococcus sobrinus（ストレプトコッカス ソブリナス） 282

T

Tannerella（ターネレラ） 283
Tannerella forsythia（ターネレラ フォルサイシア） 287
Treponema（トレポネーマ） 283
Treponema denticola（トレポネーマ デンティコラ） 287

V

Veillonella（ベイヨネラ） 282

和文

ア

アクチノマイセス（*Actinomyces*） 282
アクチノマイセス ビスコサス（*Actinomyces viscosus*） 286
アグレガチバクター（*Aggregatibacter*） 283
アグレガチバクター アクチノマイセテムコミタンス（*Aggregatibacter actinomycetemcomitans*） 287,

288
アゴニスト　265
アセチルコリン　263, 265
アナフィラキシー型反応　212
アポトーシス　190
アルギン酸ナトリウム　272
アルコール系　278
アルサス反応　212
アルデヒド系　278
アレルギー　118, 182, 212
暗視野顕微鏡　220
安全域　240
アンタゴニスト　265

イ

胃液　72
異化　13
異化反応　76
移行上皮　17, 18
萎縮　188
移植免疫　212, 214
位相差顕微鏡　220
一次口蓋　170
遺伝子　14
遺伝情報の伝達　16
遺伝性疾患　181, 184
遺伝病　181
異物処理　200
インターフェロン　227
咽頭　66
咽頭偽膜　227
咽頭相（嚥下第2相）　165
院内感染　230
インフルエンザ　231

ウ

ウイルス　182, 218
ウイルスの増殖　219
う蝕　285, 293
う蝕円錐　294

う蝕原性細菌　282
う蝕の分類　293
うっ血　191
運動神経　27
運動性伝導路　41

エ

エイズ（後天的免疫不全症候群・AIDS）　214, 229
栄養障害　183
栄養素　75, 80
壊死　189
エスケリキア コーライ（*Escherichia coli*）　283
壊疽　190
エナメル芽細胞　144
エナメル器　173
エナメル質　144
エナメル質う蝕　294
エナメル質形成不全症　291
エナメル上皮腫　307
エナメル叢　144
エナメル滴　289
エナメル葉　144
エネルギーの指標　83
エピネフリン　272
エブネル腺　128
塩化アルミニウム　272
嚥下　164
遠視　46
炎症　201
円柱上皮　18

オ

横隔膜　36
黄色ブドウ球菌（*Staphylococcus aureus*）（スタフィロコッカス アウレウス）　283
嘔吐　167
横紋（エナメル小柱）　144

横紋（横紋筋）　25
オーエン外形線　147
オーバージェット（水平被蓋）　143
オーバーバイト（垂直被蓋）　143
オキシドール　272
オトガイ下三角　160
オトガイ下リンパ節　159
オトガイ孔　129
オプソニン　226

カ

外因　182, 210
外因感染　230
外頸動脈　158
開口筋　135
開口障害　229
開口反射　166
外呼吸　65
介在結節　138, 140
開始期（歯冠形成期）　174
外舌筋　136
外側鼻突起　171
外側翼突筋　134
外毒素　221, 222
外胚葉　4
外分泌腺　18
外膜　19
海綿骨　23
下顎運動　164
下顎孔　129
下顎骨　129
下顎神経　155
下顎張反射　166
下顎突起　169
化学療法薬　231, 278
牙関緊急　229
顎下三角　160

顎下腺　128
顎下リンパ節　159
顎関節　132, 133
顎顔面の発生　171
覚醒剤　260
顎動脈　158
獲得皮膜　154, 310
獲得免疫　115
顎反射　166
角膜　46
過形成　196
鵞口瘡　227, 228
過酸化物系　278
過剰歯　290
下垂体　50, 54, 182
下垂体後葉ホルモン　54
下垂体前葉ホルモン　54
化生　200
加生歯　137, 176
喀血　193
果糖（フルクトース）　88
可動性連結　29
カラベリー結節　140
眼窩下孔　131
眼窩下動静脈神経　131
感覚　45
感覚神経　27
感覚性伝導路　41
換気量（1回）　68
カンジダ　230
癌腫　309
管周象牙質　146
緩衝作用　154
冠状循環　57
眼神経　155
癌真珠　208
関節突起　129
感染　215

肝臓　72
陥入歯　290
乾熱法（滅菌）　235
カンピロバクター
（*Campylobacter*）　283, 287
顔面神経　156, 162
顔面頭蓋　31
顔面動脈　158

キ
キーゾウ領域　162
気管　66
器官系　5
器官形成期　171
気管支　66
奇形　184
ギ酸　286
起始（筋肉）　33
器質化　200
寄生虫　183
基礎代謝　82
基礎代謝基準値　82
拮抗作用　241, 242
拮抗薬　238
機能局在（大脳）　40
機能障害　201
基本味　163
逆性石鹸　278
嗅覚器　48
球間象牙質　147
臼後歯　290
臼歯結節　142
急性壊死性潰瘍性歯肉炎　288
急性化膿性根尖性歯周炎　300
急性化膿性歯髄炎　298
急性漿液性（単純性）歯周炎　300
急性漿液性（単純性）歯髄炎　298

吸啜運動　166
吸入　244, 245
吸入麻酔薬　256
臼傍歯　290
胸郭　32
共凝集　284
頬筋　133
凝固　64
凝固壊死　189
胸式呼吸　68
狭心症治療薬　269
強心薬　269
胸腺　50
協力作用　241, 242
希ヨードチンキ　278
局所性止血薬　272
局所適用　244, 245
局所麻酔薬　259, 261, 262
棘突起（歯冠）　138
局方薬　252
虚血　192
巨大歯　289
菌交代現象　233
近視　46
筋層　19
菌体表層物質　223
筋突起（下顎骨）　129

ク
隅角徴　138
クラインフェルター　184
グラム陰性桿菌　287
グラム陰性菌　217
グラム染色　217
グラム陽性菌　217
グルカン　285
グルコース（ブドウ糖）　88, 285
グルタルアルデヒド　278

ケ

蛍光顕微鏡　220
形質細胞　20, 204
経皮適用　244, 245
劇薬　252, 253
下血　193
血圧　59
血液　61
血液型　63
血液製剤　272
血液脳関門（B.B.B）　247, 248
結核　206, 230
血球　62
血行性転移　209
結合組織　20
血漿　61
血小板　61, 62
血栓症　194
血中濃度の推移　251
血糖　90
血尿　193
解熱性鎮痛薬　259
ケミカルメディエーター　202
原因療法　236
滅菌　234
減数分裂　13
顕性感染　215
原生セメント質　148
原生象牙質　177, 296
原虫　183, 219
顕微鏡観察　220

コ
高圧蒸気法（オートクレーブ：滅菌）　235
抗うつ薬　260
好塩基球　204
構音　166
構音器官　168
口窩　170

口蓋腺　128
光学顕微鏡　220
交感神経　43, 44
抗感染作用　237
好気性菌　218
咬筋　134
抗菌作用　154
抗菌物質（唾液中）　224
抗菌薬の作用メカニズム　280
口腔　71
口腔機能　161
口腔前庭　126
口腔相（嚥下第1相）　164
口腔内常在微生物　282
口腔粘膜の感覚　162
口腔の発生　170
高血圧症治療薬　269
抗原　113
抗原抗体反応　120
硬口蓋　126, 131
咬合性外傷　304
咬合分類　143
抗コリン作動薬　266
抗コリン薬　268
好酸球　204
後上歯槽枝　131
後上歯槽動脈　131
甲状腺　50, 182
合成麻薬性鎮痛薬　259
酵素　78
梗塞　195
抗体　115
好中球　204, 226
後天性免疫不全症候群（AIDS・エイズ）　214, 229
喉頭　66
後頭骨　132
抗ヒスタミン薬　270, 276

抗不安薬　257
抗不整脈薬　269
興奮作用　237
硬膜麻酔　262
咬耗　177, 292, 296
口輪筋　133
呼吸　65
呼吸運動　68
呼吸器　65
鼓索神経　156
骨格筋　33
骨芽細胞　24
骨基質　24
骨細胞　24
骨折の治癒　199
骨組織　20, 23
コプリック斑　227
ゴム腫　206
固有口腔　126
コリネバクテリウム
（Corynebacterium）　282, 284
コリン作動薬　266, 268
ゴルジ装置　10
根尖性歯周組織　300

サ
鰓弓　169
細菌　183, 217
細菌付着阻止物質（唾液中）　224
剤形　255
最小有効量　239
再生　198
再石灰化　152
最大有効量　239
細胞間質　21
細胞周期　12
細胞傷害型反応　212
細胞性免疫　118

細胞内寄生性　216
細胞の構造　9
細胞分裂　12
細胞壁　217
細胞膜　10
催眠薬　257
細網組織　21
酢酸　286
殺菌の作用メカニズム　277
作用薬　238
酸化セルロース　272
三叉神経　155, 162
酸素解離曲線　67

シ

次亜塩素酸ナトリウム　235, 278
シェーグレン症候群　213
視覚器　46
歯牙腫　308
耳下腺　128
歯冠形成期　174
歯間乳頭　150
色素沈着　187
シクロスポリンA　302
刺激作用　237
止血　64
止血機構　272
止血薬　271, 272
歯原性腫瘍　306
歯原性嚢胞　304, 305
自己免疫疾患　118, 182, 213
歯根形成期　175
歯根徴　138
歯根肉芽腫　301
歯根嚢胞　301
歯根膜　149
歯根膜咬筋反射　166
支持組織　5, 20

脂質　101
歯周炎　287, 303
歯周疾患　300
歯周組織　153
歯周病　285
歯周ポケット　150
茸状乳頭　48
歯小嚢　174
矢状面　8
歯髄　153
歯髄壊死　298
歯髄壊疽　298
歯髄結石　296
歯髄細胞　149
歯石　311
自然免疫　114
歯帯　142
死帯（象牙質）　147, 177
歯堤　173
歯導管　176
歯内歯　289, 290
歯肉炎　302
歯肉縁下プラーク　310
歯肉縁上プラーク　310
歯肉溝　150
歯肉溝上皮　150
歯肉コル　150
歯肉増殖症　302
歯乳頭　173
歯胚　173
脂肪酸　100
脂肪変性　187
死滅期　217
シャーピー線維　148
若年性歯周炎　288, 303
車軸核　204
充血　191
周産期　3

重積歯　290
重層扁平上皮　17
シュードモナス アエルギノサ
（*Pseudomonas aeruginosa*）
283
周波条　144
修復象牙質　147, 177
宿主内侵入　216
受精　3
主線維（歯根膜）　149
腫脹　201
出血　192
出血性素因　193
術後性上顎嚢胞　306
受動免疫　118
受動輸送　11
腫瘍　207, 306
受容体　237, 238
腫瘍の再発　209
腫瘍の転移　209
腫瘍発生の原因　210
シュレーゲル条　144
循環血液量障害　191
循環障害　190
消化器　70
消化器系　5
上顎骨　131
上顎神経　155
上顎洞　131
上顎洞炎　306
上顎突起　169
松果体　50
上眼窩裂　132
小口蓋孔　131
上行性（上昇性）歯髄炎　299
上肢　32
硝子体　46
鐘状期（歯冠形成期）　173

上唇小帯　126
常染色体優性遺伝病　184
常染色体劣性遺伝病　184
小泉門　133
消毒　234
消毒薬　277
上皮小体　50
上皮性悪性腫瘍　309
上皮性良性腫瘍　308
上皮組織　5, 17
静脈　60
静脈内麻酔薬　256
触圧覚　153
食細胞　226
食道相（嚥下第3相）　165
食物繊維　108
女性生殖器　111
ショック　59, 194
ショ糖（スクロース）　88
処方せん　253
自律神経　27, 43, 263
自律神経作用薬　263
新型インフルエンザウイルス　230
真菌　183, 219
神経毒　221, 222
唇溝堤　173
新産線　144
侵襲性（若年性）歯周炎　288
侵襲性歯周炎　303
滲出性炎　205
浸潤性発育　208
浸潤麻酔　262
侵蝕症　293
新生児黄疸　312
腎臓　109
腎臓毒　221, 222

ス

随意筋　25
膵液　74
水腫（浮腫）　196
水晶体　46
膵臓　50, 72
垂直被蓋（オーバーバイト）　143
推定エネルギー必要量　83
水平被蓋（オーバージェット）　143
水平面　8
膵ランゲルハンス島　182
スクロース（ショ糖）　88, 285
スタフィロコッカス アウレウス（*Staphylococcus aureus*）　283
スティップリング　150
ステロイド系　273
ステロイド性抗炎症薬　273
ストレプトコッカス（*Streptococcus*）　284
ストレプトコッカス サリバリウス（*Streptococcus salivarius*）　282
ストレプトコッカス サングイニス（*Streptococcus sanguinis*）　282
ストレプトコッカス ソブリヌス（*Streptococcus sobrinus*）　282
ストレプトコッカス ミュータンス（*Streptococcus mutans*）　282
スピロヘータ（*Spirochaeta*）　284, 287

セ

正円孔　132
静止期（細菌の増殖）　217
成熟型嚥下　165
生殖器　111
性腺のホルモン　53
精巣　50
声帯　168

正中歯　290
正中面　8
成長　3
生物学的半減期　251
生理的第二象牙質　296
脊髄　38
脊髄神経　42
脊髄麻酔　262
石炭係数（フェノール係数）　277
脊柱　31
脊柱管　32
舌咽神経　156, 162
舌下（薬剤投与）　244, 245
石灰化　151, 187
石灰変性　187, 298
舌下神経　127, 157
舌下腺　128
舌筋　136
赤筋線維　26
赤血球　61, 62
舌骨下筋　135
舌骨上筋　135
舌小帯　126
舌動脈　158
舌扁桃　127
舌盲孔　169
セメント芽細胞　148
セメント質う蝕　295
セメント質増殖　297
セメント粒　178, 296, 297
ゼラチン　272
染色体　14
染色体異常　181
全身性エリテマトーデス　213
全身性止血薬　272
全身麻酔薬　256
浅側頭動脈　158

選択的透過性　11
先天異常　184
先天性梅毒　291
蠕動運動（腸）　72, 73
前頭鼻隆起　171
前頭面　8
泉門　133

ソ

素因　180
象牙芽細胞　146
象牙細管　146
象牙質異形成症　291
象牙質う蝕　294
象牙質う蝕の進行経路　294
象牙質基質　146
象牙質の感覚　161
象牙線維　146
象牙前質　146
象牙粒　178, 296
相互作用　241, 242
創傷　198
創傷治癒過程　198
増殖　216, 217
増殖性炎　206
双生歯　289, 290
層板骨　150
束状骨　150
塞栓症　195
側頭筋　134
側頭骨　132
組織球　204
組織破壊酵素　223
咀嚼筋　35, 134
疎性結合組織　21

タ

ターナー（Turner）症候群　184
ターナーの歯　292
ターネレラ（Tannerella）　283

ターネレラ フォルサイシア（Tannerella forsythia）　287
第一生歯　137
体液性抗菌物質　224
体液性免疫　117
体温調節　122
大口蓋孔　131
退行性病変　185
大後頭孔　132
体細胞分裂　13
耐酸性（細菌）　286
第三象牙質　177
胎児期　3
代謝障害　185
体循環　56
対症療法　236
対数増殖期（細菌の増殖）　217
体性感覚　45, 49
胎生期　3
代生歯　137
大泉門　133
大唾液腺　71
大腸菌（Escherichia coli）（エスケリキア コーライ）　283
第二生歯　137
第二セメント質　148
第二象牙質　147, 177
大脳皮質　40
第8脳神経障害　233
唾液　154
細菌付着阻止物質（唾液中）　224
唾液の作用　154
唾液の分泌　71
唾液分泌量　71, 154
多形腺腫　309
脱灰　151
脱灰臨界　286

多列円柱線毛上皮　17
胆汁　74
男性生殖器　111
単層円柱上皮　17
単層扁平上皮　17
単層立方上皮　17
タンパク質　95
タンパク質の合成　98
タンパク質変性　185

チ

遅延型過敏症　212
致死量　239
緻密骨　23
着色　311
注射　244, 245
中心結節　140
中心体　10
中枢神経　27, 38
中枢神経興奮薬　260
中胚葉　4
聴覚器　47
腸肝循環　250
腸管毒　221, 222
蝶形骨　132
直腸内適用　244, 245
鎮痛作用のメカニズム　259
鎮痛薬　257

ツ

椎間円板　32
椎間孔　32
痛覚　153
通性嫌気性菌　218

テ

手足口病　228
停止（筋肉）　33
挺出　178
定着性　223
テキストラナーゼ　285

テトラサイクリン　312
電子顕微鏡　220
伝達麻酔　262

ト
樋状根　139
同化　13
頭蓋　31
同化反応　76
糖質　88
疼痛　201
動脈　60
透明象牙質　147, 177
トームスの顆粒層　146
トームスの突起　146
特殊感覚　45
毒薬　221, 252, 253
吐血　193
ドリオピテクス型　140
トレポネーマ（Treponema）283
トレポネーマ デンティコラ（Treponema denticola）　287

ナ
内因　180, 210
内因感染　230
内頸静脈　159
内呼吸　65
内舌筋　136
ナイセリア（Neisseria）　282
内臓感覚　45
内側鼻突起　171
内側翼突筋　134
内毒性　217
内毒素　221, 222
内胚葉　4
内服　244
内分泌異常　181
内分泌腺　18, 50

軟口蓋　126, 131, 135
軟骨組織　20, 22
軟骨内骨化　24

ニ
肉芽腫性炎（特異性炎）　206
肉芽組織　198, 312
肉腫　309
二次口蓋　170, 172
ニフェジピン　302
日本薬局方　252
乳酸桿菌　286
乳歯　142
乳児型嚥下　165
乳突孔　132
尿　109
妊娠性歯肉炎　288

ネ
粘膜　19
粘膜歯肉境　150
粘膜嚢胞　305

ノ
脳　38
脳神経　42
能動免疫　118
能動輸送　11
嚢胞　304
ノカルジア（Nocardia）　282
ノルアドレナリン　263, 265
ノロウイルス　230

ハ
肺　67
バイオフィルム　310
肺活量　68
配合変化　254
肺循環　56
排泄　249
梅毒　206, 228
肺胞　67

培養方法　220
肺容量　68
麦芽糖（マルトース）　88
白苔　227
白斑　294
破骨細胞　24
破歯細胞　176
発育線　311
白筋線維　26
白血球　61, 62
抜歯創の治癒　312
発声　168
ハッチンソンの三兆候　292
ハッチンソンの歯　291
発熱　201
歯の外傷　293
歯の加齢変化　177
歯の感覚　161
歯の形態　138
歯の交換　176
歯の組成　151
バンコマイシン　230
反射回路　41
伴性遺伝病　184
反復適用　253

ヒ
鼻腔　65
非歯原性嚢胞　304, 305
微小管　10
非上皮性悪性腫瘍　309
非上皮性良性腫瘍　308
非ステロイド系　275
肥大　196
ビタミン　102
ビタミンC　272
ビタミンK　272
必須（不可欠）アミノ酸　93
被包化　200

百日咳　230
病因　180
表情筋　35, 133
表層下脱灰　294
病的第二象牙質　296
表面麻酔　262
ピロリ菌感染　230

フ
フェニトイン　302
フェノール系　278
副交感神経　43, 44
腹式呼吸　68
副腎　50, 52
副腎髄質ホルモン　52
副腎皮質　182
副腎皮質ホルモン　52
副鼻腔　65
不顕性感染　215
不随意筋　25
フゾバクテリウム（*Fusobacterium*）　282, 284
フゾバクテリウム ヌクレアタム（*Fusobacterium nucleatum*）　287
付着上皮　150
普通薬　253
不動性連結　29
ブドウ糖（グルコース）　88
プラーク　282, 283, 310
プリオン　219
振子運動（腸）　73
フルオロアパタイト　152
フルクトース（果糖）　88, 285
プレボテラ（*Prevotella*）　282
プレボテラ インテルメディア（*Prevotella intermedia*）　287, 288
プロトスタイリッド　140

分化　3
分界溝　127
分節運動（腸）　73

ヘ
平滑筋　25
平衡器　47
閉口反射　166
閉塞性傷害　194
ベイヨネラ（*Veillonella*）　282
ヘモグロビン　67
ペリクル　154, 284, 310
ヘルトビッヒの上皮鞘　149, 176
ヘルパンギーナ　227, 228
ヘルペス　227
辺縁性歯周組織の病変　302
変性　185
偏性　216
（偏性）嫌気性菌　218
偏性細胞内寄生　216
扁平上皮癌　208, 309

ホ
放射線法（滅菌）　235
萌出期　176
帽状期（歯冠形成期）　174
膨張性発育　208
補酵素　79
補充作用　237
補充療法　236
保存方法　254
保存容器　254
補体　224
発赤　201
ポリープ状　207
ポルフィロモナス（*Porphyromonas*）　282, 284
ポルフィロモナス ジンジバリス（*Porphyromonas gingivalis*）　287
ホルマリン　278

マ
膜内骨化　24
マクロファージ　20, 204, 226
麻疹　228, 230
麻酔前投薬　256
末梢神経　27, 38, 42
摩耗　292, 296
麻薬　253
麻薬性鎮痛薬　259
マラッセの上皮遺残　149, 176
マルトース（麦芽糖）　88
慢性潰瘍歯髄炎　299
慢性化膿性根尖性歯周炎　301
慢性関節リウマチ　213
慢性根尖性歯周炎　301
慢性歯周炎　303
慢性（成人性）歯周炎　287
慢性増殖性歯髄炎　299

ミ
味覚　48, 163
味覚異常　163
味覚器　48
味覚神経　156
味覚地図　163
密性結合組織　21
ミトコンドリア　9
ミュータンスレンサ球菌　285
ミュールライターの3表徴　138
味蕾　48, 127

ム
無機質　104
無効量　239
無細胞セメント質　148
無髄神経　28

メ
迷走神経　157, 162

メチシリン耐性黄色ブドウ球菌（MRSA）　230
免疫　113
免疫異常　182, 212
免疫担当細胞　113
免疫複合体反応　212
免疫不全　214

モ
盲孔　139
毛細血管　56

ヤ
薬物感受性　240
薬物作用　241
薬物動態　245, 246
薬物療法　236
薬物連用　242
薬用量　239, 241

ユ
融解壊死　189
有郭乳頭　48
融合歯　289, 290
有効微生物範囲（スペクトル）　232
有効量　239
有細胞セメント質　148
有髄神経　28
遊離歯肉　150
癒着歯　289, 290

ヨ
溶血毒　221, 222
葉状乳頭　48
ヨウ素系　278
ヨードチンキ　278
抑制作用　237

ラ
蕾状期（歯冠形成期）　174
ラクトース（乳糖）　88
卵円孔　132

卵巣　50

リ
リソソーム　9
立方上皮　18
リボソーム　9
リポ多糖（LPS）　217
隆起状　207
緑膿菌（*Pseudomonas aeruginosa*）（シュードモナス アエルギノサ）　283
リンパ　64
リンパ球　20, 204
リンパ行性転移　209

レ
レジオネラ　231
レチウス条　144

ワ
矮小歯　289
ワルダイエルのリング　127
彎曲徴　138

第3版　イラストでわかる歯科医学の基礎　　　　　　　　　　　　　　　　ISBN 978-4-8160-1301-0

ⓒ 2007. 3.15　第1版　第1刷	監　修	渕端　孟
2008. 3.6　 第1版　第2刷		祖父江鎭雄
2010. 9.15　第2版　第1刷		西村　康
2016. 2.19　第3版　第1刷		村上秀明
	発 行 者	永末英樹
	印 刷 所	株式会社 シナノ パブリッシング プレス

発行所　　株式会社　永末書店

〒602-8446　京都市上京区五辻通大宮西入五辻町 69-2
(本社) 電話 075-415-7280　FAX 075-415-7290　　(東京店) 電話 03-3812-7180　FAX 03-3812-7181
永末書店 ホームページ　http://www.nagasueshoten.co.jp

＊内容の誤り、内容についての質問は、弊社までご連絡ください。
＊刊行後に本書に掲載している情報などの変更箇所および誤植が確認された場合、弊社ホームページにて訂正させていただきます。
＊乱丁・落丁の場合はお取り替えいたしますので、本社・商品センター(075-415-7280)までお申し出ください。

・本書の複製権・翻訳権・翻案権・上映権・譲渡権・貸与権・公衆送信権（送信可能化権を含む）は、株式会社永末書店が保有します。

JCOPY <(社)出版者著作権管理機構　委託出版物>

本書の無断複写は著作権法上での例外を除き禁じられています。複写される場合は、そのつど事前に、(社)出版者著作権管理機構（電話 03-3513-6969、FAX 03-3513-6979、e-mail: info@jcopy.or.jp）の許諾を得てください。